マンガでわか

脳と心の科学

篠原菊紀監修

姫野よしかず・MICHE Companyマンガ

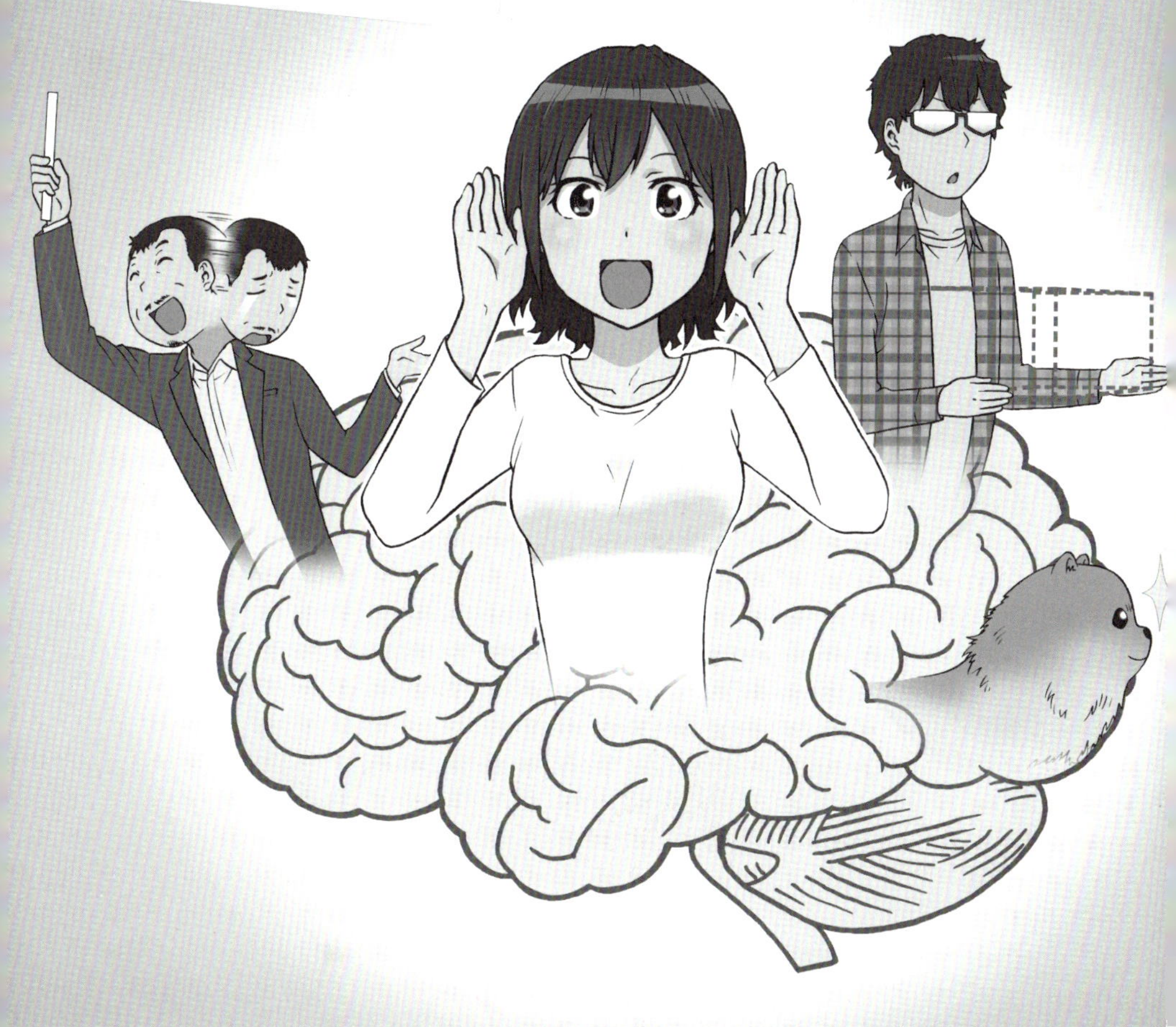

池田書店

はじめに

「心」はどこにあるのか？　「心」とは何なのか？

シンプルですが、むずかしい質問です。「科学」では、こうした質問への回答はいったん保留にします。保留にしたうえで、それらしい答えを「仮定」して、データを集めていきます。

たとえば、「恋」は「心」と関係するだろう。「恋」のさなか、「脳」では何かが起こっているのではないか。こういった仮定を置いて、恋をしている人を集め、パートナーの写真を見せたときの脳活動を調べたりします。そうすると、恋のさなかに活動が増すであろう脳の部位やネットワークが見つかります。逆に、活動が低下すると思われる脳の部位やネットワークも見つかっていきます。

同じように、「緊張」や「ドキドキ感」ではどうなのか、「絆《きずな》」を感じるときはどうなのか、温度のあたたかさを感じるときはどうか、気持ちのあたたかさを感じるときと違うのか、といったことを調べていきます。そうして、「心っぽい現象」の背後に関連する脳部位や脳のネットワークの存在が明らかになってきています。ならば、「心」と「脳」は関連がある、「脳」の働きの表れが「心」である、といっていいのではないかと思えてきます。

そして、「脳」を知ることが「心」を知る基礎となっているわけです。「心」の動きがおりなす現象の解明には、脳の科学が欠かせないといった考えが当たり前になりつつあり、脳のしくみについての解説が神経科学ばかりではなく、心理学、経済学、法学、倫理学の教科書にもあったりします。

本書では、脳のしくみについて、マンガを使ってわかりやすく解説していきます。ヒトはどうやってものを見ているのか、見えているものをすべて見ているのか、聞こえるとはどういうことか、脳はどう関与するのか。こうしたことについて、最新の知見を交えながら、外界と脳のかかわり、身体現象と脳のかかわり、心と脳のかかわりを学んでいきます。さらに脳のしくみを模してつくられたニューラルネットワークが、脳の限界を超えていく様子にも触れていきます。今やヒトを理解し、社会を理解し、自分を知るために必須となった脳についての知見をここでしっかり押さえましょう。

この文章を読んでいる「あなた」が、この文章に私の心を感じるとして、そのとき、活動しているのは「あなたの脳」です。私の心は、私の脳ではなく、あなたの脳活動のうちに見出されます。あなたが「このドキドキ感にこそ、私の心がある」と思うなら、心臓近辺に心があるといっていいのでしょうし、パートナーの指先の動きにパートナーの心を読み取るなら、そこにパートナーの心があるのでしょう。もっと文学的に、見上げた月や流れる水、春の息吹に心があるといっても、少しも不思議ではありません。もちろん、ＡＩ（人工知能）に心を感じ、恋することもできます。

この本を通して、そうした脳についての柔軟な見方も獲得していただければ幸いです。

篠原《しのはら》 菊紀《きくのり》

“脳と心”って関係しているの？

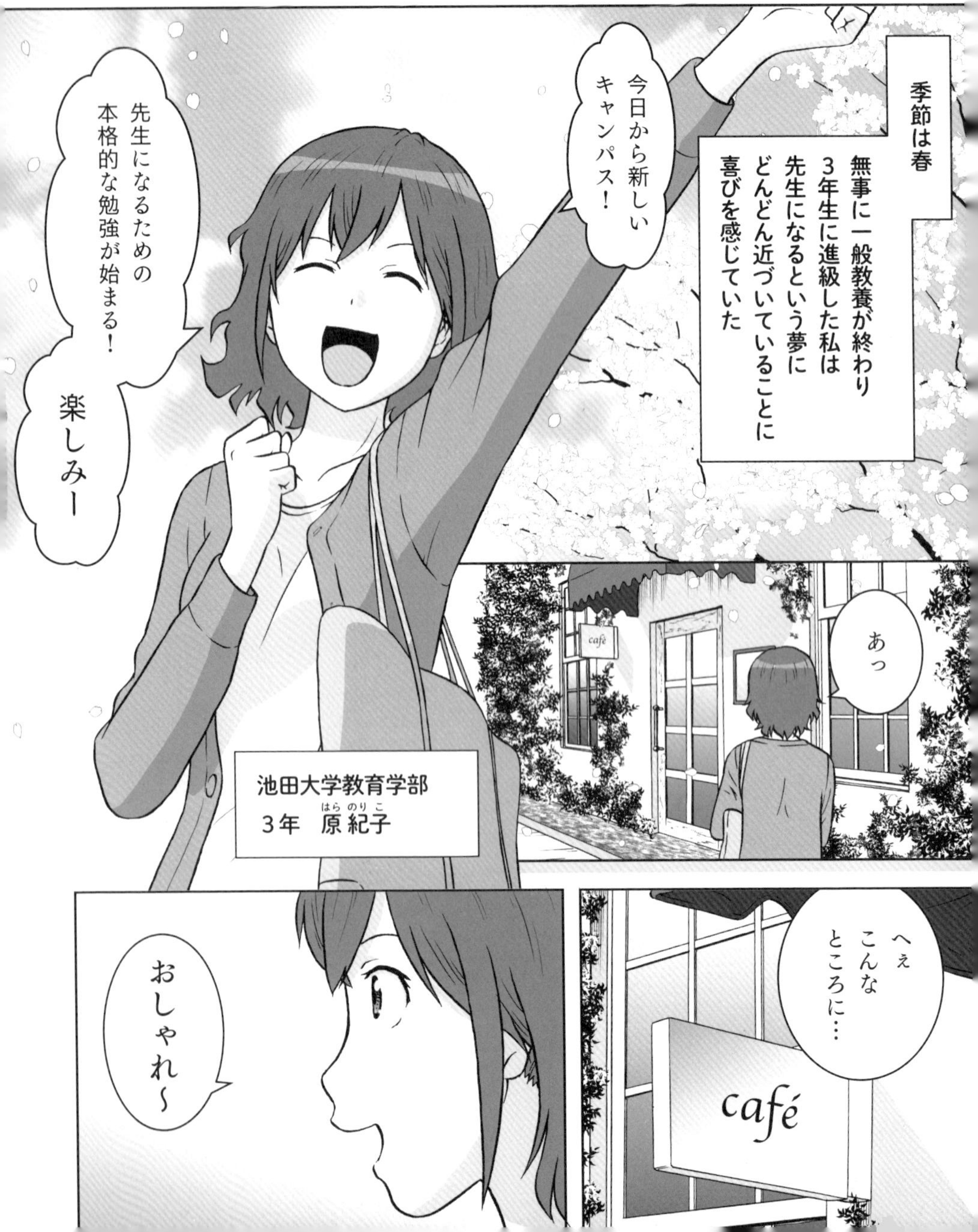

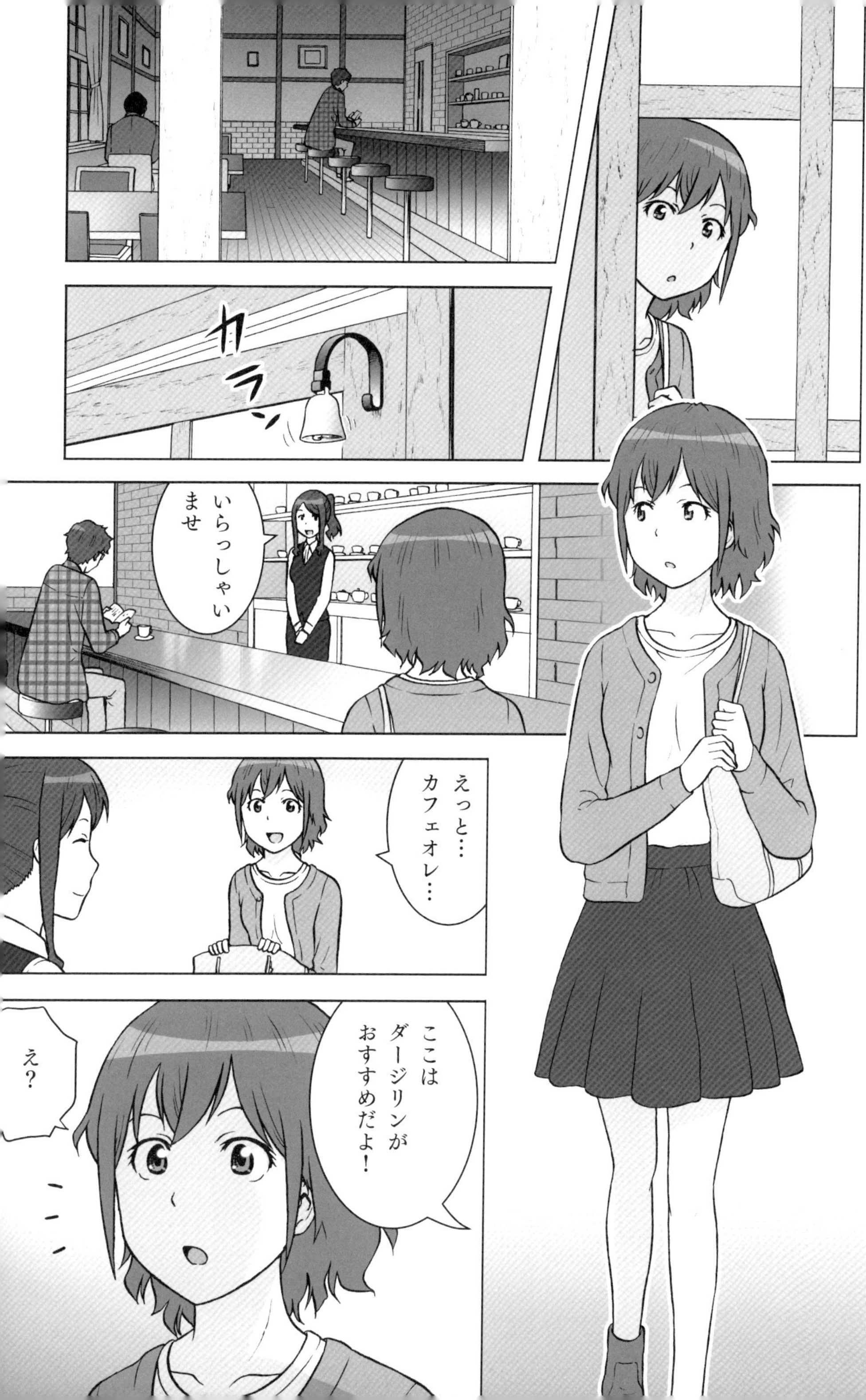
カラン
いらっしゃいませ
えっと…カフェオレ…
ここはダージリンがおすすめだよ！
え？

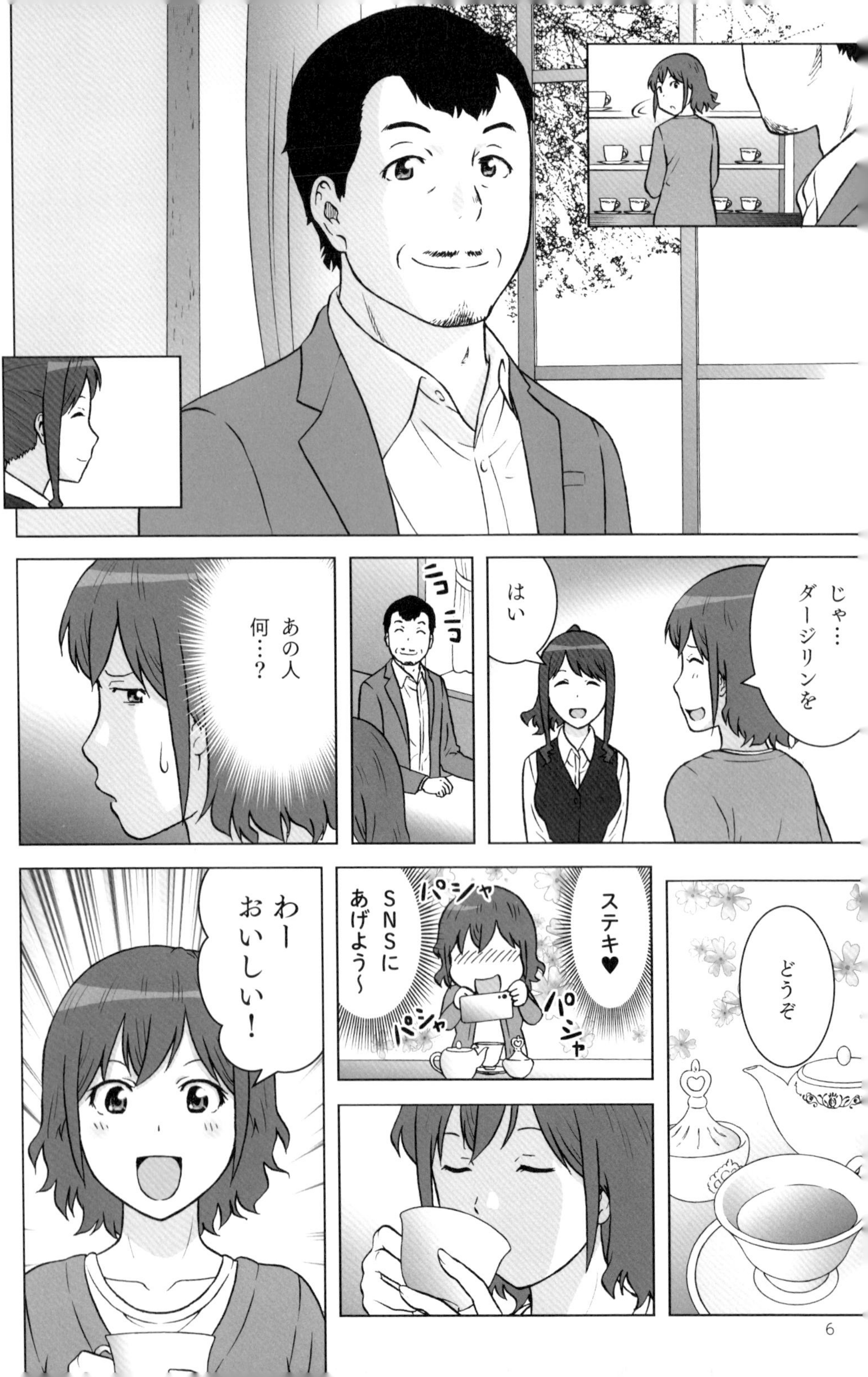
じゃ…
ダージリンを
はい
ニコ
ニコ
あの人
何…？
どうぞ
ステキ♥
パシャ
パシャ
パシャ
SNSに
あげよう～
わー
おいしい！

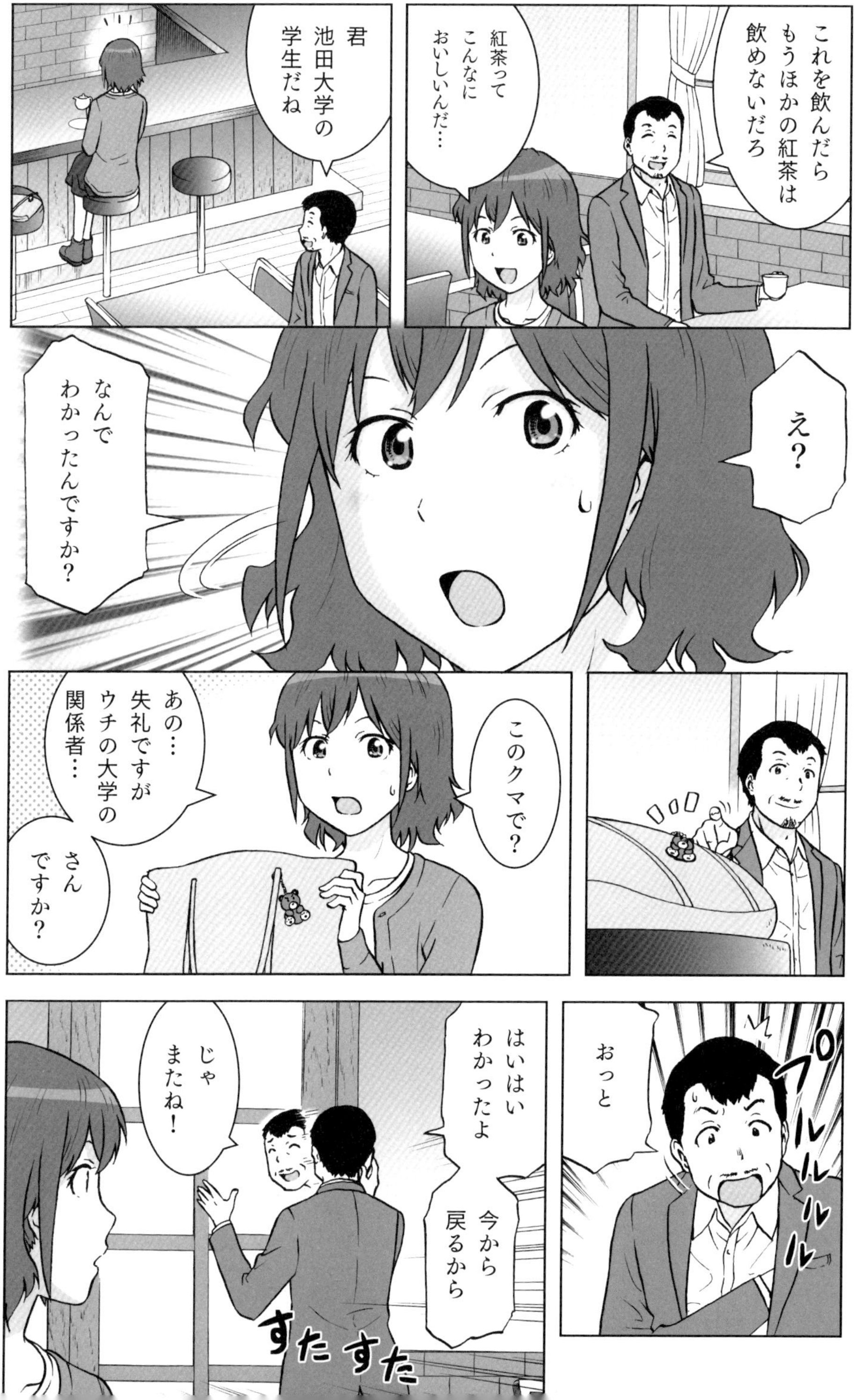
これを飲んだら もうほかの紅茶は 飲めないだろ
紅茶って こんなに おいしいんだ…
君 池田大学の 学生だね
え？
なんで わかったんですか？
このクマで？
あの… 失礼ですが ウチの大学の 関係者… さん ですか？
プルルルル
おっと
はいはい わかったよ
今から 戻るから
じゃ またね！
すたすた

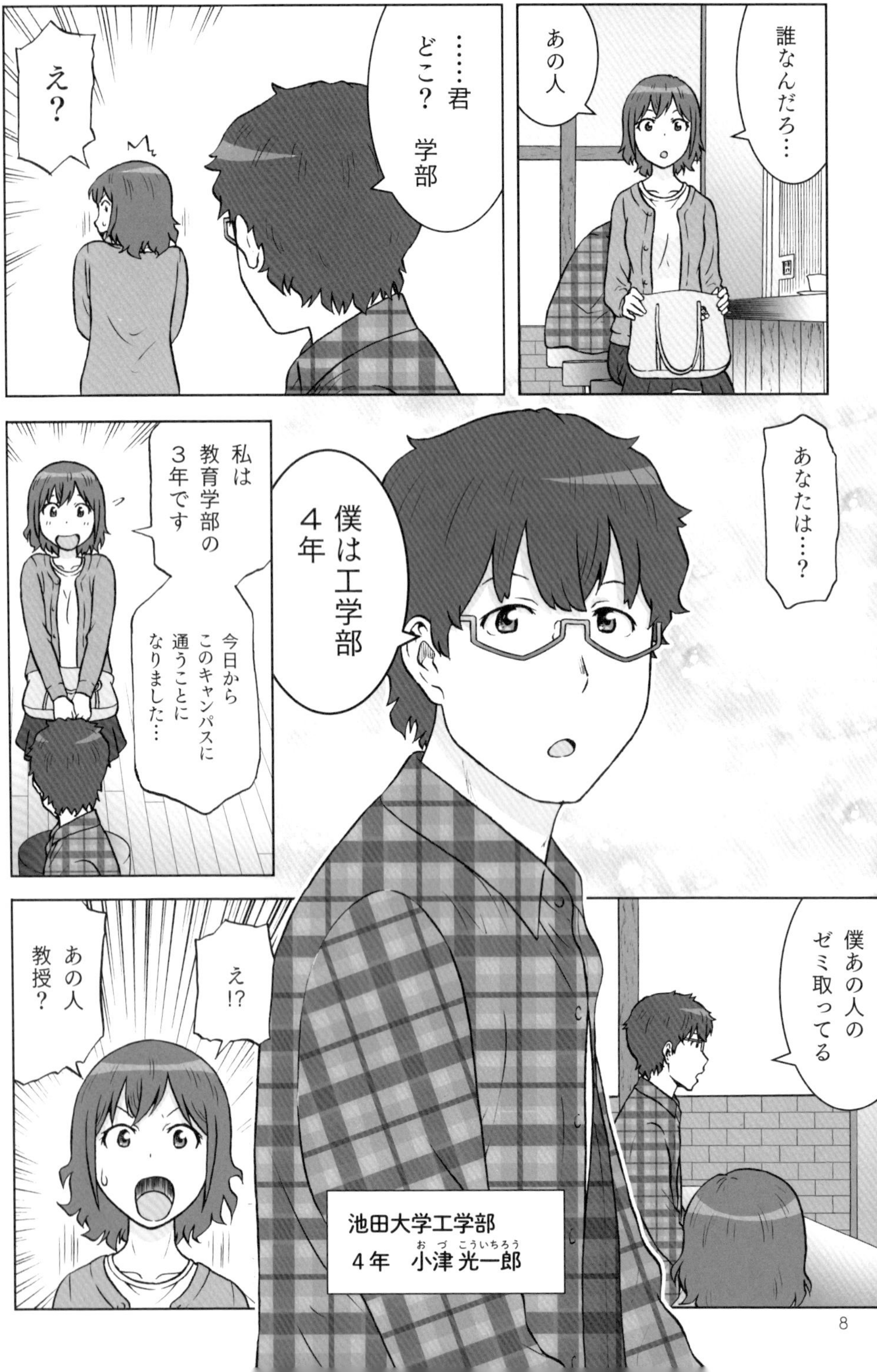
誰なんだろ…
あの人
……君 どこ？ 学部
え？
あなたは…？
僕は工学部 4年
私は教育学部の3年です
今日からこのキャンパスに通うことになりました…
僕あの人のゼミ取ってる
池田大学工学部 4年 小津《おづ》光一郎《こういちろう》
え!?
あの人教授？

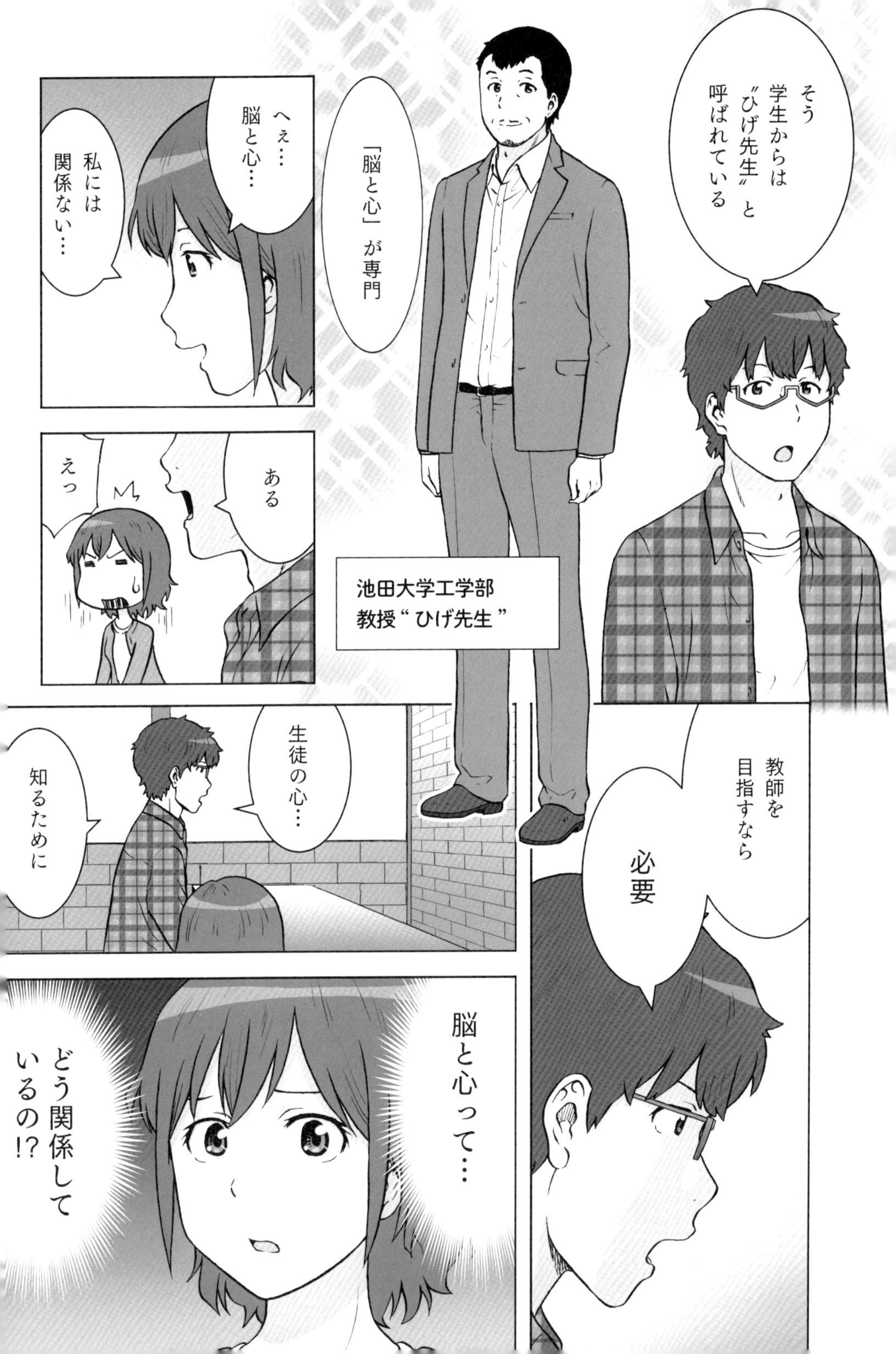
そう
学生からは“ひげ先生”と
呼ばれている
「脳と心」が専門
池田大学工学部
教授“ひげ先生”
へぇ…
脳と心…
私には
関係ない…
ある
えっ
教師を
目指すなら
必要
生徒の心…
知るために
脳と心って…
どう関係して
いるの!?

CONTENTS

第2章 脳とココロ

第3章 脳とキオク

第4章 脳とビョウキ

第5章 脳のメカニズム

「登場人物紹介」

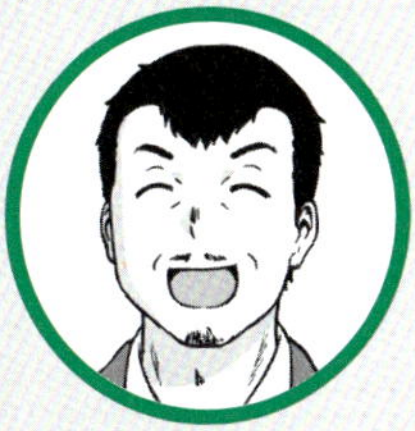

ひげ先生

池田大学工学部教授。“脳と心”の専門家。校外講議が多い。

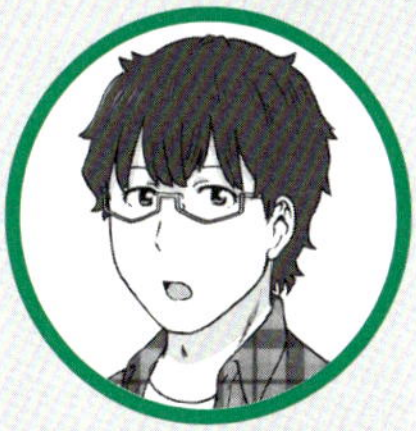

小津 光一郎
（おづ こういちろう）

池田大学工学部4年。自身の研究テーマのため、ひげ先生に師事。

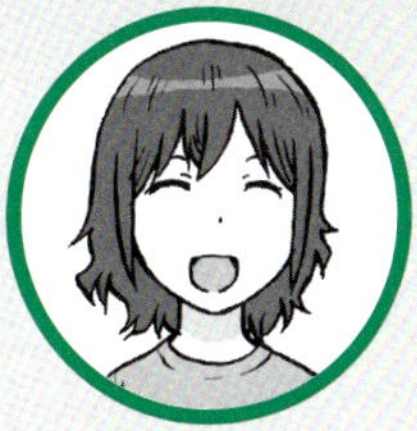

原 紀子
（はら のりこ）

池田大学教育学部3年。夢の教師生活に向け、教職課程に進む。

脳の世界へようこそ！

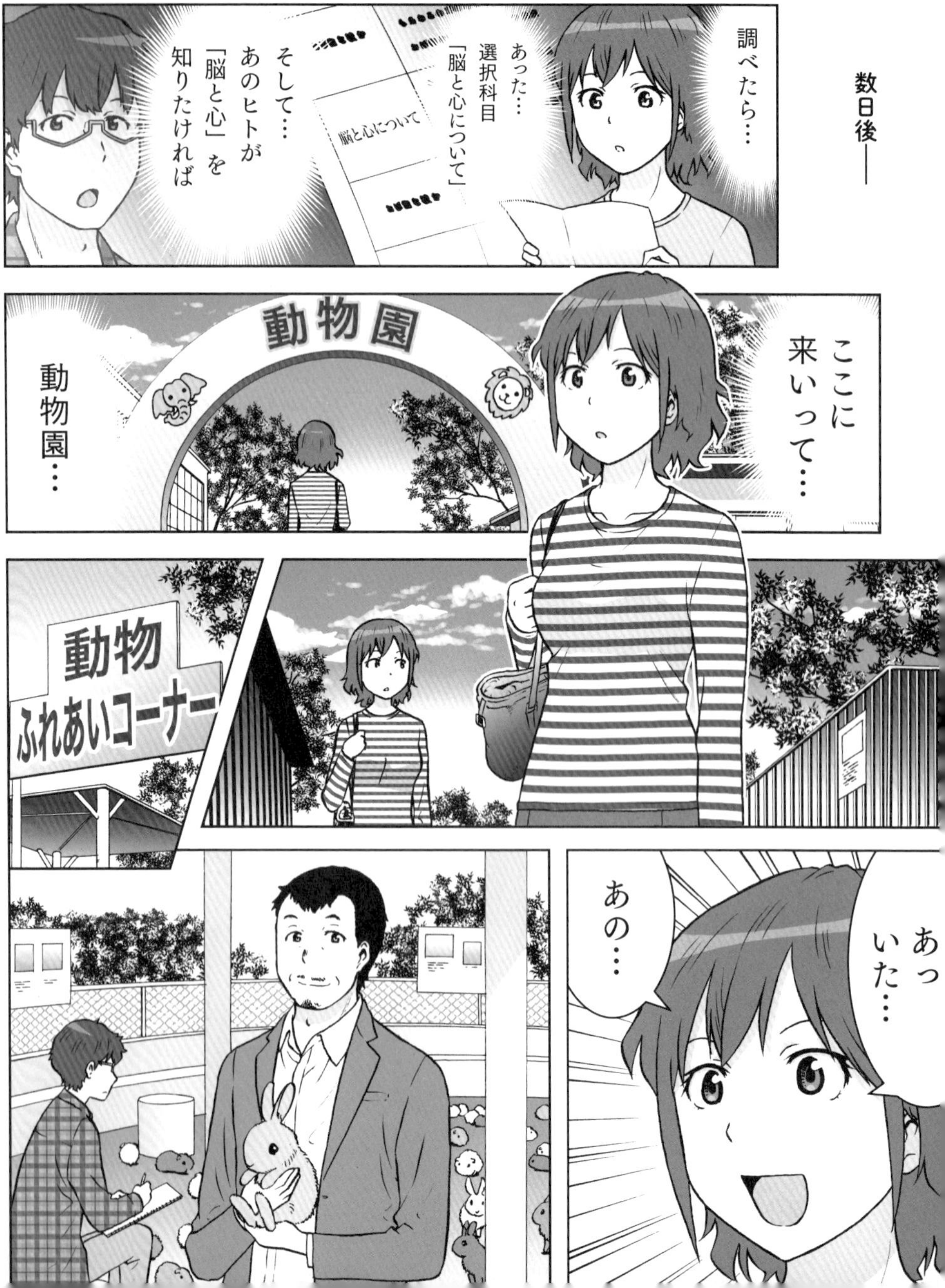
数日後――
調べたら…
あった…
選択科目
「脳と心について」
脳と心について
そして…
あのヒトが
「脳と心」を
知りたければ
ここに
来いって…
動物園
動物園…
動物
ふれあいコーナー
あっ
いた…
あの…

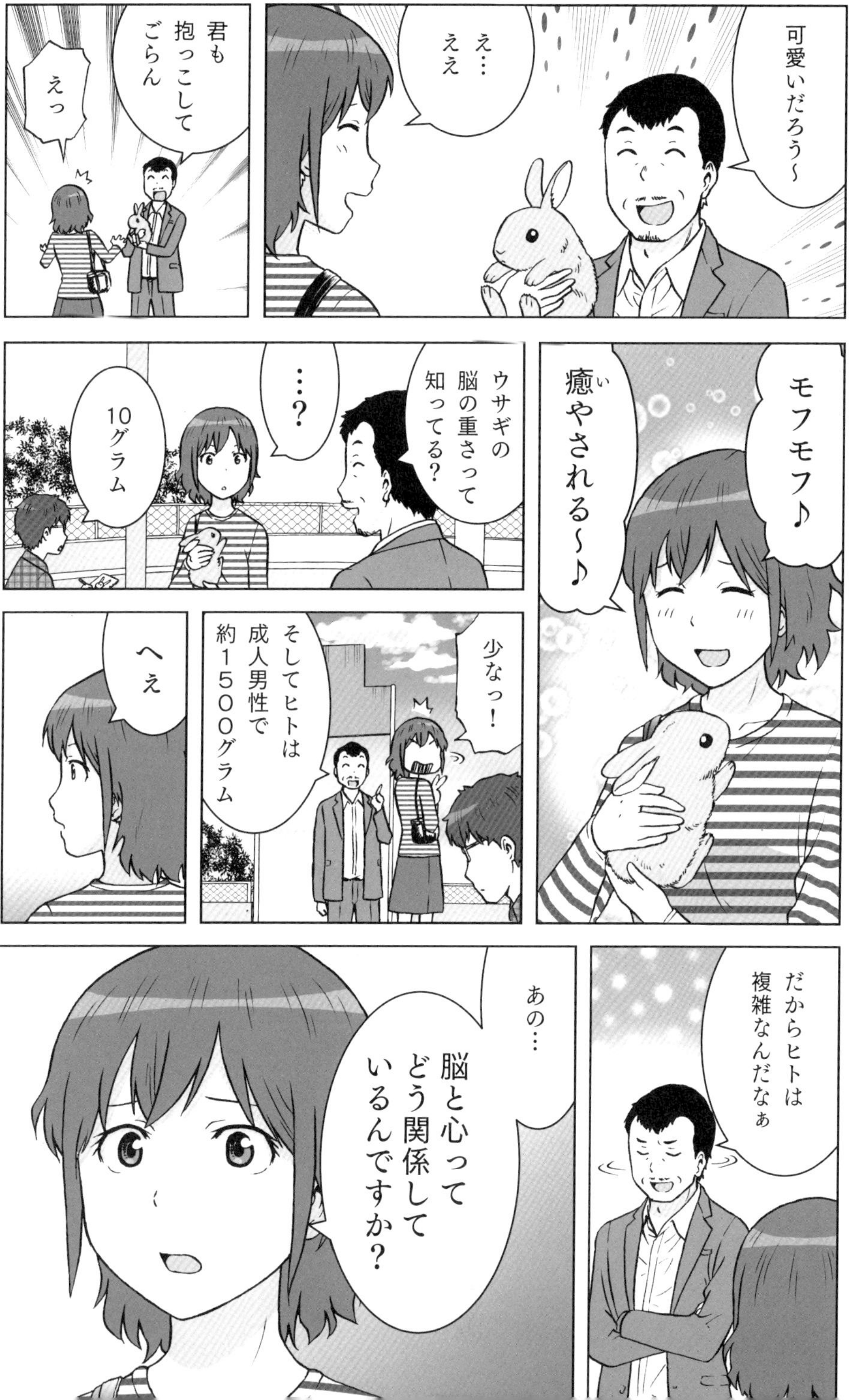
可愛いだろう～
え…ええ
君も抱っこしてごらん
えっ
モフモフ♪
癒《い》やされる～♪
ウサギの脳の重さって知ってる？
…？
10グラム
少なっ！
そしてヒトは成人男性で約１５００グラム
へぇ
だからヒトは複雑なんだなぁ
あの…
脳と心ってどう関係しているんですか？

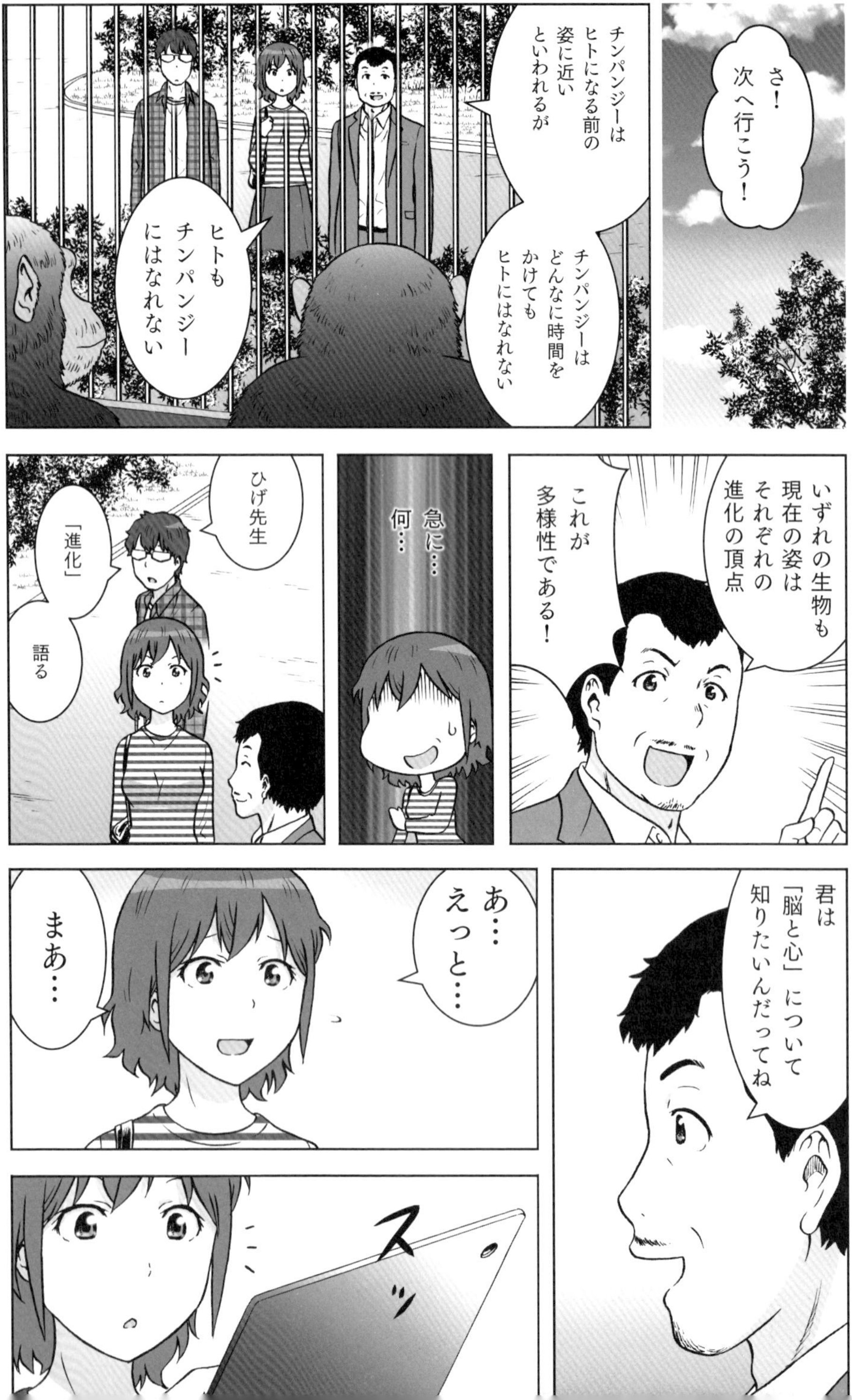
さ！
次へ行こう！
チンパンジーは
ヒトになる前の
姿に近い
といわれるが
チンパンジーは
どんなに時間を
かけても
ヒトにはなれない
ヒトも
チンパンジー
にはなれない
いずれの生物も
現在の姿は
それぞれの
進化の頂点
これが
多様性である！
急に…
何…
ひげ先生
「進化」
語る
君は
「脳と心」について
知りたいんだってね
あ…
えっと…
まあ…
スッ

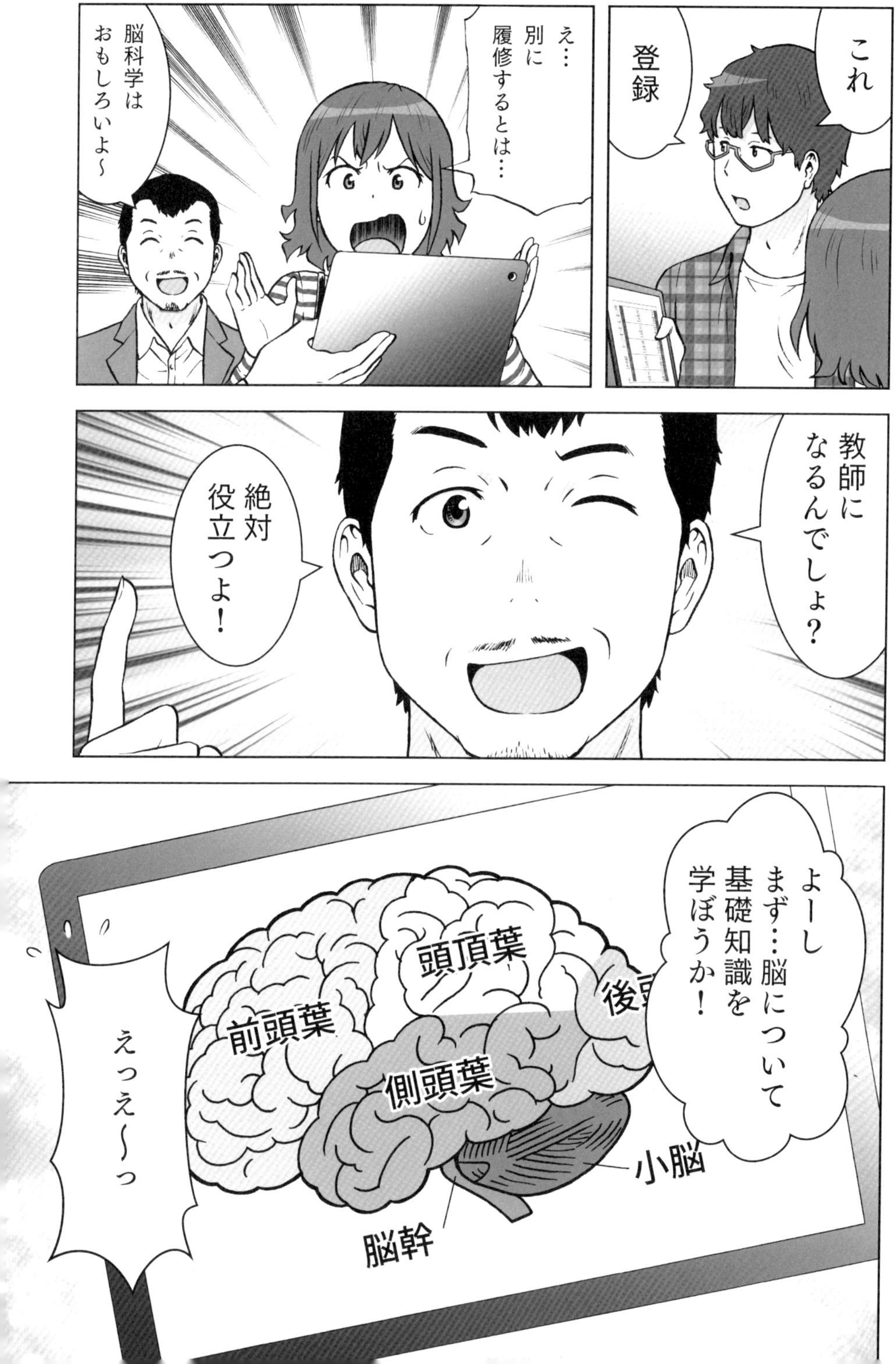

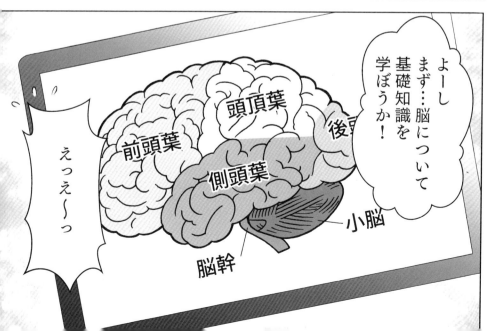

これ
登録
え…別に履修するとは…
脳科学はおもしろいよ～
教師になるんでしょ？
絶対役立つよ！
よーしまず…脳について基礎知識を学ぼうか！
頭頂葉
後
前頭葉
側頭葉
小脳
脳幹
えっえ～っ

生物の進化とともに脳も進化してきた!!

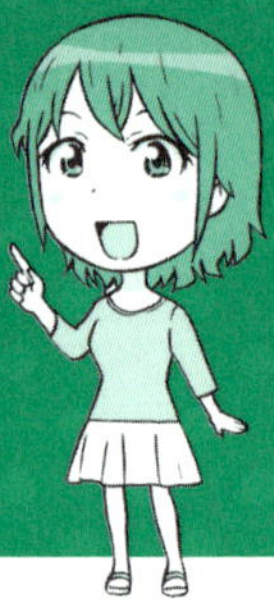

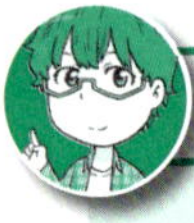

魚類・両生類・爬虫類

捕食や交尾という本能的な行動を司る“脳幹《のうかん》”の割合が極端に高い。また、大脳の中は、本能や原始的な感情を担う部位がほとんどを占めている。

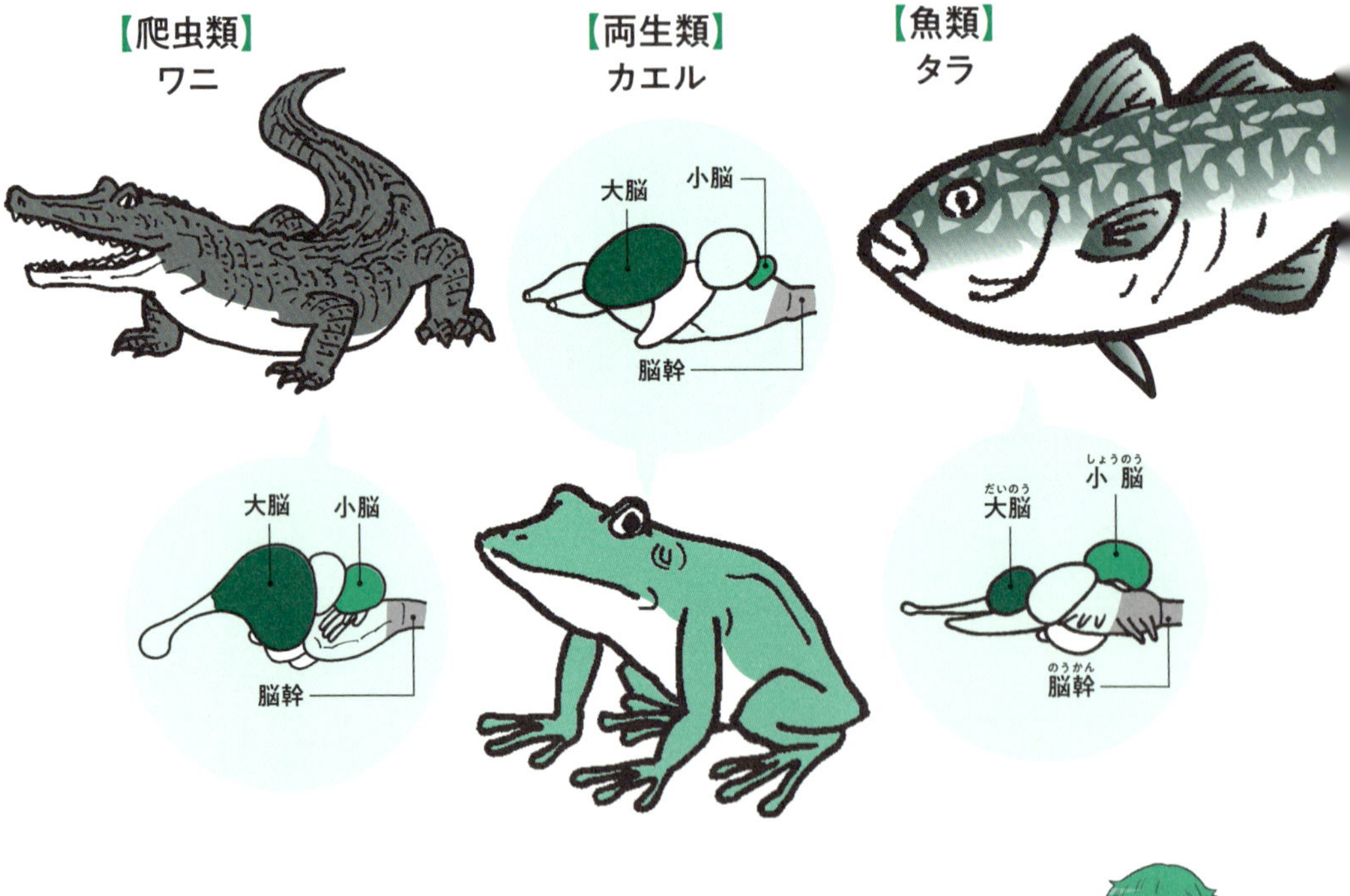
【爬虫類】
ワニ
大脳
小脳
脳幹
【両生類】
カエル
大脳
小脳
脳幹
【魚類】
タラ
大脳《だいのう》
小脳《しょうのう》
脳幹《のうかん》

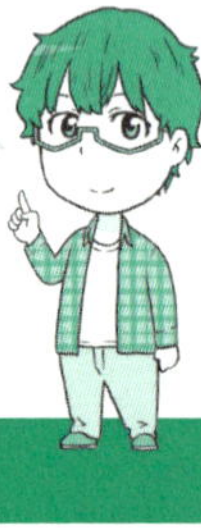

魚類・両生類・爬虫類で発達している本能的行動や原始的な感情を担う大脳の部位は、原皮質《げんひしつ》・古皮質《こひしつ》（古い皮質）と呼ばれるよ

大脳がだんだん**大きく進化！**

脳は、 地球上にいる脊椎《せきつい》動物のすべてが持っている器官です。 しかし、 今から38億年前、 地球上にはじめて誕生した生命に脳はありませんでした。 生命が脳のようなものを獲得するのは、 今から5億年ほど前のオルドビス紀になってからといわれています。

この時期以降に登場する魚類、 両生類、 爬《は》虫類《ちゅうるい》、 鳥類、 哺《ほ》乳類《にゅうるい》、 霊長類など脊椎《せきつい》動物の脳の基本構造は同じです。 違うのは、 大きさと各部位の占める割合。 これは、 その生物が自身の置かれた環境を生き抜くために必要な器官が発達し、必要のない器官は退化した結果です。脳には、それぞれの生物の進化の歴史が刻まれているのです。

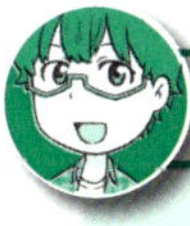

霊長類

“大脳新皮質”がさらに発達し、 より高度な認知や行動にかかわる連合野ができている。 連合野の発達は「人間らしさの象徴」でもあり、 ヒトの脳では大脳皮質のおよそ90%が新皮質だ。

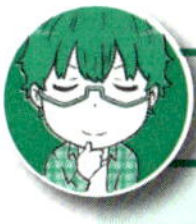

鳥類・哺乳類

“小脳”や“大脳”が発達し、大きくなっている。 大脳に新皮質が誕生し、 感覚を司る視覚野や聴覚野、 運動を司る運動野などが新しい機能を持つようになった。

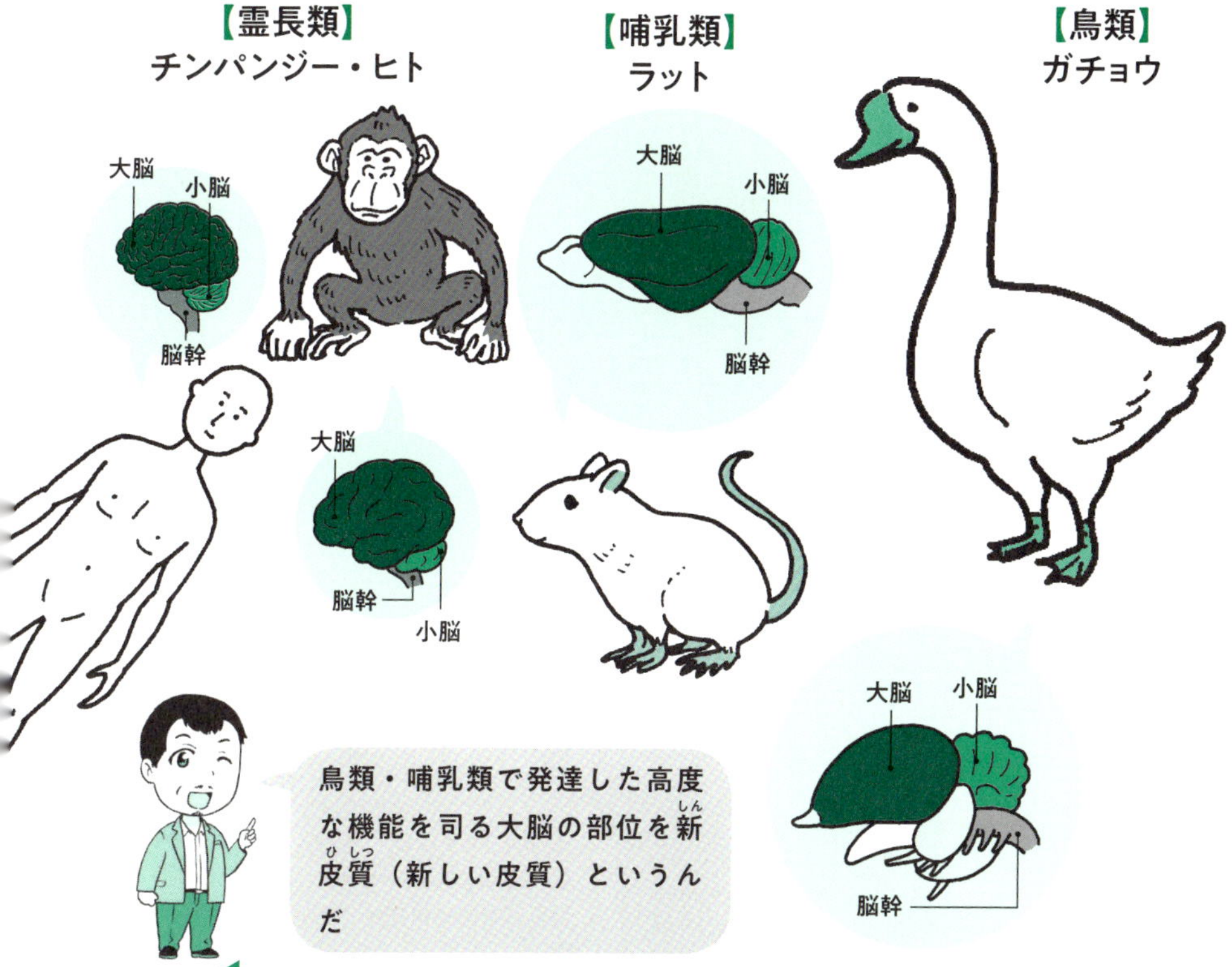
【霊長類】
チンパンジー・ヒト
【哺乳類】
ラット
【鳥類】
ガチョウ
大脳
小脳
脳幹
大脳
小脳
脳幹
大脳
脳幹
小脳
大脳
小脳
脳幹
鳥類・哺乳類で発達した高度な機能を司る大脳の部位を新《しん》皮《ひ》質《しつ》（新しい皮質）というんだ

感覚野や運動野が生まれ、より高度な活動が可能に！

ヒトの脳はどんな構造をしているの？

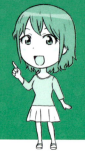

1 脳の全体図

脳は大脳、間脳《かんのう》、脳幹《のうかん》、小脳から成り立っている。もっとも大きな部分を占める大脳は、表面を覆う大脳新皮質《だいのうしんひしつ》、その内側にある大脳辺縁系《だいのうへんえんけい》、大脳新皮質と視《し》床《しょう》・脳幹をつなぐ神経核のある大脳基底核《だいのうきていかく》に分けられる。

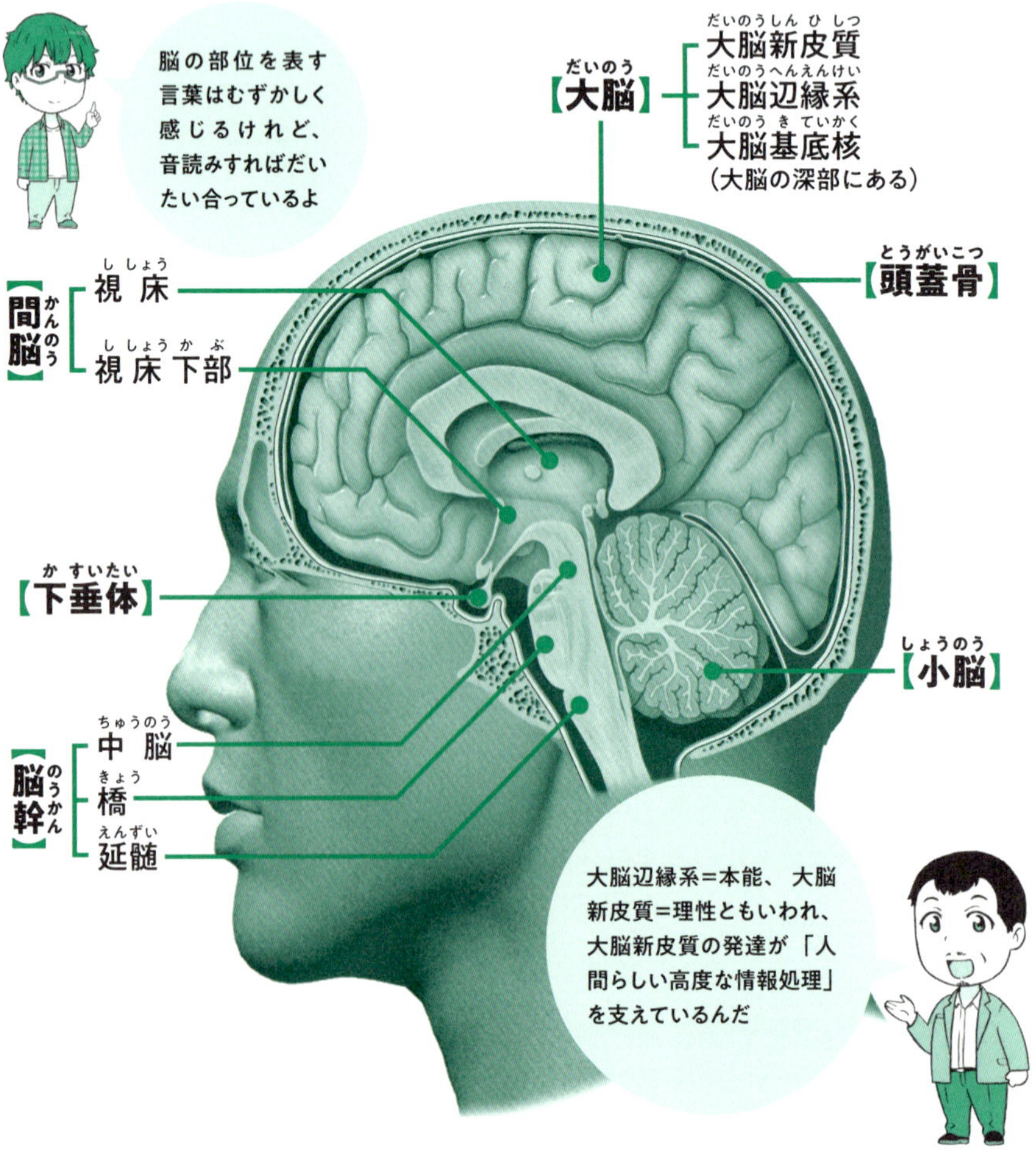
脳の部位を表す言葉はむずかしく感じるけれど、音読みすればだいたい合っているよ
【大脳《だいのう》】
大脳新皮質《だいのうしんひしつ》
大脳辺縁系《だいのうへんえんけい》
大脳基底核《だいのうきていかく》
（大脳の深部にある）
【頭蓋骨《とうがいこつ》】
【間脳《かんのう》】
視床《ししょう》
視床下部《ししょうかぶ》
【下垂体《かすいたい》】
【小脳《しょうのう》】
【脳幹《のうかん》】
中脳《ちゅうのう》
橋《きょう》
延髄《えんずい》
大脳辺縁系＝本能、大脳新皮質＝理性ともいわれ、大脳新皮質の発達が「人間らしい高度な情報処理」を支えているんだ

ヒトの脳の重さは成人の場合で約1500g、体重の2%ほどにあたります。もっとも大きな割合を占めているのは大脳で、その表面は大脳皮質に覆われています。表面から3㎜程度までの部分は進化の過程から見て比較的新しいことから、大脳新皮質と呼ばれます。

大脳を縦に切ると、大脳皮質の内側に白質と呼ばれる部分が見られ、神経細胞体から伸びる神経線維が張りめぐらされています。さらに中心にいくと、神経核が集まっている部分が表れます。ここは、大脳基底核と呼ばれます。

\2/

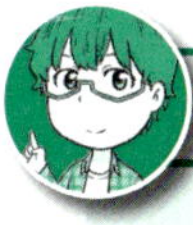

大脳皮質の構造

大脳皮質は外側溝《がいそくこう》、中心溝《ちゅうしんこう》、頭頂後頭溝《とうちょうこうとうこう》という深い脳溝を境界線として、前頭葉《ぜんとうよう》、側頭葉《そくとうよう》、頭頂葉《とうちょうよう》、後頭葉《こうとうよう》の4つに区分される。さらに、表からは見えない外側溝の奥に位置する島葉《とうよう》がある。

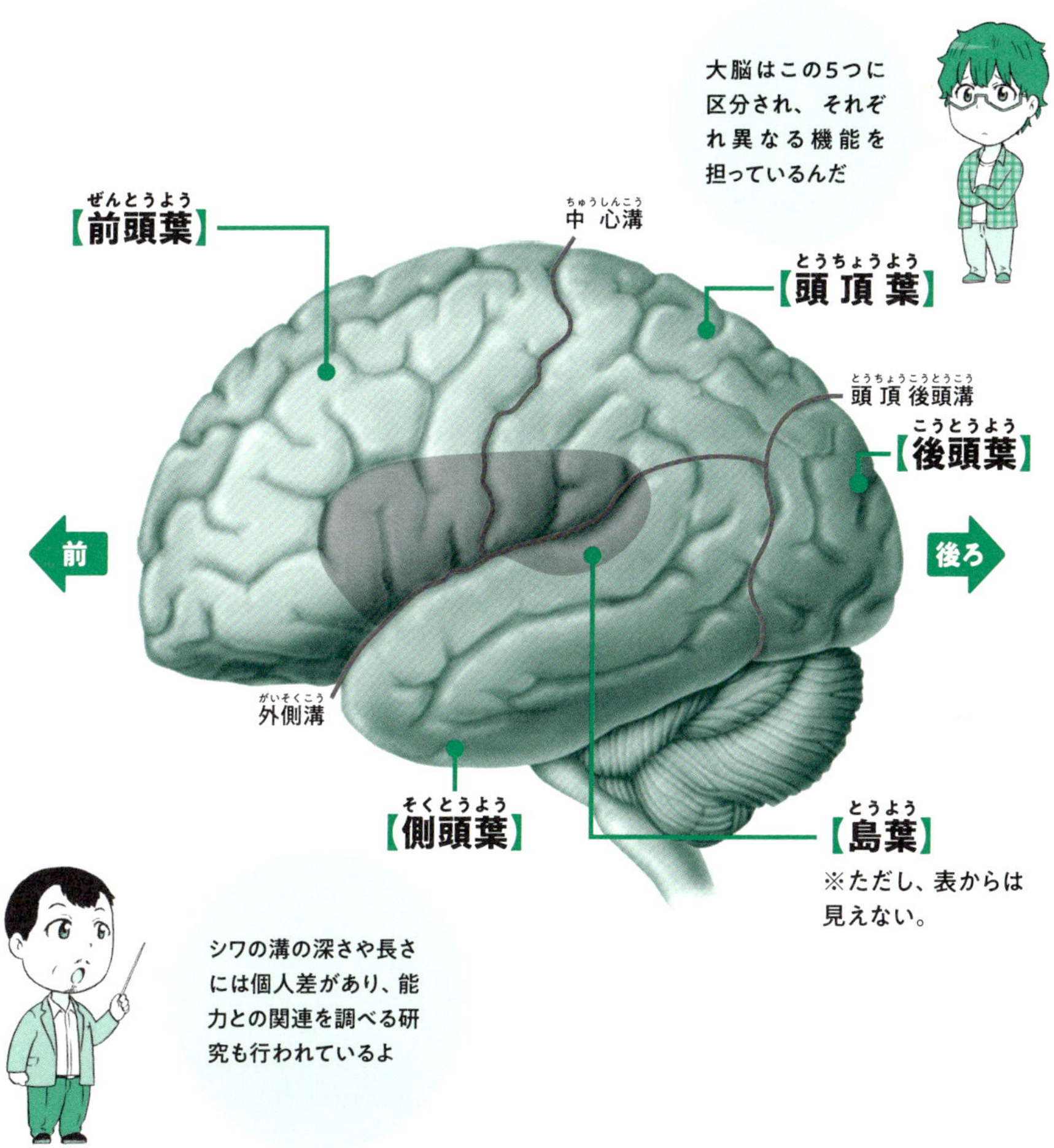
大脳はこの5つに区分され、それぞれ異なる機能を担っているんだ
【前頭葉《ぜんとうよう》】
中心溝《ちゅうしんこう》
【頭頂葉《とうちょうよう》】
頭頂後頭溝《とうちょうこうとうこう》
【後頭葉《こうとうよう》】
前
後ろ
外側溝《がいそくこう》
【側頭葉《そくとうよう》】
【島葉《とうよう》】
※ただし、表からは見えない。
シワの溝の深さや長さには個人差があり、能力との関連を調べる研究も行われているよ

巨大なネットワークが脳内でつくられている!?

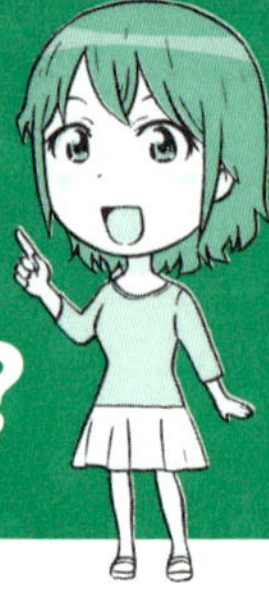

1

神経細胞(ニューロン)の構造

神経細胞は本体である細胞体から1本だけ長く延びた軸索《じくさく》と、複雑に分岐した樹状突起《じゅじょうとっき》でかたちづくられている。遺伝情報が書かれたDNAを含む核、エネルギーをつくり出すミトコンドリアなどから構成されている。

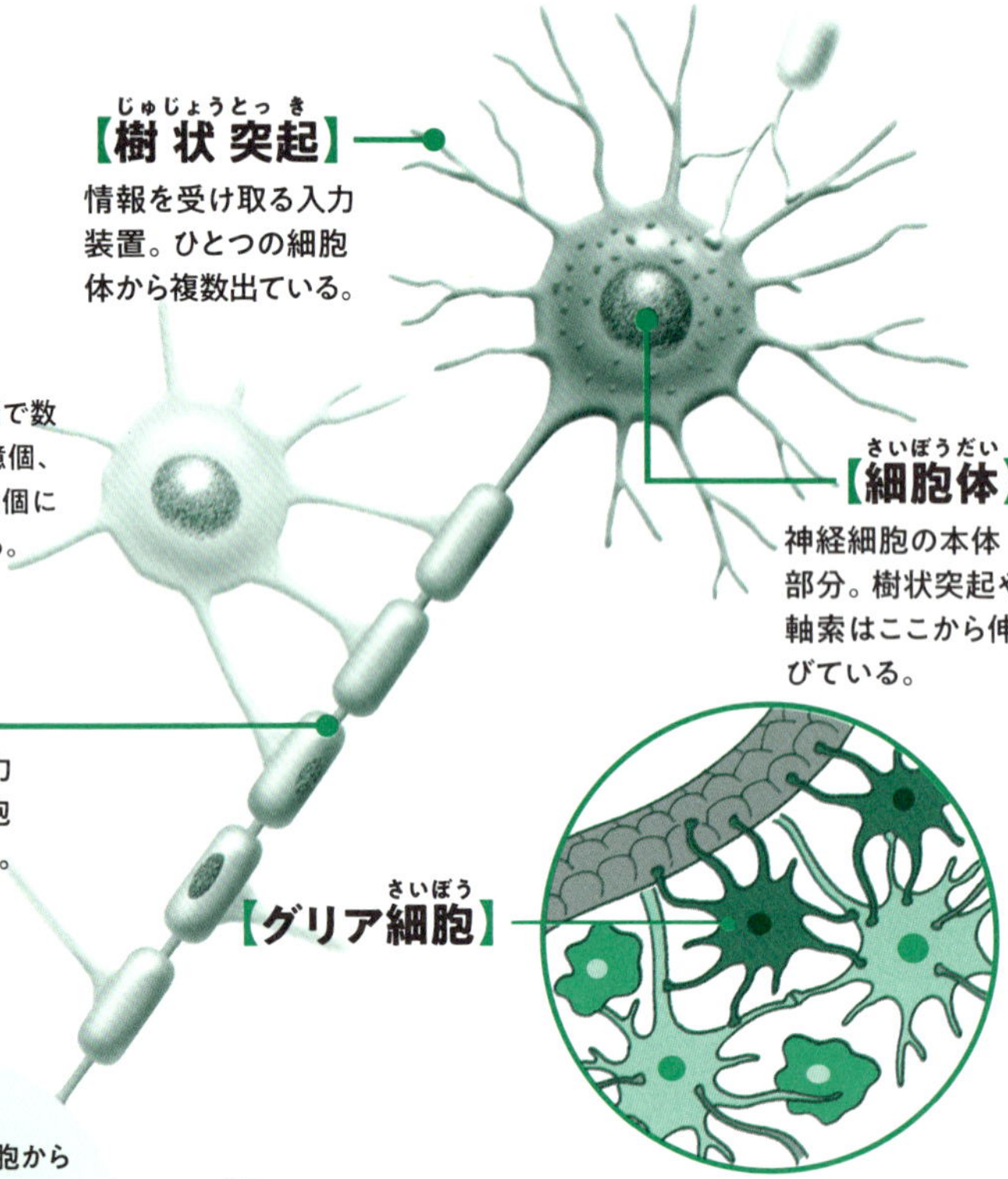

【樹状突起《じゅじょうとっき》】

情報を受け取る入力装置。ひとつの細胞体から複数出ている。

神経細胞の数は大脳で数百億個、小脳で千億個、脳全体では千数百億個にもなるといわれている。

【細胞体《さいぼうたい》】

神経細胞の本体部分。樹状突起や軸索はここから伸びている。

【軸索《じくさく》】

情報を送り出す出力装置。ひとつの細胞体から1本出ている。

【グリア細胞《さいぼう》】

脳全体の神経細胞から出ている軸索や樹状突起をすべてつなげると、100万kmもの長さになるといわれているんだ!

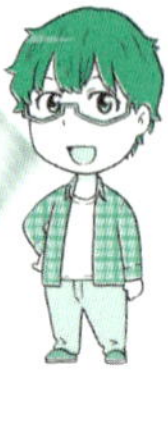

脳にグリア細胞という細胞が存在する。グリア細胞の数は神経細胞と同じか、むしろ多いともいわれ、神経細胞に栄養を供給したり、支えたりするほか、情報伝達にもかかわっている。

脳の神経細胞はニューロンとも呼ばれ、電気信号を発して情報のやりとりを行っています。神経細胞から伸びる樹状突起は、ほかの神経細胞から電気信号の情報を受け取るための器官です。樹状突起が受け取った電気信号は、出力装置である軸索を通って、また別の神経細胞へと伝達されます。軸索の末端にあり、神経細胞同士をつなぐ部分をシナプスといいます。神経伝達物質をシナプスに放出することによって、情報を伝えています。脳は複雑なネットワークを形成し、そのネットワーク上を情報が電気信号としてかけめぐることで、さまざまな機能を果たしているのです。

＼2／

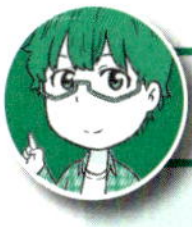

シナプスと神経伝達物質

神経細胞と神経細胞の接合部のことをシナプスという。脳内の情報伝達は、シナプスでの情報伝達物質のやりとりによって行われている。

電気信号が送られてくると、シナプス前細胞にある小胞が細胞膜に結合し、神経伝達物質がシナプス間隙に分泌される。

↓

神経伝達物質が次の神経細胞の受容体に結合することによって、シナプス後細胞にイオン流入などが起き、情報が伝達される。神経伝達物質はドーパミンやセロトニン、グルタミン酸など、100種類以上あるといわれている。

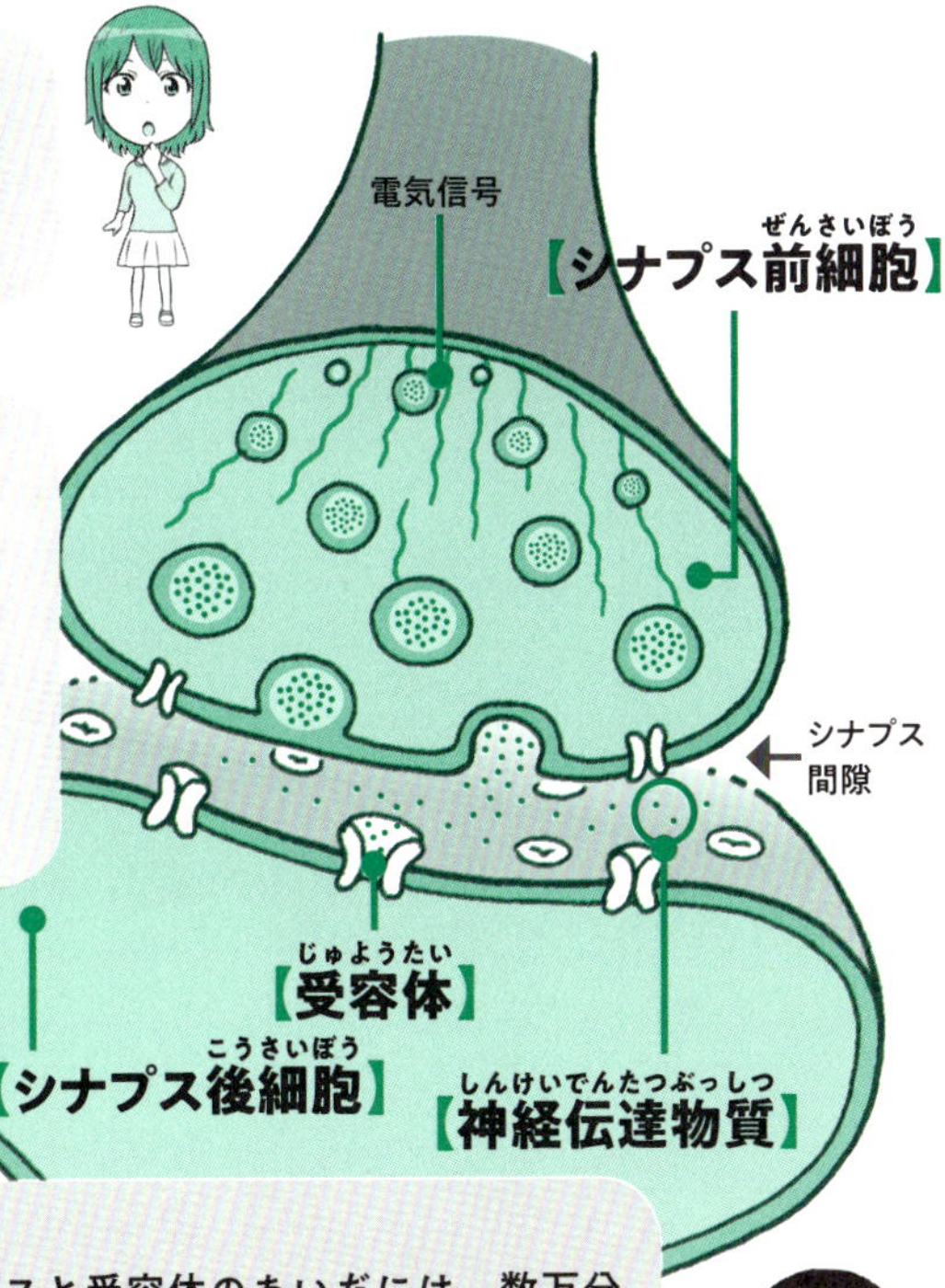

情報伝達物質はシナプス前細胞の末端にある小胞につめ込まれていて、小胞が細胞膜と結合すると放出されるんだ

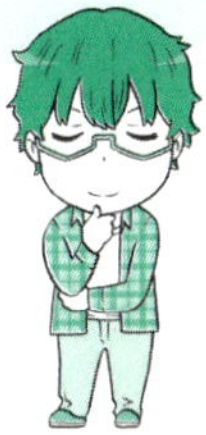

シナプスと受容体のあいだには、数万分の1㎜ほどのすき間（シナプス間隙）がある。軸索を伝わってきた電気信号は、このすき間を飛び越えることができないため、電気信号を情報伝達物質に変えて伝達しているんだ！

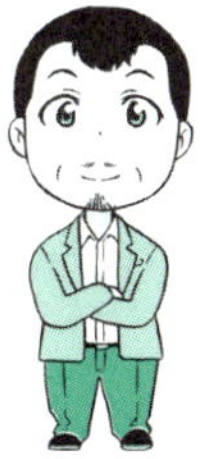

神経は全身に指令を送っている!!

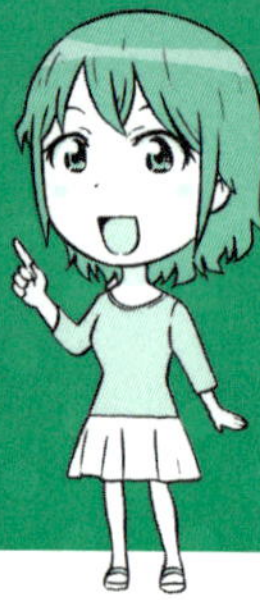

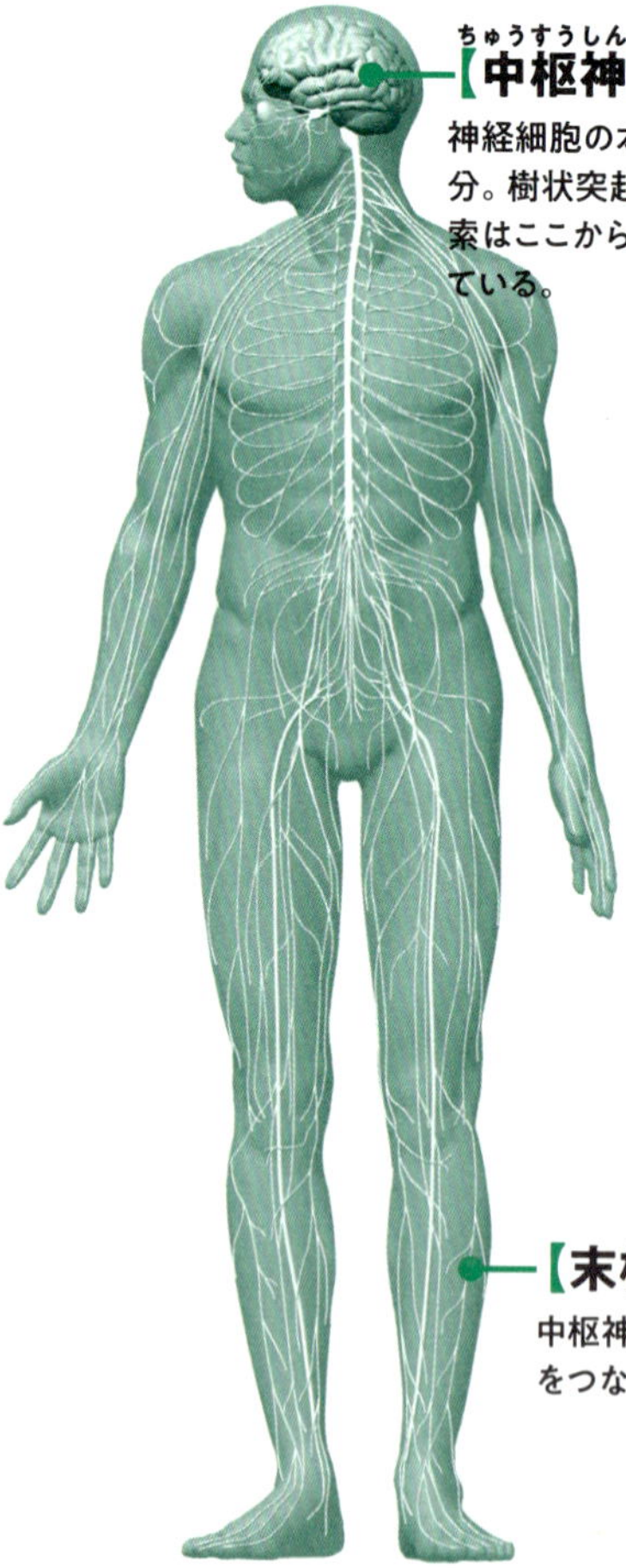

【中枢神経《ちゅうすうしんけい》】

神経細胞の本体部分。樹状突起や軸索はここから伸びている。

【末梢神経】

中枢神経と各器官をつなぐ。

全身の神経系

神経は身体のあちこちに網の目のように張りめぐらされていて、各機能を調整する働きをしている。

②

①で伝わった情報を判断し、各器官に指令を出す

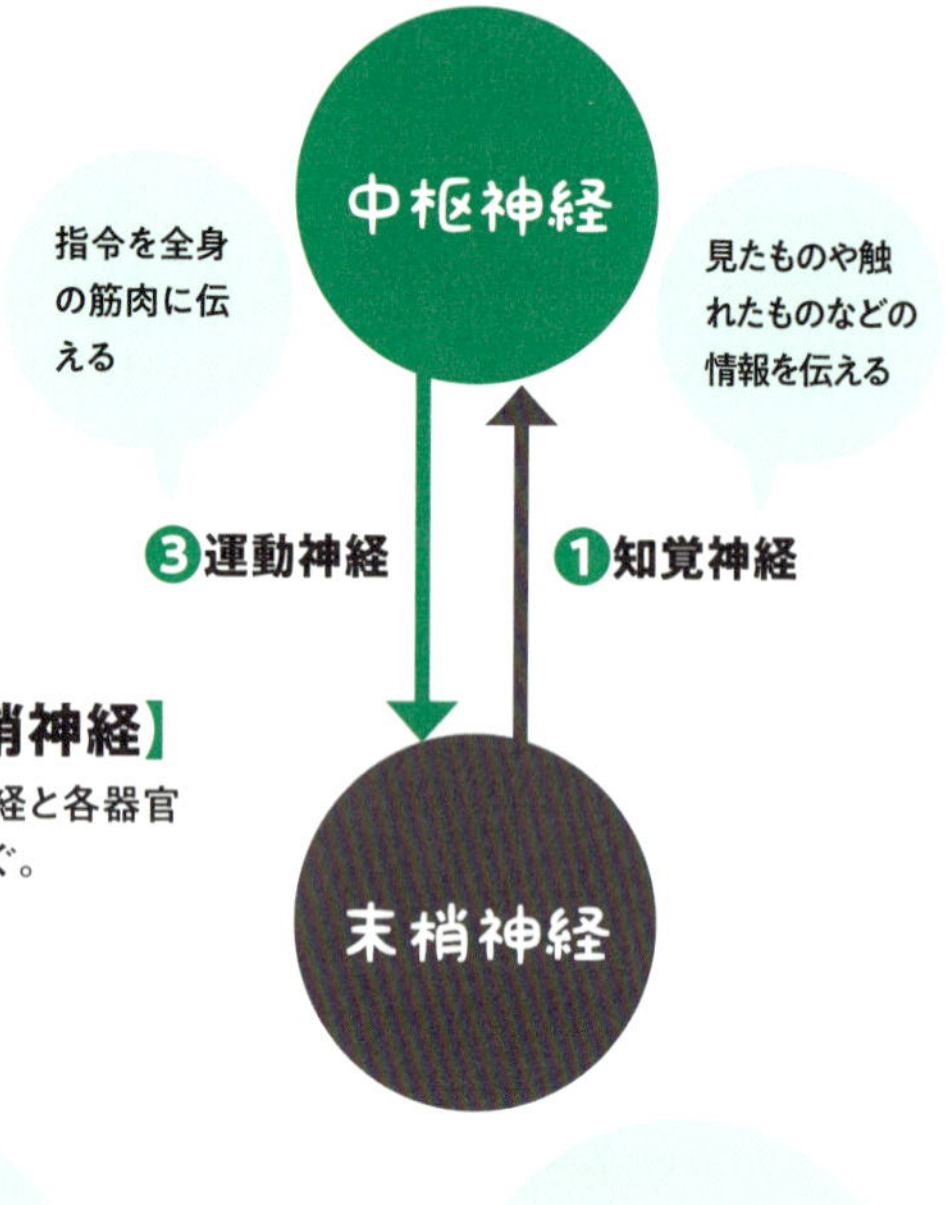
中枢神経
指令を全身の筋肉に伝える
見たものや触れたものなどの情報を伝える
③運動神経
①知覚神経
末梢神経

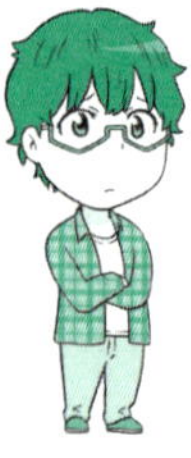

末梢神経には自律神経も含まれる。自律神経は交感神経と副交感神経から成り、血圧、体温、呼吸、脈拍などを調節しているよ

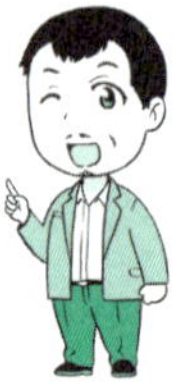

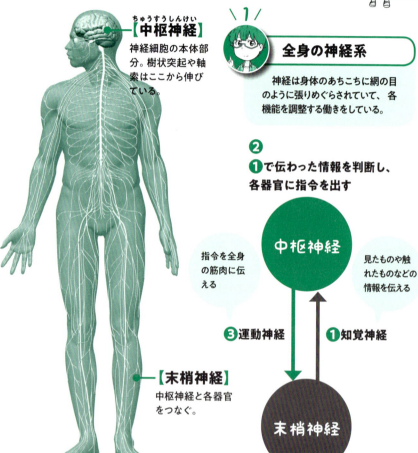

交感神経は活動時に、副交感神経は安静時に優位に働くんだ

ヒトの身体には、脳からの情報を全身に伝えるための神経が張りめぐらされています。神経は体中のさまざまな器官とつながっていて、脳と各器官との相互の情報伝達を担っています。

神経系は中枢神経（脳と脊髄から成るもの）と、末梢神経（中枢神経と各器官とをつなぐもの）に分けられます。中枢神経は体中から集められた情報を統合し、全身に指令を伝えます。中枢神経と末梢神経とのつながり方を分類すると、脳と末梢とを連絡する脳神経と、脊髄と末梢とを連絡する脊髄神経があります。

＼2／

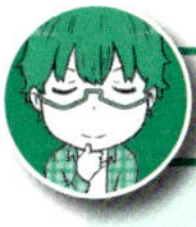

脳神経と脊髄神経

中枢神経と末梢神経のつながり方には、脳から出て主に顔面の各部位につながる12対の脳神経と、脊髄から出て身体のすみずみにまでつながる31対の脊髄神経がある。

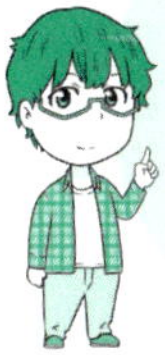

受信した情報を脳に伝える知覚系と、知覚情報に反応して身体に指令を送る運動系はセットで機能しているよ

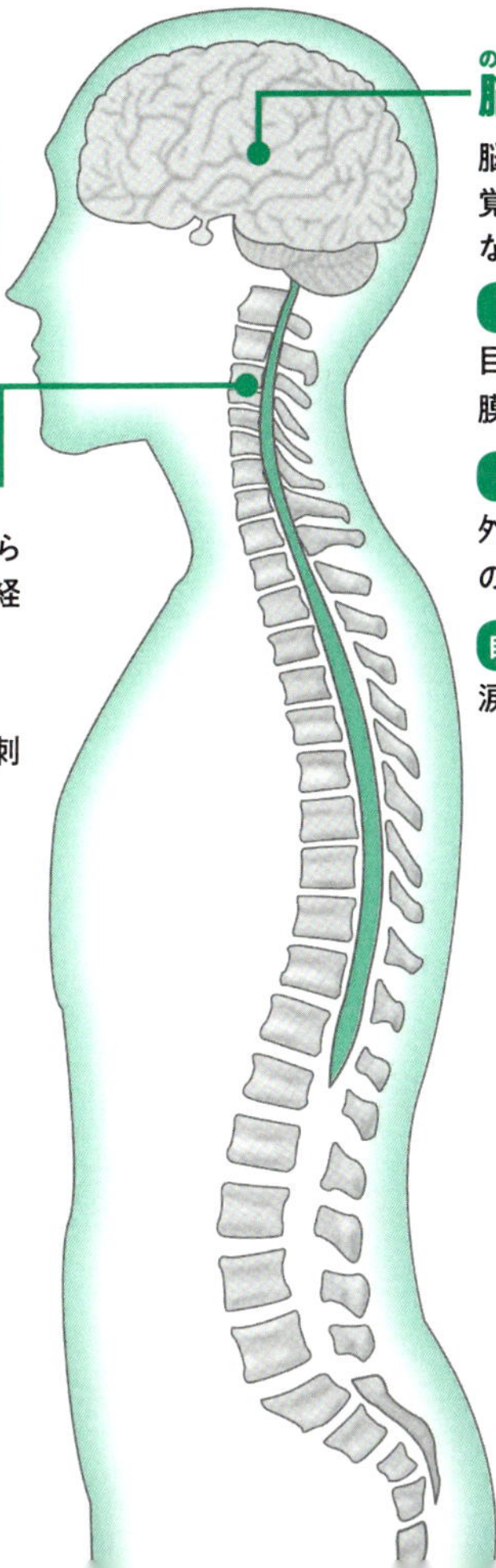

脳神経《のうしんけい》（12対）

脳幹に神経核を持つ神経。知覚系、運動系、自律神経系などがある。

知覚系

目・耳・鼻・口・顔面の皮膚や粘膜への刺激を伝える。

運動系

外眼筋・顔面筋・咀《そ》嚼《しゃく》筋などの筋肉を動かす。

自律神経系

涙やよだれにかかわる。

脊髄神経《せきずいしんけい》（31対）

脊髄から出ている神経。こちらも知覚系、運動系、自律神経系などがある。

知覚系

痛覚や温度覚などで感知した刺激を伝える。

運動系

全身の筋肉と連絡する。

自律神経系

血液や分泌腺にかかわる。

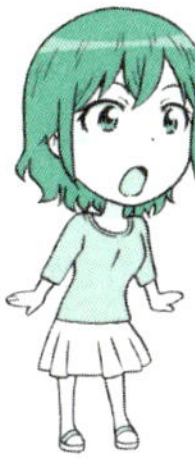

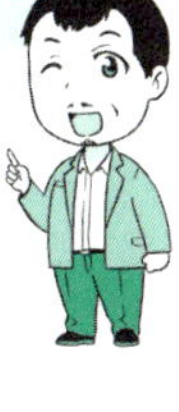

自律神経系は生命維持にかかわる機能を司る神経で、臓器や器官の働きを自動的に調節しているんだ

COLUMN

1

若い人の血液を注入すると若返る!?

若い血液に若返り効果がある――そんなウソのような本当の話が2014年に相次いで報告されました。

まず1つめは、生後3カ月の若いマウス（ヒトだと20～30歳に相当）から、生後18カ月（56～69歳相当）の老齢マウスに、輸血を複数回行ったところ、老齢マウスの脳の構造に若返りと見られる変化が見られ、認知機能（頭の働き）が改善されたというものです（*1）。同様の実験で、筋肉構造が若返るという報告はされていましたが、脳でも効果が見られたというからおどろきです。ニューヨークでは、若い人の血液を輸血するクリニックもできたとか。

そしてもうひとつ、こんな若返り話もあります。

血中因子GDF11（成長差別化因子）は、体内で生成されるタンパク質で、老化に伴って減少していくことがわかっています。GDF11を補充すると、老化したマウスの脳血管、神経新生、筋力、筋持久力を改善、亢進《こうしん》できたというのです。

実験では、生後15カ月（40歳程度に相当）のマウスに1日1回1カ月、GDF11を投与したところ、脳血管が50％増、神経幹細胞も29％増、そして筋肉量はなんと2倍になり、持久力も1.5倍になったのだとか（*2）。GDF11の補充は老化に伴う神経変性、神経血管疾患、骨格筋障害の治療に使えそうです。

若いマウスの血液（血漿《けっしょう》）の輸血で老齢マウスの脳が若返ったという報告に続き、筋肉量や持久力など身体能力が若返ったという報告も出てきました。

アンチエイジングは世界中の多くの人にとって、大きなテーマになっていますが、若返りには案外“力技”が効きそうですね。

（*1）Villeda SA. et al Nat Med. 2014
（*2）Wagers AJ. et al Science. 2014

第1章

脳とカラダ

脳は五感（視覚、聴覚、嗅覚、味覚、触覚）を司っています。
私たちの脳はどのようにして、見たもの、聴いたもの、
嗅いだもの、味わったもの、触ったものを
認識しているのか見ていきましょう。

五感は脳が司っている！

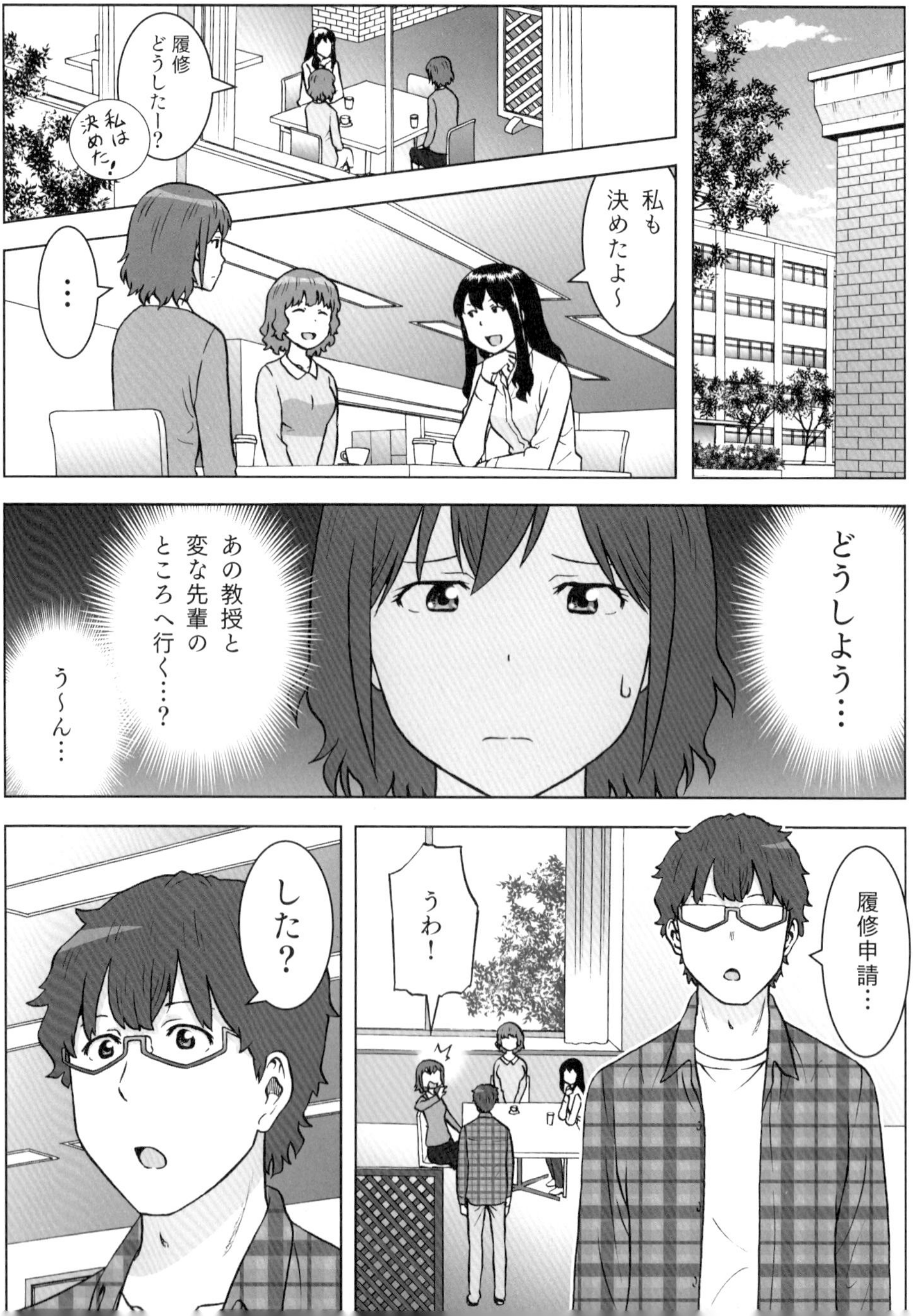
履修どうしたー？
私は決めた！
私も決めたよ～
…
どうしよう…
あの教授と変な先輩のところへ行く…？
う～ん…
履修申請…
うわ！
した？

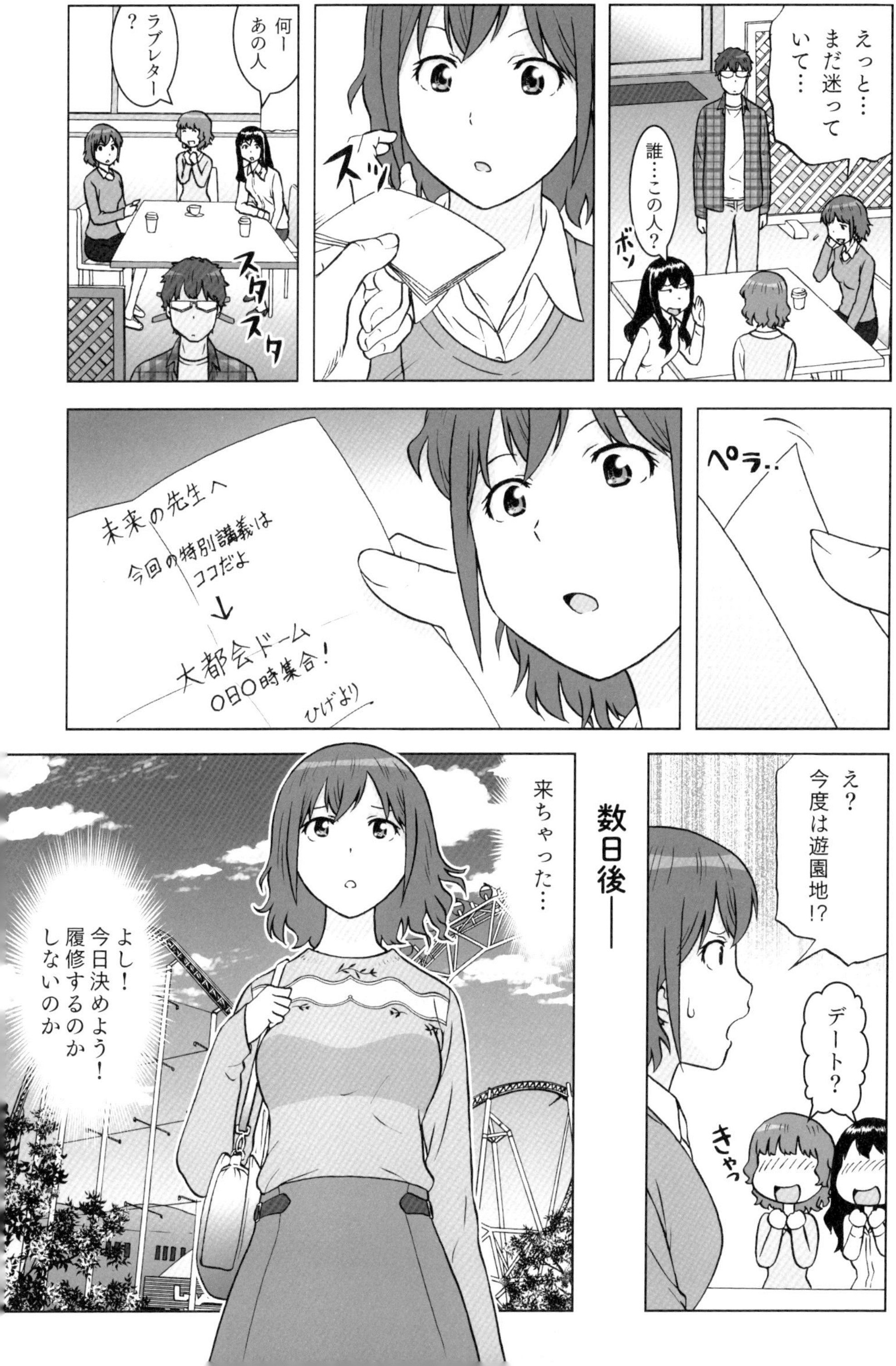
えっと…まだ迷っていて…
誰…この人?
ボソ
スッ
何ーあの人ラブレター?
スタスタ
ペラ…
未来の先生へ
今回の特別講義はココだよ
↓
大都会ドーム
○日○時集合!
ひげより
え?今度は遊園地!?
デート?
きゃっ
数日後——
来ちゃった…
よし!今日決めよう!履修するのかしないのか

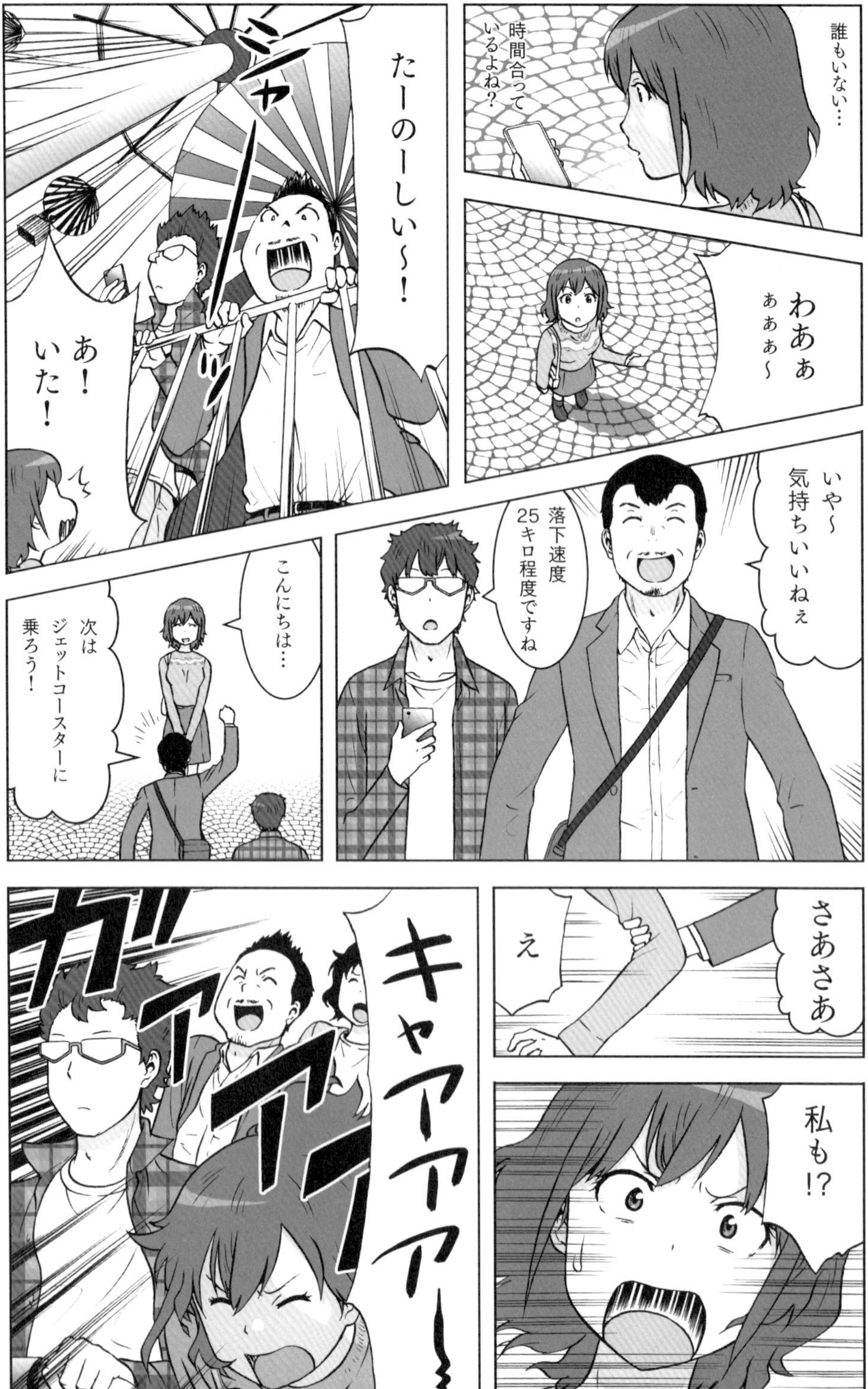

誰もいない…
時間合ってるよね？
わあぁ
ぁぁぁ～
たーのーしい～！
あ！
いた！
いや～
気持ちいいねぇ
落下速度
25キロ程度ですね
こんにちは…
次は
ジェットコースターに
乗ろう！
さあさあ
え
私も!?
キャアアアー～

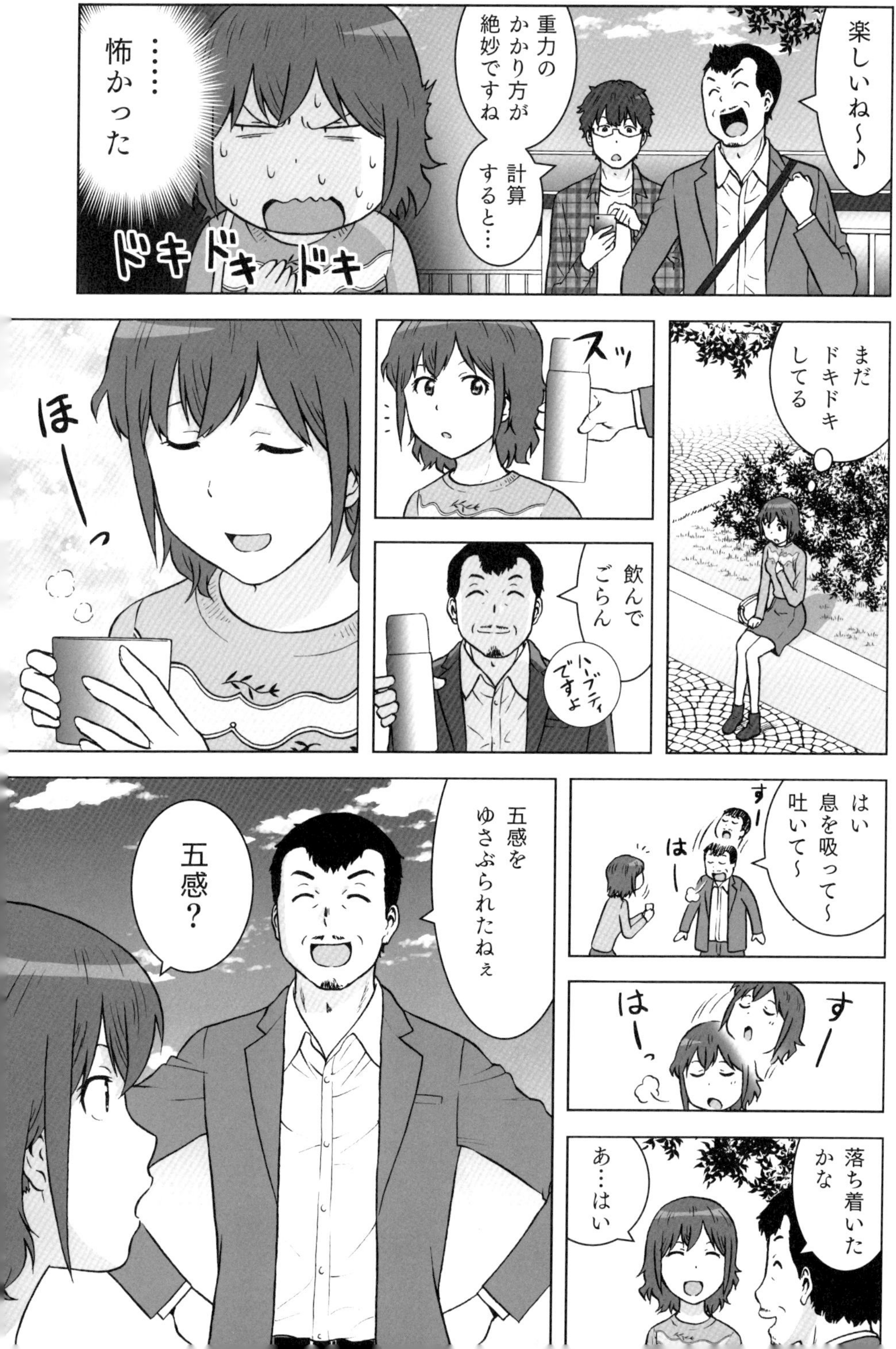

楽しいね～♪
重力のかかり方が絶妙ですね
計算すると…
……怖かった
ドキドキドキ
まだドキドキしてる
スッ
飲んでごらん
ハーブティですよ
ほーーっ
はい息を吸って～吐いて～
すー
はー
すー
はーっ
落ち着いたかな
あ…はい
五感をゆさぶられたねぇ
五感？

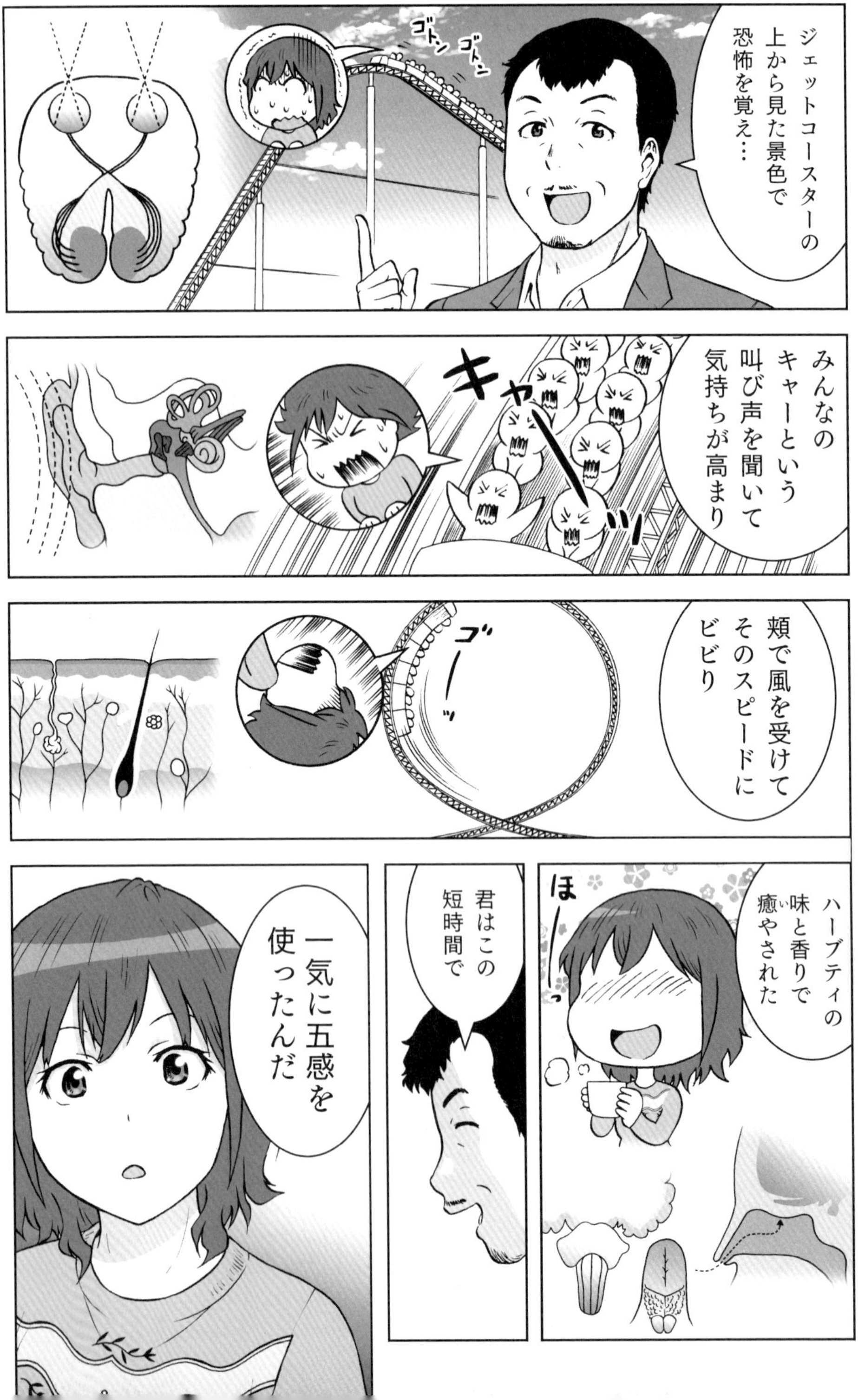
ジェットコースターの上から見た景色で恐怖を覚え…
ゴトン
ゴトン
みんなのキャーという叫び声を聞いて気持ちが高まり
キャーッ
頬で風を受けてそのスピードにビビり
ゴーーッ
ハーブティの味と香りで癒《い》やされた
ほーっ
君はこの短時間で
一気に五感を使ったんだ

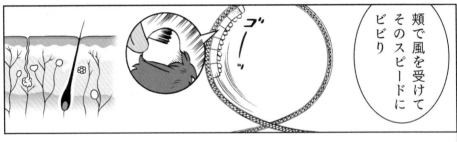

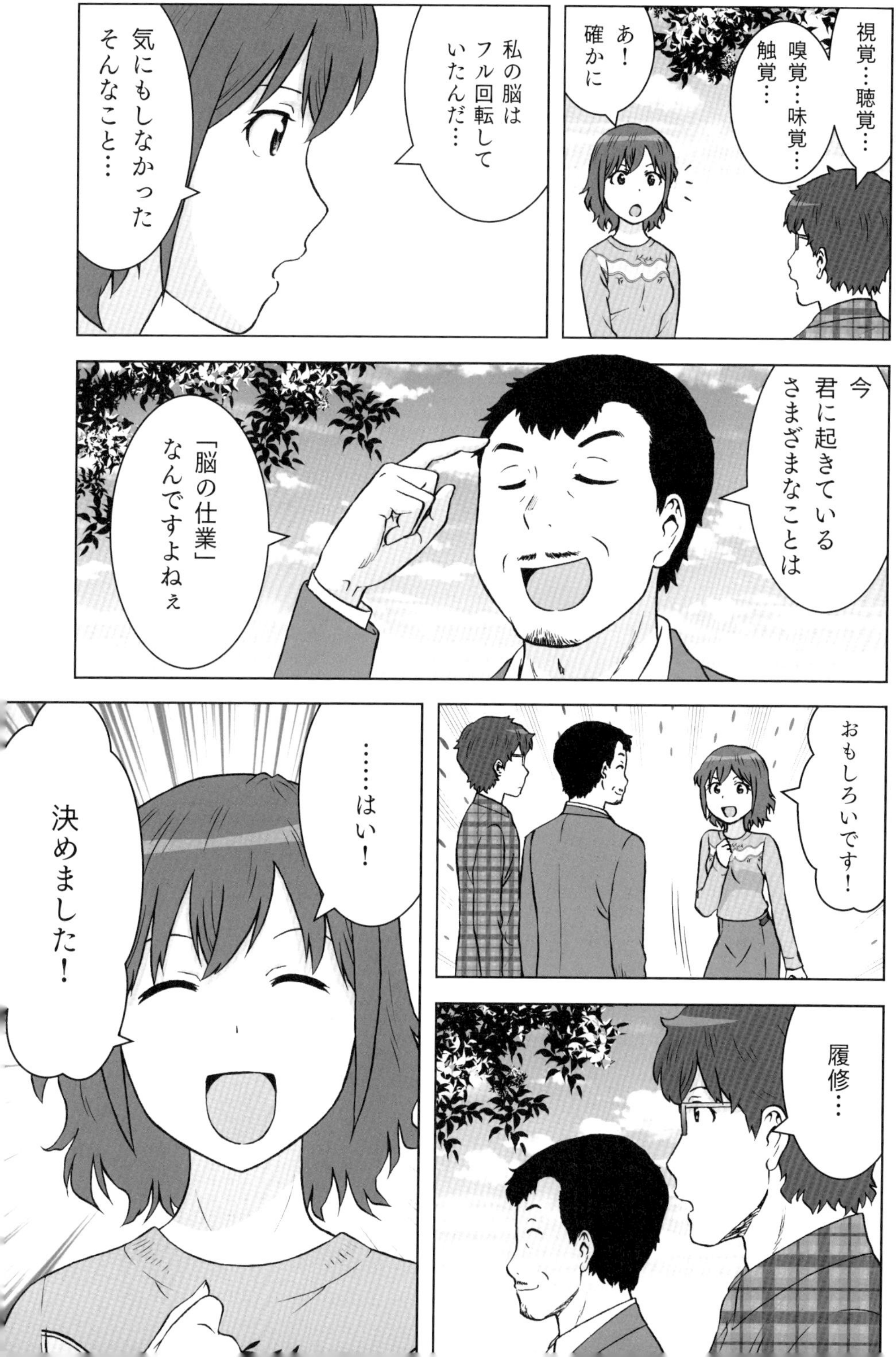
視覚…聴覚…
嗅覚…味覚…
触覚…
あ！確かに
私の脳はフル回転していたんだ…
気にもしなかったそんなこと…
今君に起きているさまざまなことは
「脳の仕業」なんですよねぇ
おもしろいです！
履修…
……はい！
決めました！

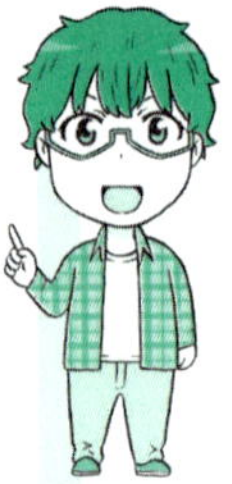

ものが見えるしくみ

視覚野で視覚情報を処理する

目の構造はカメラと同じ

目は、カメラと似た構造をしています。眼球は硬い膜で覆《おお》われた直径約24㎜の球形をしており、球体の入り口にある角膜《かくまく》と水晶体《すいしょうたい》を通してものを見ています。水晶体はカメラのレンズと同じ役割を果たし、厚みを変えることで焦点の調節を行っています。近くを見るときは厚く、遠くを見るときは薄くしてピントを合わせます。このピント調節がうまくいかないと、近視や遠視になってしまうのです。

水晶体を通過した光は、眼球の内面を覆う網膜《もうまく》に届きます。スクリーンとして機能する網膜には3種類の視細胞《しさいぼう》（※1）があり、明るさ（明暗）や色、光に反応した信号を眼球の奥にある視神経《ししんけい》を通して脳に送ります。

視覚情報を統合して“見ている”

たとえば、机の上に置かれたある物体を見て、それが「マグカップ」であると脳が認識するまでを見てみましょう（38ページの図参照）。

まず、机の上にあるマグカップは光の情報です。これが網膜上の視細胞によって感知され、電気信号に変換されます。電気信号は視神経を経て脳の一部である視床《ししょう》に送られ、さらに後頭葉《こうとうよう》まで送られます。後頭葉には一次視覚野《いちじしかくや》があり、受け取った電気信号を色や明るさ、形（輪郭）、動きなどの視覚情報として処理します。脳はこれらの情報を頭頂連《とうちょうれん》合野《ごうや》で統合し、「見ているものが何か」を理解します。網膜上ではバラバラだった情報が、ここまできてようやくまとめられるのです。

※1【視細胞】
網膜に1億個以上も存在する。明暗の情報を受け取る桿体《かんたい》細胞と、色を識別する錐体《すいたい》細胞、概日リズムを調整する第3の視細胞の3種類がある。

目の構造と働き

光は角膜から入り、水晶体を通って網膜に届き、
視神経を通って、大脳に伝えられる。

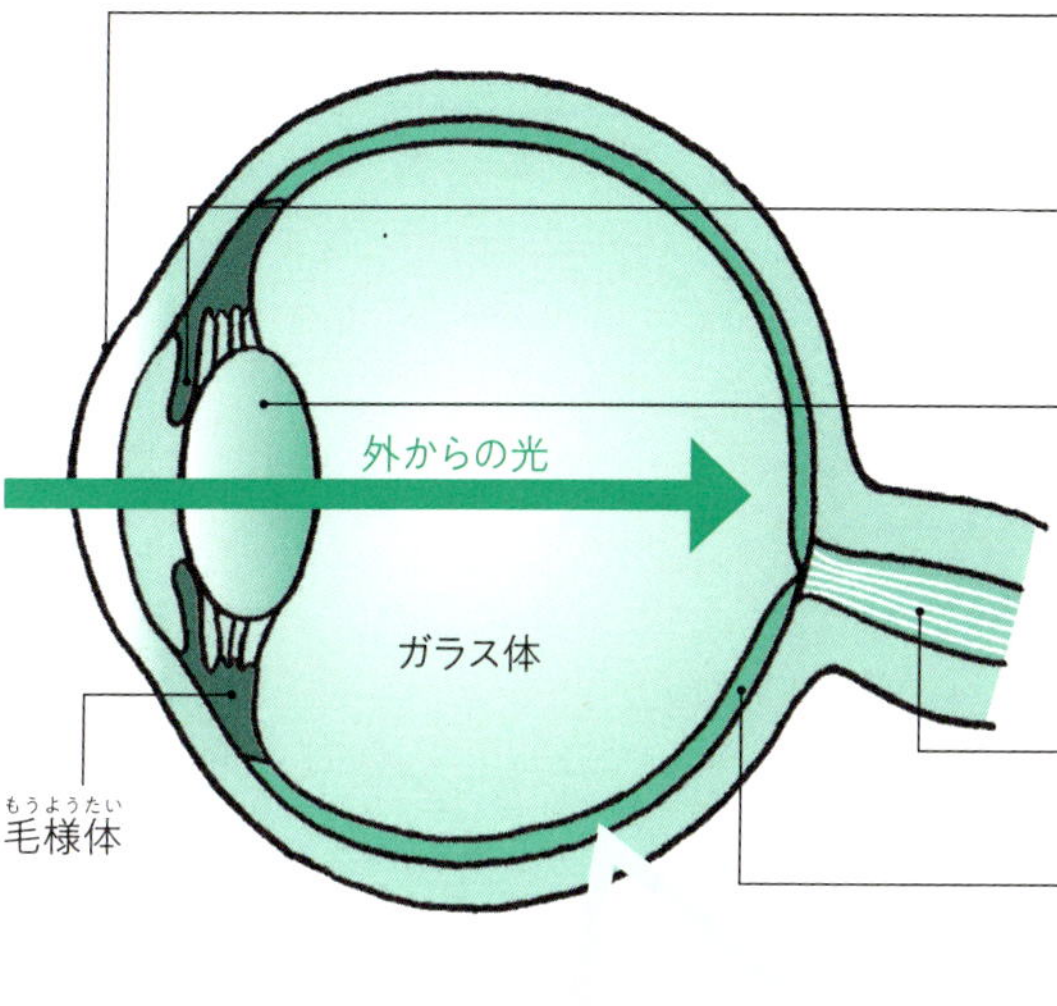
角膜
光の入り口にあたる透明の膜。黒目にあたる。
虹彩《こうさい》
中央にある瞳孔の大きさを変えて、取り込む光の量を調節する。
水晶体
入ってきた光を屈折させて通す。上下にある毛様体によって厚みを変えることで、ピント調節を行う。
外からの光
ガラス体
視神経
毛様体《もうようたい》
網膜
眼球の内側を覆う膜。光や色を感知する視細胞が多数存在する。

網膜にある視細胞

暗がりでは桿体細胞が働きやすく、色を感知する錐体細胞は働きにくい。だから、お化けは白黒が多いのかもね

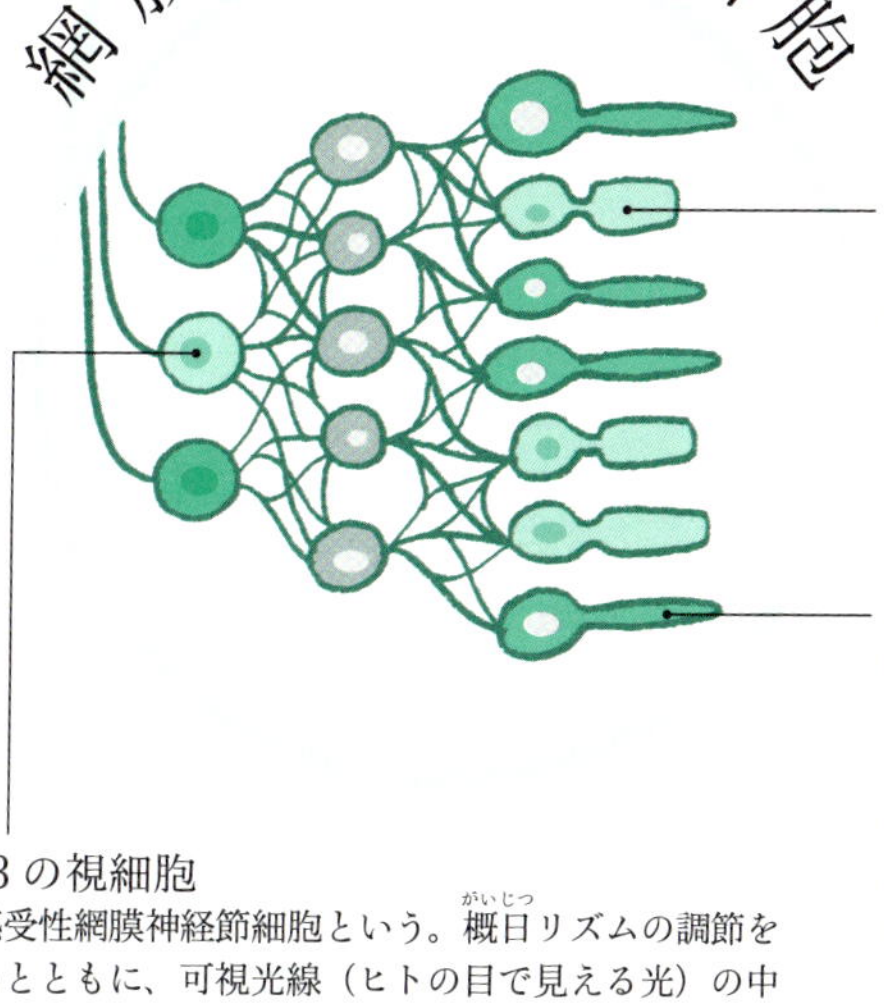
桿体細胞《かんたい》
暗いところで働き、明暗を感知する棒状の視細胞。網膜全面に存在する。
錐体《すいたい》細胞
明るいところで働き、色や形を感知する円錐状の細胞。網膜の中心窩《か》と呼ばれる部位に集中して存在する。
第3の視細胞
光感受性網膜神経節細胞という。概日《がいじつ》リズムの調節をするとともに、可視光線（ヒトの目で見える光）の中では主にブルーライトに反応する。

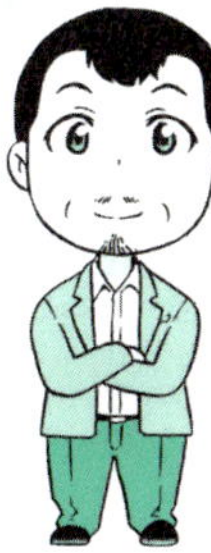

見たものが眼球から脳に伝わるしくみ

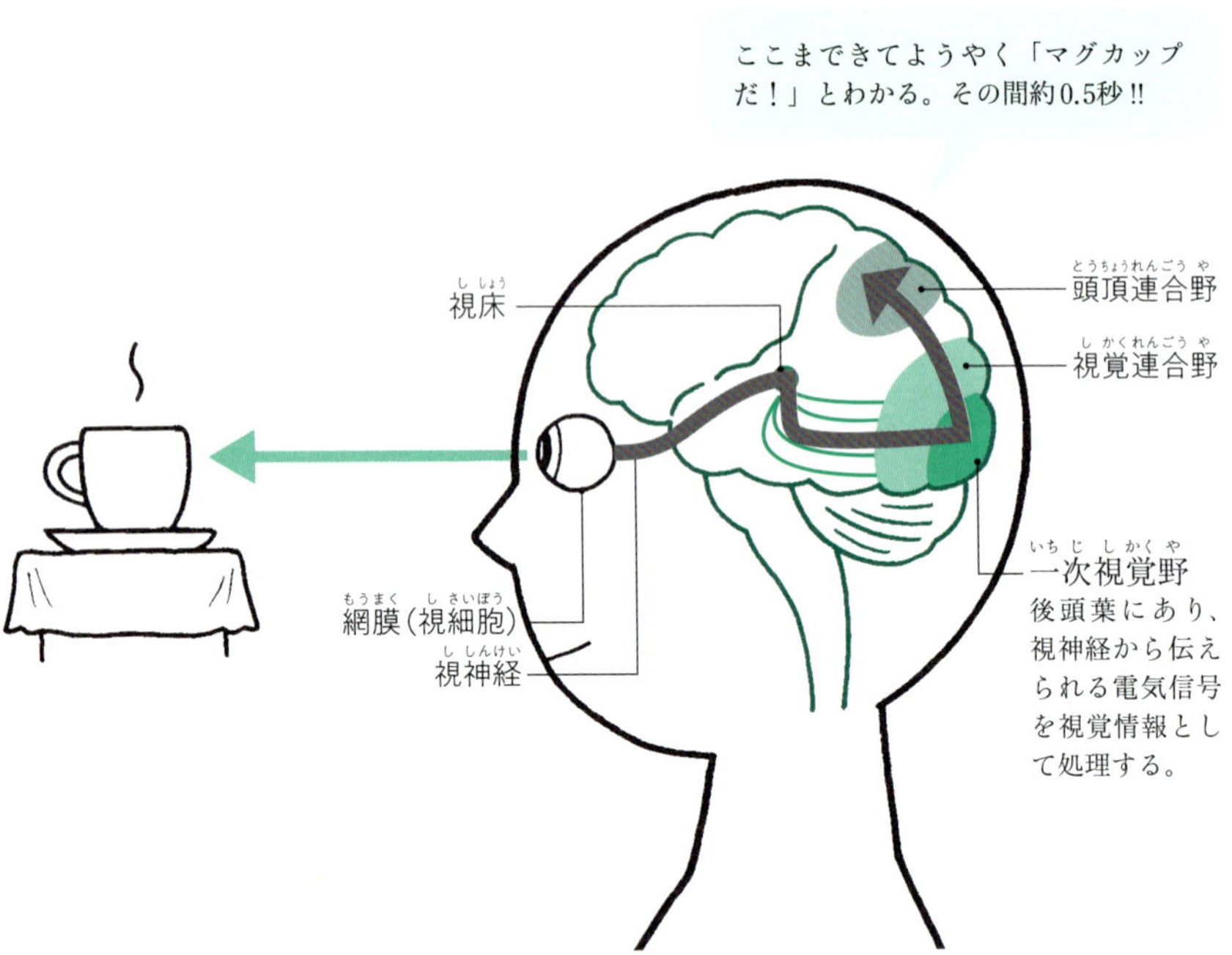
ここまできてようやく「マグカップだ！」とわかる。その間約0.5秒!!
視床《ししょう》
頭頂連合野《とうちょうれんごうや》
視覚連合野《しかくれんごうや》
一次視覚野《いちじしかくや》
後頭葉にあり、視神経から伝えられる電気信号を視覚情報として処理する。
網膜《もうまく》(視細胞《しさいぼう》)
視神経《ししんけい》

見えていないようで認識している

目から入ってくる視覚情報は、本人が意識しているかどうかにかかわらず、情報として脳に送り込まれ続けています。

たとえば、一次視覚野《いちじしかくや》を事故や病気などで損傷したヒトが、感覚的に「見えていない」のにもかかわらず、目の前の物体を無意識に避けることがあります。見えていないようで、実は脳では視覚情報が処理されているのです。このような現象を盲視《もうし》（ブラインドサイト）といいます。上丘《じょうきゅう》経由で情報を処理することによって成立しているのだろうと考えられています（左ページ参照）。

また、視覚連合野では、視細胞から情報を受け取っている細胞は2割ほどにすぎません。もっと上位脳からの情報処理に多くの資源をさいています。

視覚情報が伝わるルート

網膜から入った視覚情報は、視床を経由して後頭葉の
一次視覚野に伝わるルートと、上丘を経由して一次視覚野に入らず
頭頂葉にある頭頂連合野に入るルートがある。

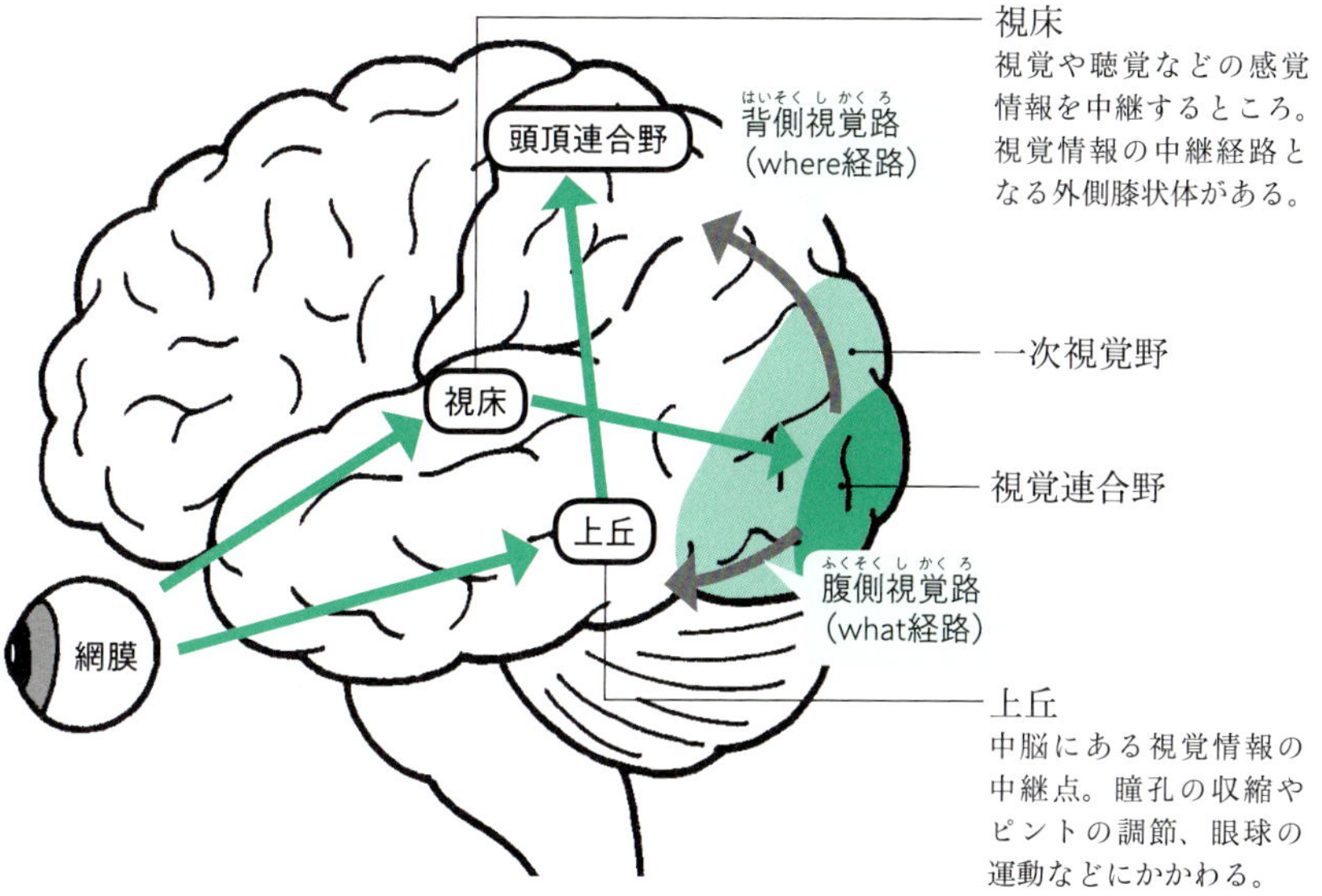
視床
視覚や聴覚などの感覚情報を中継するところ。視覚情報の中継経路となる外側膝状体がある。
頭頂連合野
背側視覚路《はいそくしかくろ》
(where経路)
視床
一次視覚野
視覚連合野
上丘
腹側視覚路《ふくそくしかくろ》
(what経路)
網膜
上丘
中脳にある視覚情報の中継点。瞳孔の収縮やピントの調節、眼球の運動などにかかわる。

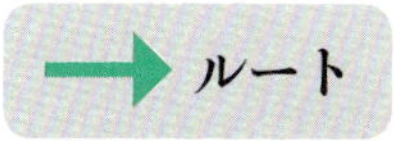
ルート

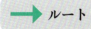

網膜から入ってきた情報が視床にある外側膝状体を経由して、一次視覚野に送られる。また、中脳の上丘に入り、その後、一次視覚野を経由せず、頭頂葉にある頭頂連合野に伝わるルートもある。

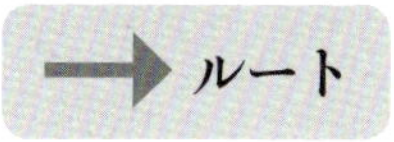
ルート

視覚連合野からの経路は、背側視覚路と腹側視覚路のふたつに分けられる。

背側視覚路（where 経路）：対象の位置や動きを把握することにかかわる。空間的な情報を主に処理する。頭頂葉に向かうルート。

腹側視覚路（what 経路）：対象の形状や存在を認識することにかかわる。意識にのぼる映像として認知。側頭葉に向かうルート。

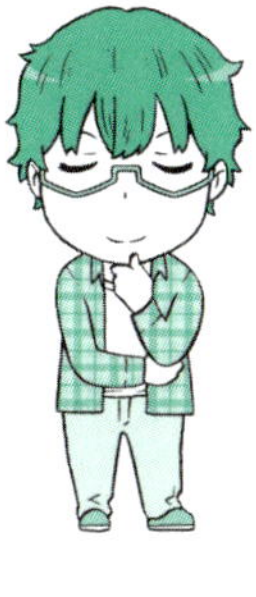

ヒトは目から得た情報のうち what 経路で形などを認知し、where 経路で位置情報などを得たうえで、つかんだり、触れたりといった行動にうつしているんだ

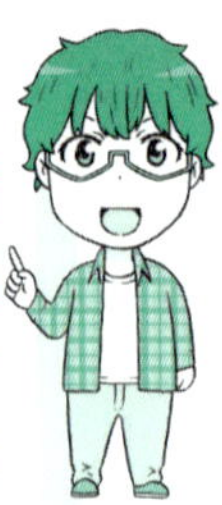

錯視が起こるしくみ

見ているものが真実とは限らない

網膜には何も映らない領域がある

網膜《もうまく》には、視細胞《しさいぼう》からの情報を脳へ送る神経線維の束が集まっている箇所があります。そこには視細胞が存在しないため、光が当たってもキャッチできず、光情報の処理ができません。この見えない領域を盲点《もうてん》（※1）といいます。

盲点があると視界が欠けたり、黒い穴があいたりしてしまいそうですが、実際は何の影響を感じることもなく見えています。これは、盲点のある領域が左右で違うため、両目で見ているときには、反対の目からの入力によって補われているからということで説明できます。しかし、たとえ左目を閉じて右目だけで見たとしても、盲点など気にせず見ることができます。

いったい、脳ではどのようなことが起こっているのでしょうか。実は脳は、無意識的に都合のいいように情報を補足するなどして処理し、盲点を埋めて見ているのです。

見えていないものを補って見ている

脳はいつでも周囲の情報を的確に処理し、理解しようとしています。その情報が曖昧《あいまい》なときなどには、過去の経験から状況を推測し、勝手に補ったり、修正したりしているのです。

たいていの場合、この補正は問題なく働いていますが、ときとしてその補正によってだまされてしまうこともあります。錯視《さくし》と呼ばれる現象もそのひとつです。錯視が生じるのは、無意識に使っている脳のルール（※2）によることも多いのです。

※1【盲点】
マリオット盲点ともいう。網膜の中で視神経が集中している部分で、光を感じることができないため、何も映らない。

※2【脳のルール】
「小さいものは遠くにあり、大きいものは近くにある」「上が明るく、下が暗ければ、見ている者にとって手前側にふくらんでいる」など、脳は経験的なルールを使って情報処理し、〝見て〟いる。

左目と右目の盲点の位置

網膜には、盲点という視細胞が存在しない領域があるが、
実際に見ている世界への影響はない。そのしくみを見てみよう。

両目で見ているとき

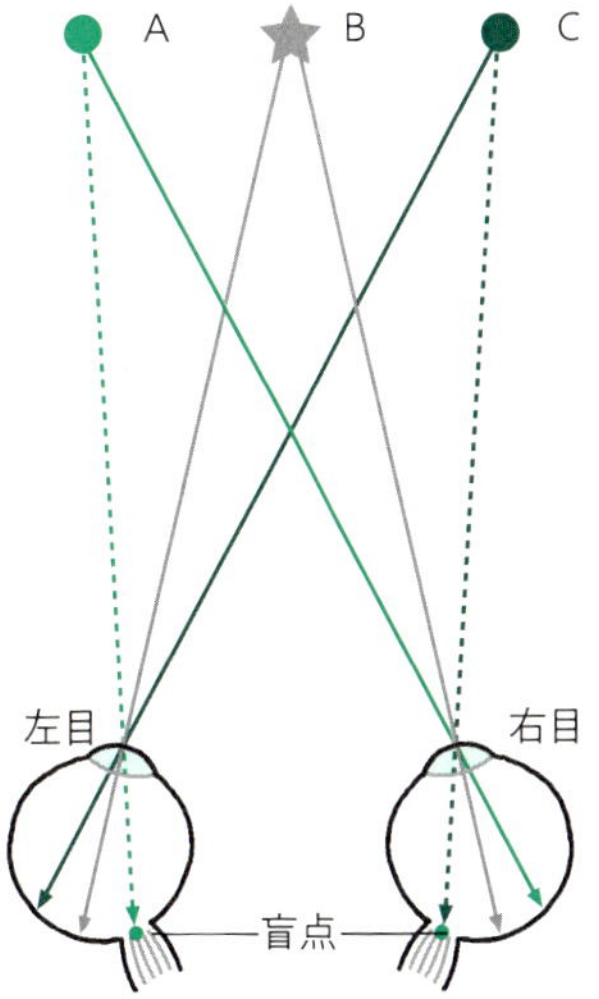

中央のBを見ているとき、右目ではCが盲点に入り、左目ではAが盲点に入り、それぞれ見えていない。しかし、どちらも反対の目では見ることができるので、両目で見ている限り、盲点はないといえる。

片目で見ているとき

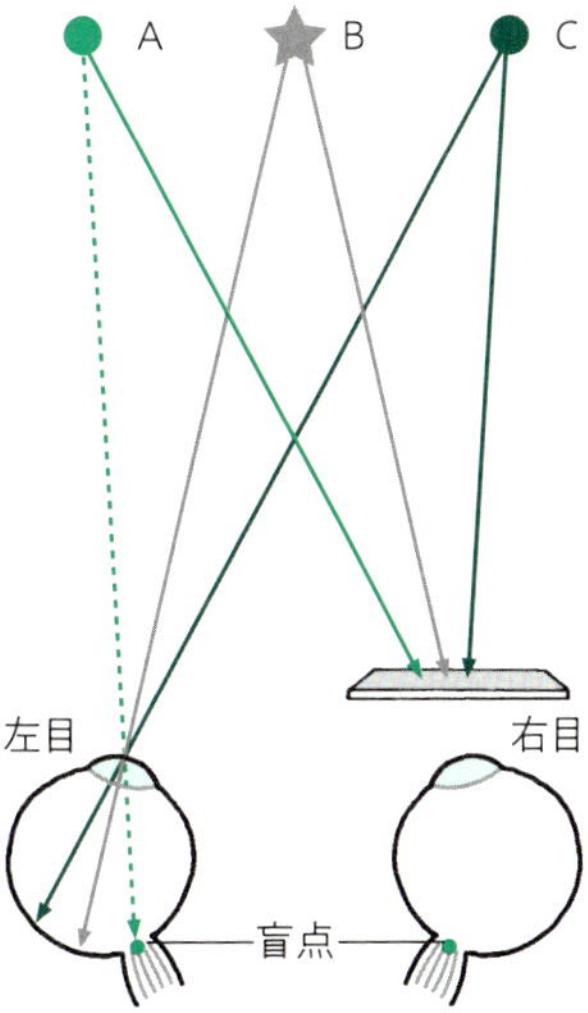

右目を隠して、左目のみで中央のBを見ているとき、左目ではAが盲点に入る。右目をふさいでいるので、右目の視野で補うことができず、Aは見えなくなるはず。しかし、実際には見えなくなるということは起こらない。

網膜にある
盲点の位置

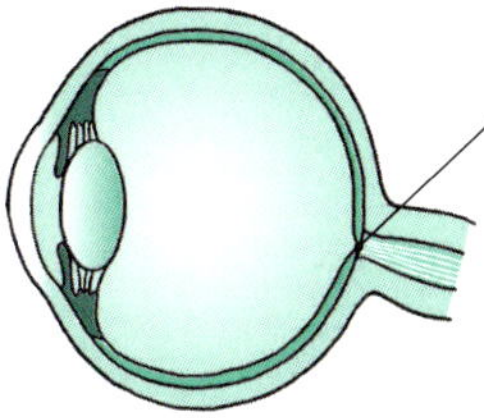

盲点
視覚情報を脳へ送る橋渡しとなる部分。神経線維の束が集中している場所（視神経乳頭）を指す。ここには視細胞がないため、光を受け取ることができない。

盲点がわかるテスト

❶ 30cmほど離れたところから、左目をかくし、右目のみで、左の○を見る。
❷ ○を注視したまま顔を近づけていくと、ある一定の距離で右側の●が消える！
▶**そこが、あなたの盲点**

どう見える？ 代表的な錯視の例

「縦線と横線が同じ長さでも、
縦線のほうが長く見える錯視（フィック錯視）」や
「明るさが違って見える錯視」など、さまざまなパターンがある。

シェパードのテーブル

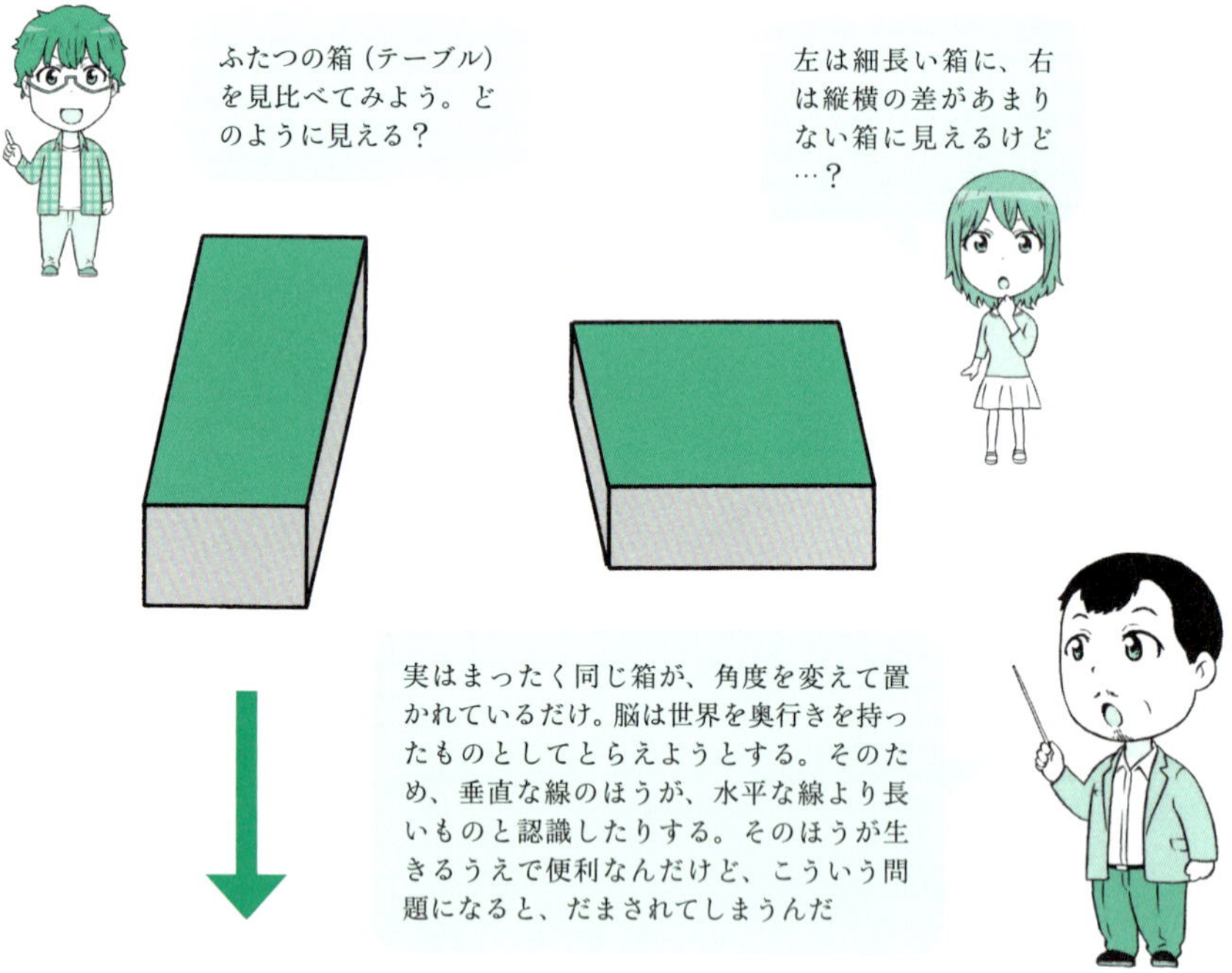
ふたつの箱（テーブル）を見比べてみよう。どのように見える？
左は細長い箱に、右は縦横の差があまりない箱に見えるけど…？
実はまったく同じ箱が、角度を変えて置かれているだけ。脳は世界を奥行きを持ったものとしてとらえようとする。そのため、垂直な線のほうが、水平な線より長いものと認識したりする。そのほうが生きるうえで便利なんだけど、こういう問題になると、だまされてしまうんだ

右の箱の向きを変えると、縦と横の長さがまったく同じだとわかる！

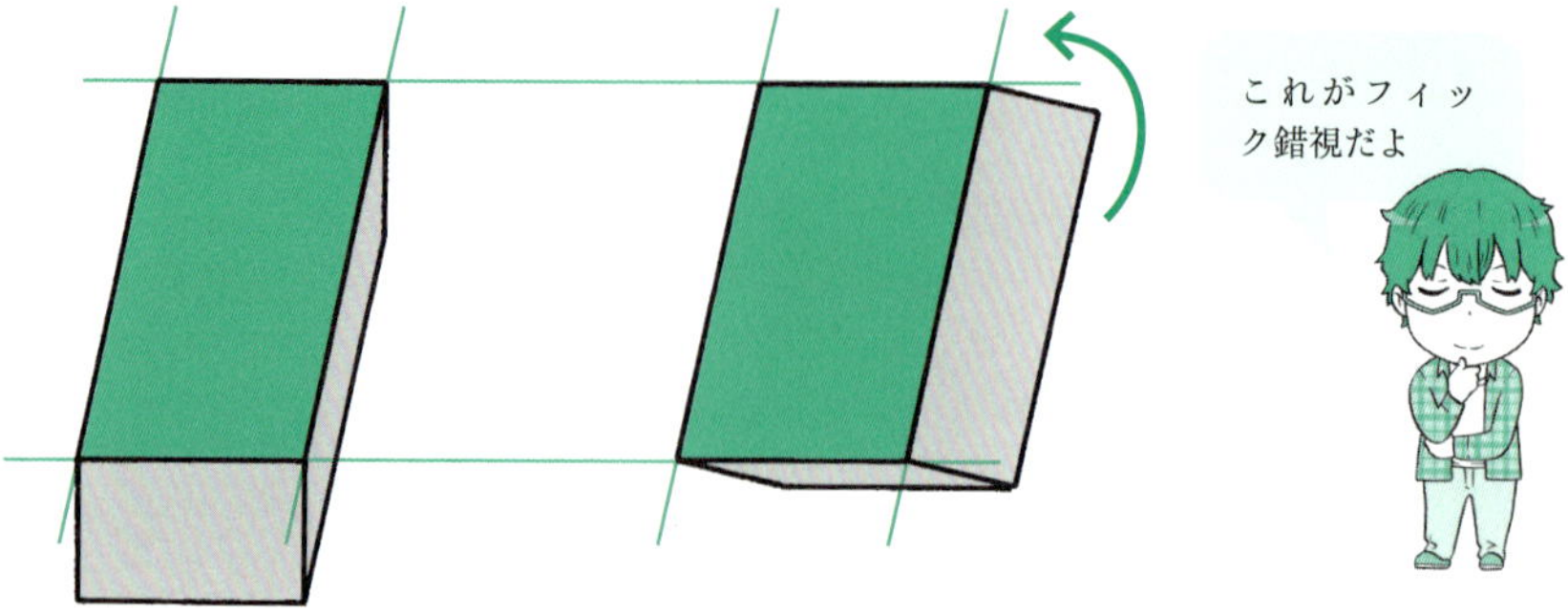
これがフィック錯視だよ

＊ Shepard, R. N. 1981

チェッカー盤イリュージョン

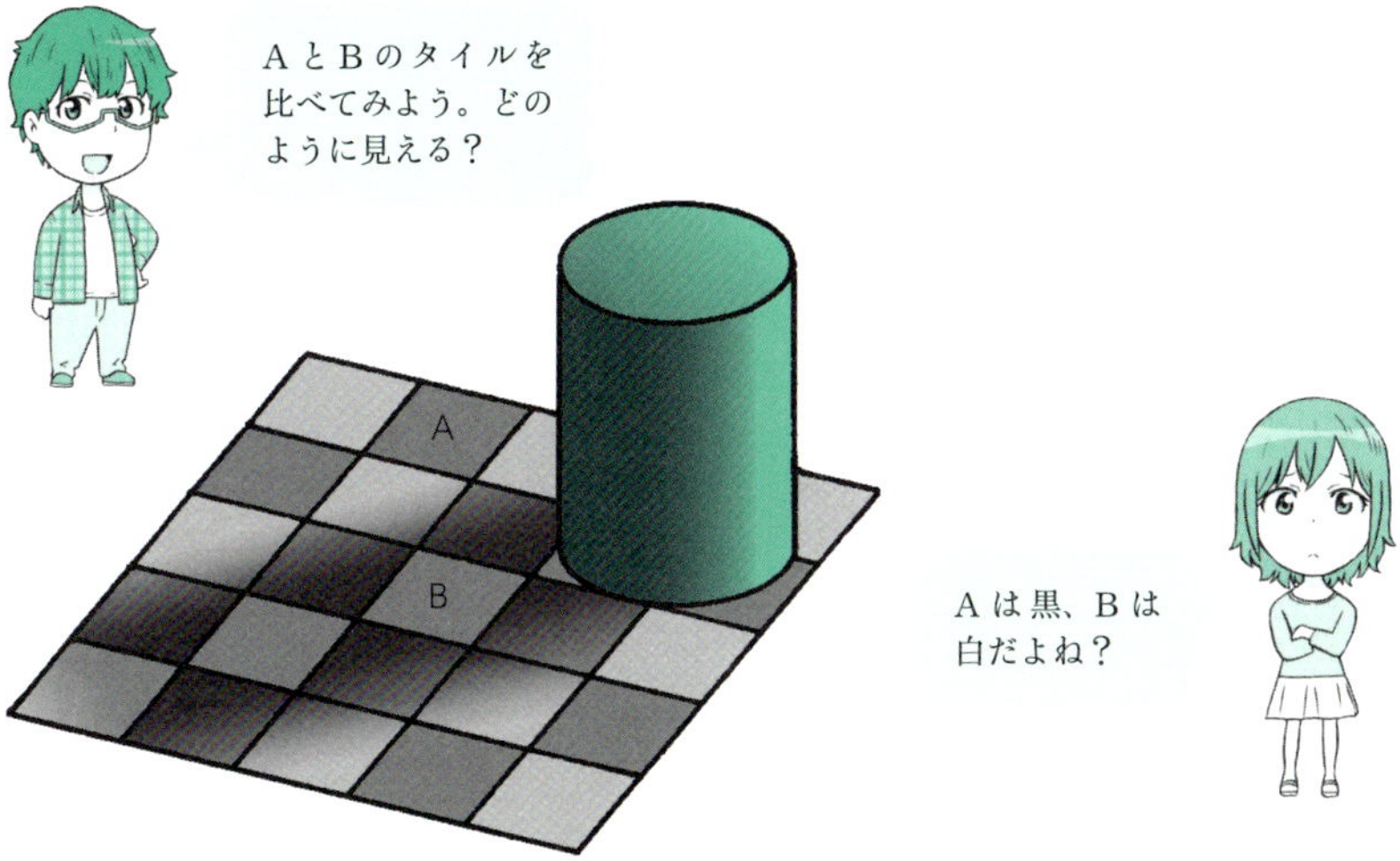
AとBのタイルを
比べてみよう。どの
ように見える？
A
B
Aは黒、Bは
白だよね？

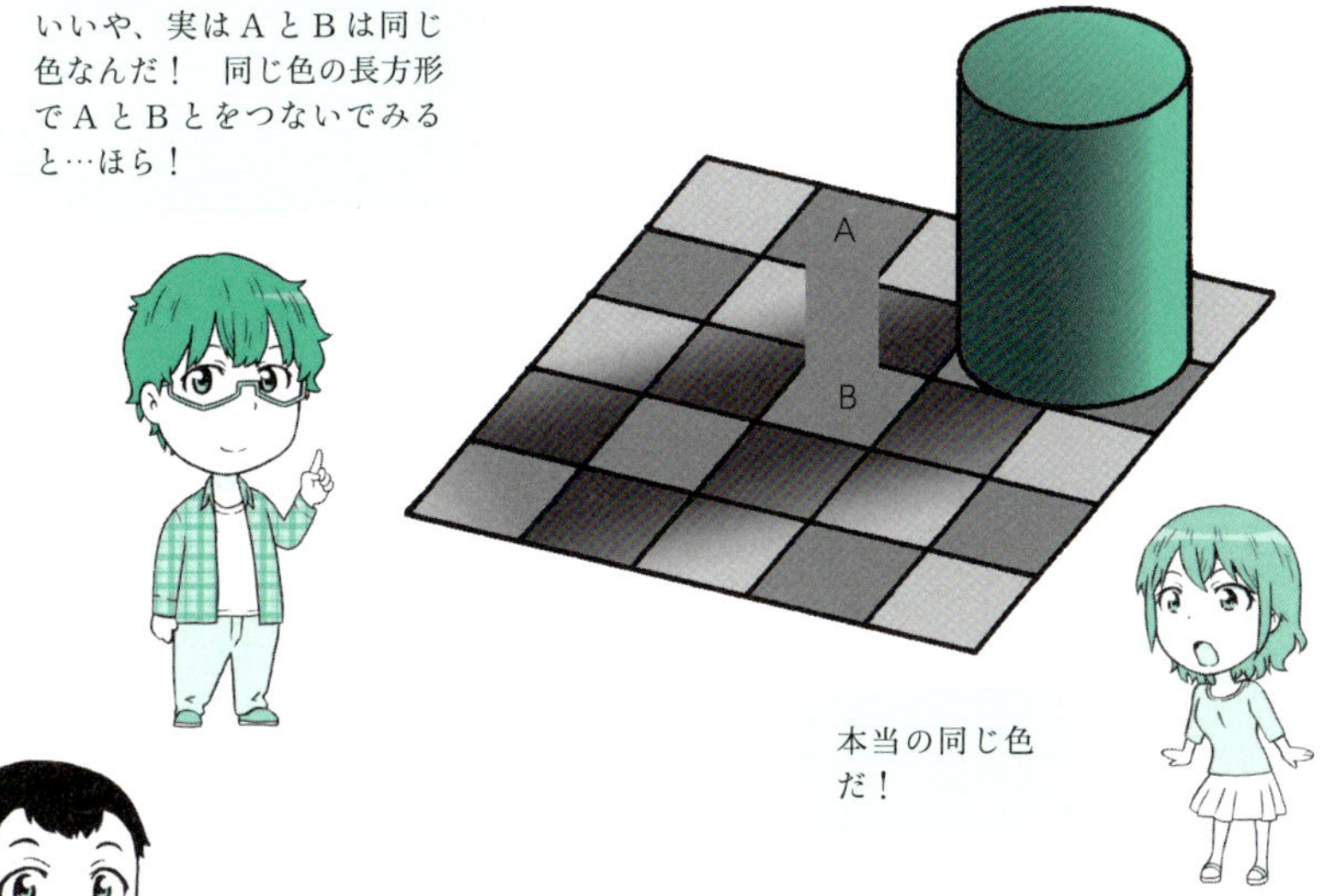
いいや、実はAとBは同じ
色なんだ！　同じ色の長方形
でAとBとをつないでみる
と…ほら！
A
B
本当の同じ色
だ！

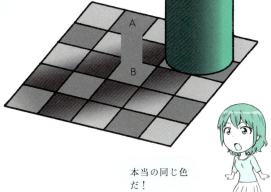

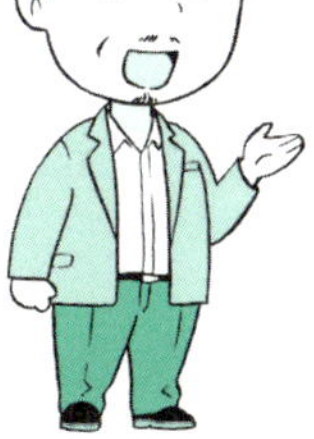

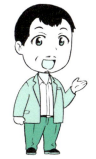

格子模様の図を見ると、脳は黒と白が規則的に並んでいるものととらえる。そのため、Aは白に囲まれているから黒、Bは黒に囲まれているから白と認識する。このとき、Bが円柱の影にあることで、実際のBはもっと明るいはずと脳が思ってしまう。となりとの比較でものを見ること、影の部分は暗くなっているといったルールは、世界を認識するうえで役立つが、こんな問題では混乱してしまうわけさ

＊ Edward H. Adelson 1995

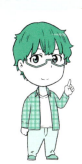

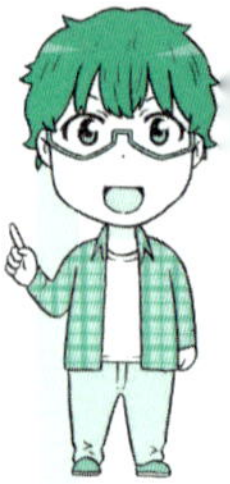

音が聞こえるしくみ
聴覚野で聴覚情報を処理する

音は空気の振動として伝わる

音は空気の振動として伝わり、外耳道《がいじどう》から入って、その先にある鼓膜《こまく》（※1）を振動させます。鼓膜の奥には耳小骨《じしょうこつ》という3つの小さな骨（アブミ骨、キヌタ骨、ツチ骨）が並び、それらによって振動が増幅され、内耳にある蝸牛《かぎゅう》に伝わります。蝸牛の中はリンパ液で満たされていて、その液体が振動することで、音の受容器であるコルチ器が刺激されます。このコルチ器で音の情報は電気信号に変換され、聴神経《ちょうしんけい》（蝸牛神経）を通じて大脳に伝えられます。

信号に変換された聴覚情報は、橋《きょう》の下部にある蝸牛神経核（※2）に集められ、視床を経由して側頭葉《そくとうよう》の一次聴覚野《いちじちょうかくや》（※3）（ヘッシェル回）に送られ、意味のある音として認識されるのです。

脳は必要な音だけを聞いている

一次聴覚野では、音を周波数（高さ）、音圧（大きさ）、波形（音色）などに分けて処理しています。ある研究によると、プロの音楽家の脳はこの部分がとくに発達しているそうです（＊）。

また、ヒトはすべての音を漏《も》らさずに聞き取っているわけではありません。たとえば、パーティー会場のようなにぎやかな場所では、話している相手の声以外はおおむね無視できるような志向性《しこうせい》を持っています。逆に、会話の途中で一部の音が聞こえなくても、話していることがわかったりもします。

こうしたことが可能なのは、脳が受け取った情報をただ処理しているのではなく、脳のルールを使って〝適当に〟加工し、処理しているためです。

※1【鼓膜】 空気を感知する厚さ0・1㎜ほどの膜。音（音波）によって振動する。

※2【蝸牛神経核】 橋の下端、延髄との境界部にある。左右の耳から送られる聴覚情報を、背側と腹側のふたつの神経核で受け取る。

※3【一次聴覚野】 視床の内側膝状体から届いた聴覚情報を処理する領域。側頭葉にある。

＊音楽訓練で聴覚野の働きがよくなるという報告。 ：Schneider et al Nat Neurosci 2002

音が聞こえるしくみ

音は外耳道を通り、鼓膜を振動させ、
耳小骨を震わせて蝸牛に届けられる。
蝸牛から、聴神経を通じて側頭葉の一次聴覚野に信号が送られる。

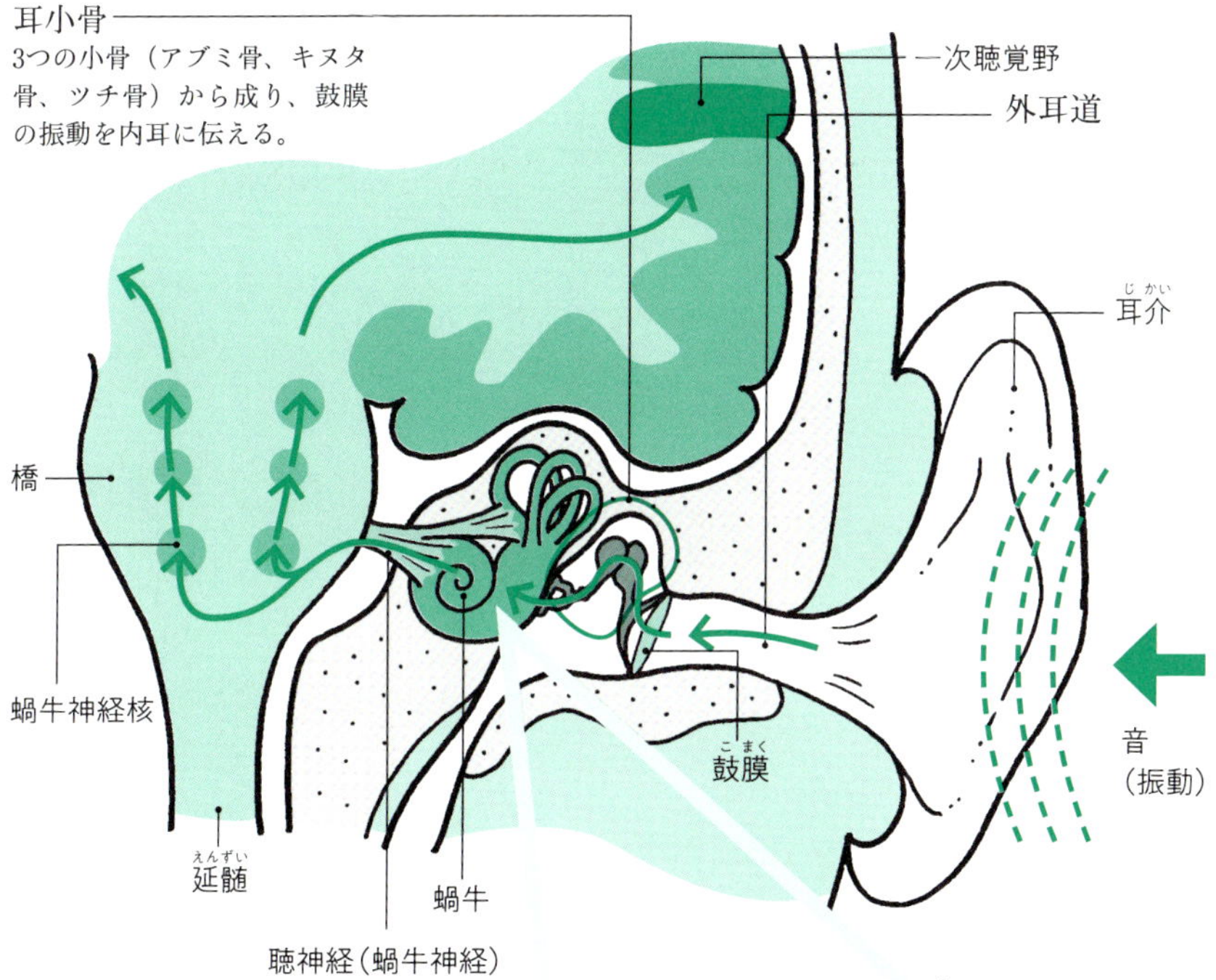

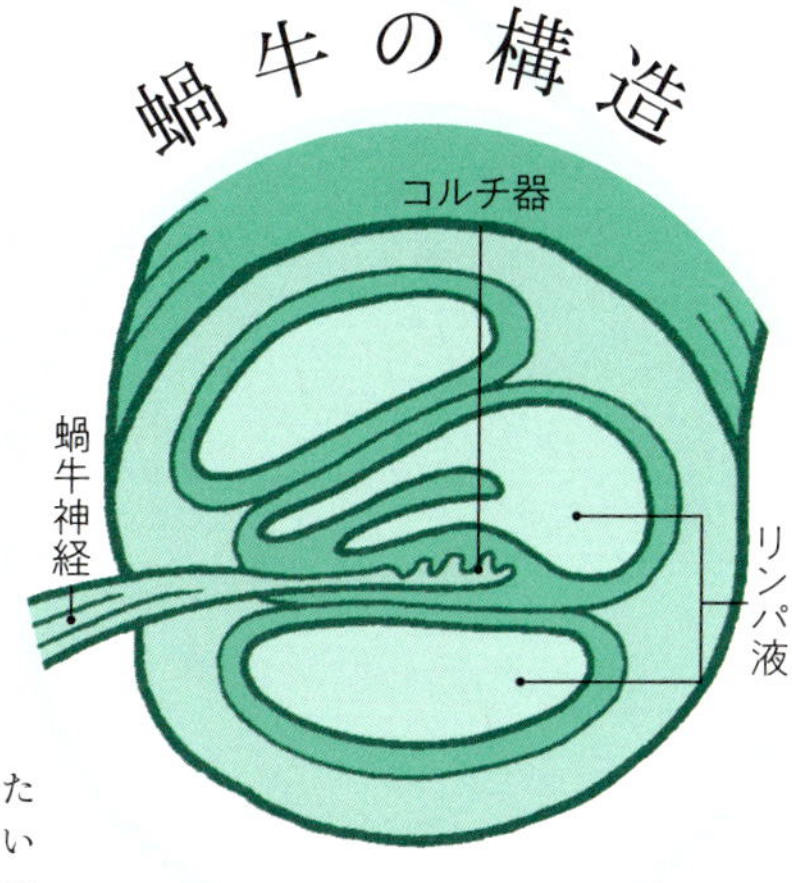

カタツムリに似た形をした管。リンパ液で満たされている。中に音の受容器であるコルチ器がある。

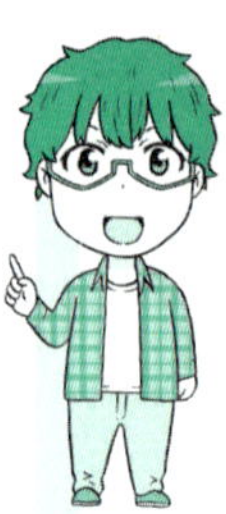

骨伝導で聞こえるしくみ

骨の振動が伝わって聞こえる

骨そのものを震わせて伝える

音は空気の振動によって鼓膜《こまく》が震え、それが蝸《か》牛《ぎゅう》に伝わることで感知されます。ところが、耳をふさいで鼓膜に振動が届けられない状態でも、自分が発した声は聞こえます。このとき、鼓膜の代わりとなって、振動を伝えているのが骨です。

空気ではなく、骨そのものを震わせることで、その振動を蝸牛に届けているのです。このような骨の振動によって音を聞く方法を骨伝導《こつでんどう》といいます。

骨伝導は、空気の振動によって伝わる聞こえ方（空気伝導）よりも、小さく、くぐもったように聞こえます。一方、騒音の中でも目的の音のみを聞き取ることができる、長時間聞いていても疲れにくいなどのメリットがあるともいわれています。

ベートーベンも、イルカも骨伝導

かの有名な音楽家ベートーベン（※1）は、晩年、重度の聴覚障害を患《わずら》い、ほとんど耳が聞こえなくなっていたといわれています。難聴《なんちょう》になってからは、口でくわえたタクトをピアノに押し付けることで、ピアノの振動を歯、頭蓋骨《ずがいこつ》を通して感受し、音を聞いていたと伝えられています。

また、水中で生活をするイルカやクジラは水や水圧の影響を受けないよう、耳が身体の内部にあるため、外からの音を受け取る機能を持ち合わせていません。しかし、アゴ付近にある骨で水の振動をキャッチし、それを内部にある耳に届けることで音を聞いていると考えられています。彼らもまた、骨伝導の利用者といえそうです。

※1【ベートーベン】
ルードヴィヒ・ヴァン・ベートーベン（1770－1827）はドイツの作曲家。ハイドン、モーツァルトと並ぶ、ウィーン古典派のひとり。代表作に交響曲『英雄』『運命』、ピアノ協奏曲5、ピアノソナタ32などがある。

音が聞こえるしくみ

骨伝導は、骨そのものを震わせて起こした
振動を蝸牛に届けている。

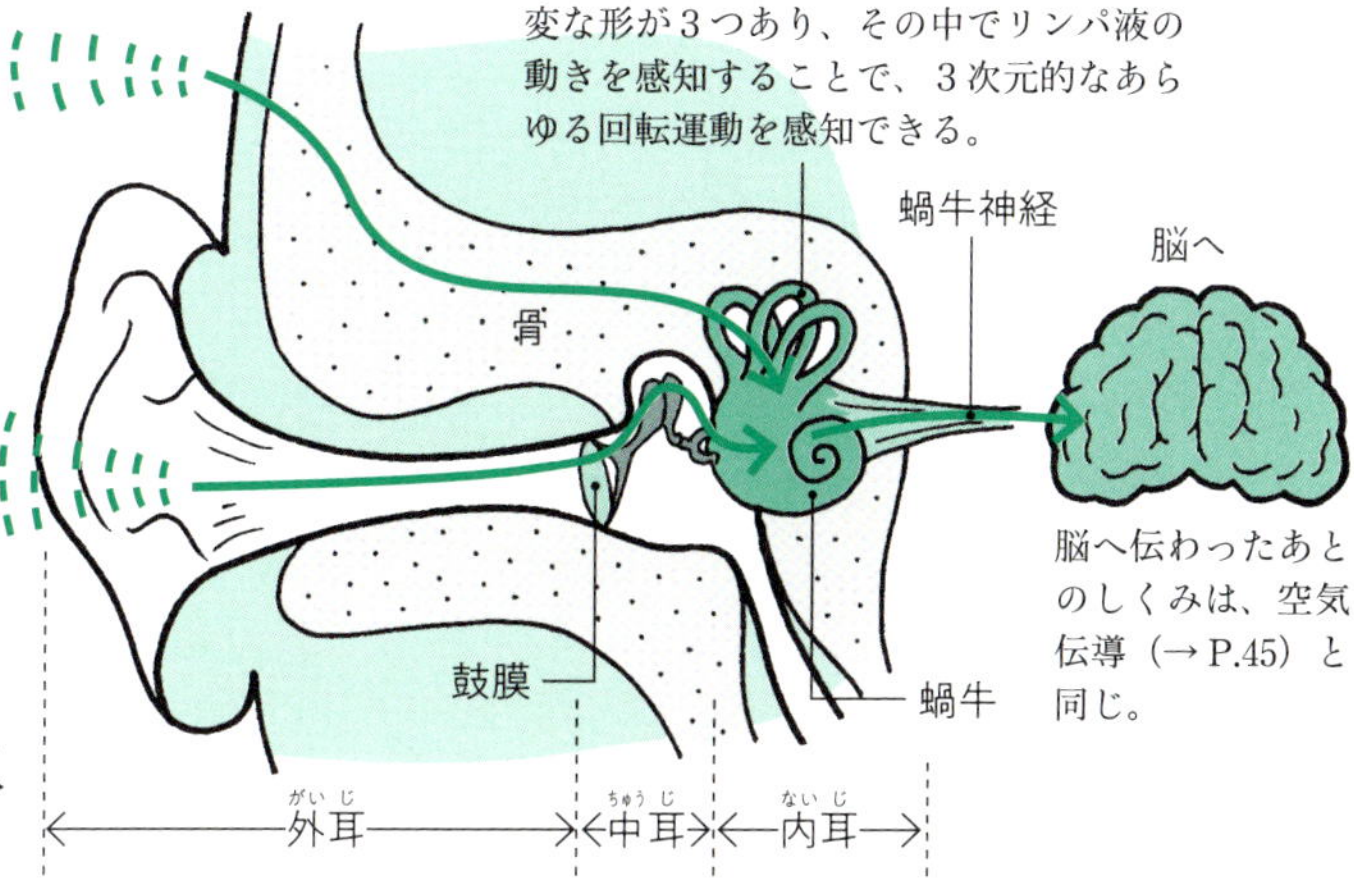
三半規管
変な形が3つあり、その中でリンパ液の動きを感知することで、3次元的なあらゆる回転運動を感知できる。
骨伝導
蝸牛神経
脳へ
骨
空気伝導
脳へ伝わったあとのしくみは、空気伝導（→ P.45）と同じ。
鼓膜
蝸牛
耳は外耳、中耳、内耳の3つの部分に分けられる。
外耳《がいじ》
中耳《ちゅうじ》
内耳《ないじ》

自分の声の伝わり方

自分の声

空気伝導
＋骨伝導 ▶

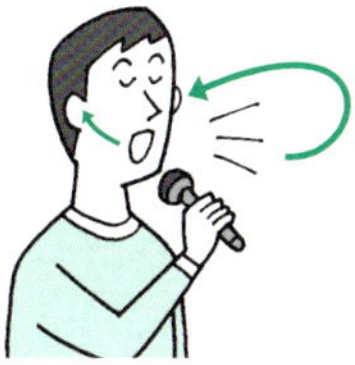

自分に聞こえる自分の声は、空気伝導と骨伝導が合わさった音。骨伝導で鼓膜に届く音のほうが、はるかに大きいんだ！

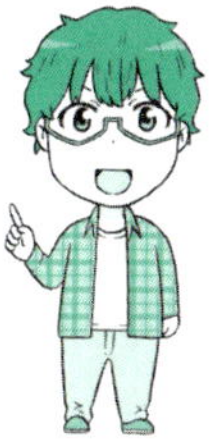

空気伝導のみ ▶

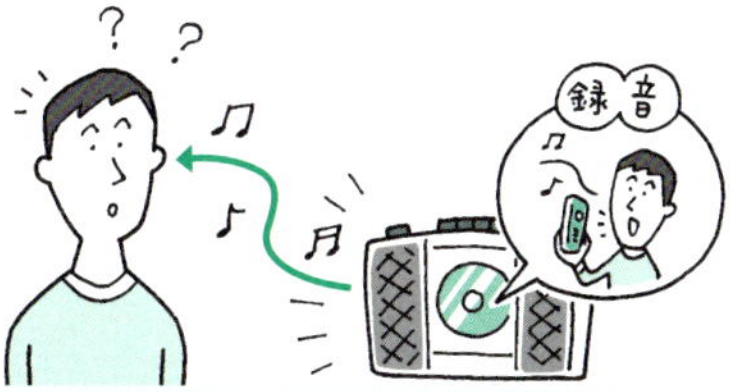
？ ？
録 音

録音した
自分の声

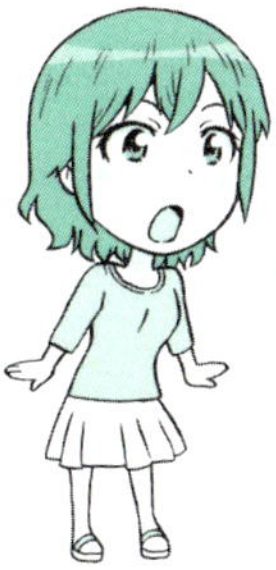

録音した声は空気伝導による音のみを聞いていることになるから、いつも聞こえている自分の声とは違って聞こえるのか〜

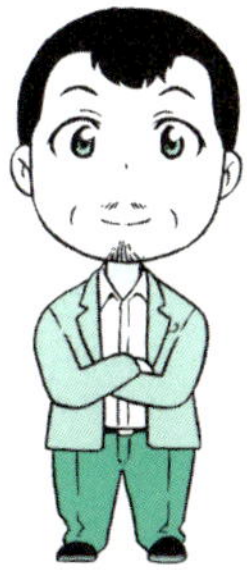

ちなみに、骨伝導を通して聞く音は、低音域〜中音域が中心。この音域は音程のずれがわかりにくい。だから、耳をふさいで歌うと、自分の歌がうまく感じるみたいだ

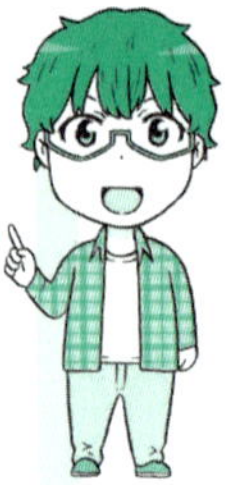

においを感じるしくみ 嗅球と嗅覚野でにおいを感知する

においのもとは分子！

においのあるものは、においのもととなる化学物質を放出しています。これをにおい分子といいます。嗅覚は、化学物質に対する感覚のひとつです。におい分子（化学物質）は何十万種にもおよび、多種多様です。

においは、鼻腔《びくう》の上部にある嗅上《きゅうじょう》皮《ひ》で感知します。ここには嗅細胞《きゅうさいぼう》が集中しており、嗅細胞の嗅覚《きゅうかく》受容体《じゅようたい》（※1）とにおい分子が結合し、においとして感知するのです。感知されたにおいは電気信号に変換され、脳に送られ、においの識別が行われます。

ヒトの嗅細胞はおよそ４０００万～５０００万個あり、数千種類のにおいをかぎ分けることができると考えられています。

におい情報は扁桃体に送られる

におい分子の情報は嗅細胞の神経線維を介《かい》して、大脳の底部にある嗅球《きゅうきゅう》に伝わり、処理されます。嗅球では、それぞれの糸球体《しきゅうたい》（※2）が1種類の嗅覚受容体に対応しています。

その情報が嗅球から、高次の嗅覚中枢である一次嗅覚野《きゅうかくや》（※3）へ伝えられると、そこで情報が整理されます。このとき、におい情報は「好き・嫌い」などの情動にかかわる扁桃体《へんとうたい》にも送られます。

たとえば、魚の場合、主たる情報は水中の化学物質なので、におい情報は生死に直結する情報です。そのため、におい情報が扁桃体に送られると、危険等に素早く反応できるよう、ただちに識別され、ほぼ直線的に行動と結び付けられています。

※1【嗅覚受容体】 鼻の奥の嗅細胞にあるにおい分子、フェロモン分子を認識する受容体。ヒトでは約４００種類、マウスでは約１３００種類、ゼブラフィッシュでは約３００種類の嗅覚受容体が存在しているといわれる。

※2【糸球体】 嗅球で、同じ嗅覚受容体を持つ嗅細胞の軸索が最初に集まるところ。ひとつの糸球体は1種類の嗅覚受容体にのみ対応する。

※3【一次嗅覚野】 嗅覚情報を受け取り、情報を整理する嗅覚中枢。大脳皮質にある。

においが脳に伝わるしくみ

鼻腔から入ってきたにおい分子が、
嗅上皮にある嗅細胞でキャッチされ、電気信号に変換される。
においの情報は情報処理を行う嗅球を経由し、大脳の嗅覚野に送られる。

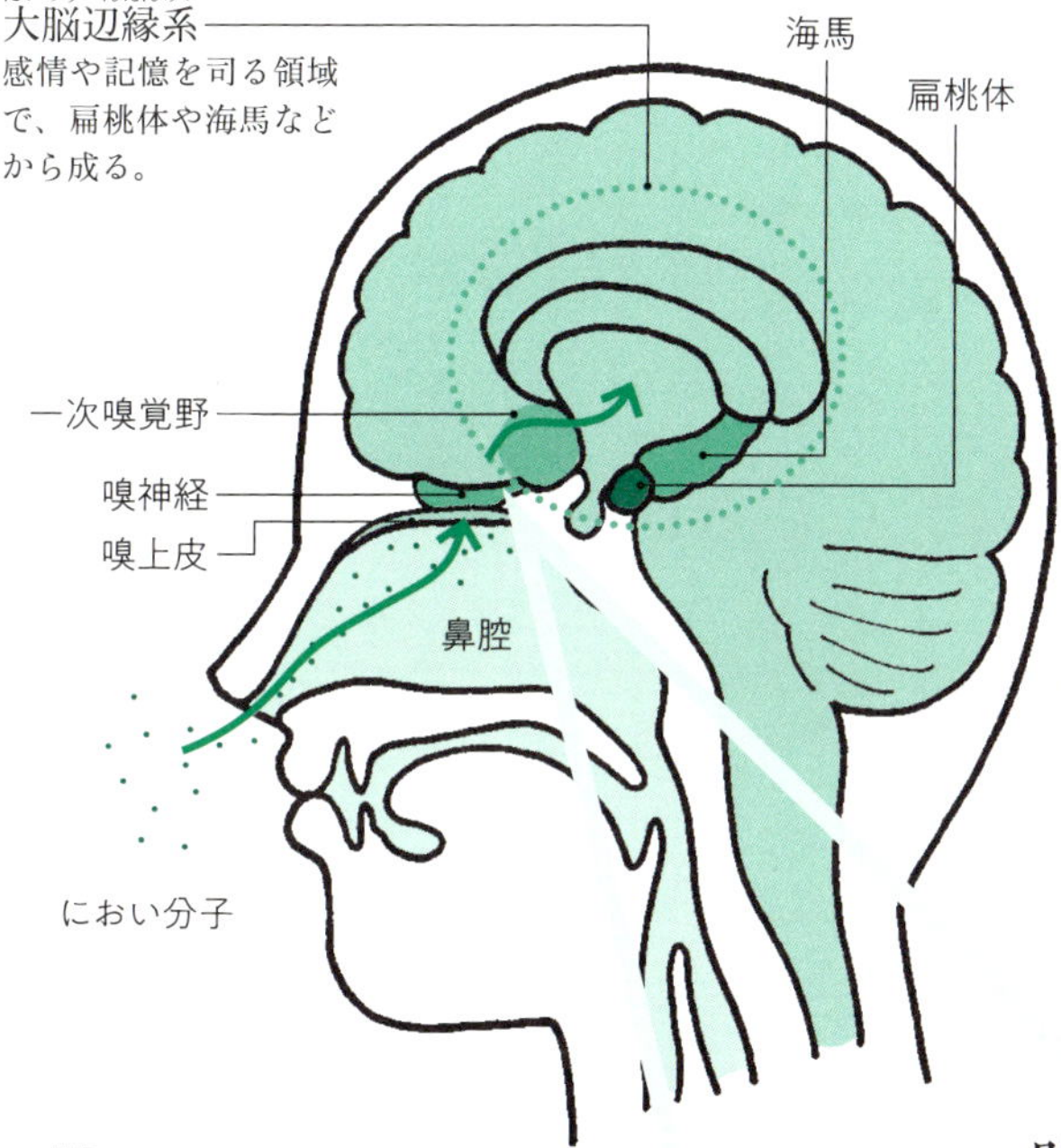
大脳辺縁系《だいのうへんえんけい》
感情や記憶を司る領域で、扁桃体や海馬などから成る。
海馬
扁桃体
一次嗅覚野
嗅神経
嗅上皮
鼻腔
におい分子

嗅覚からの情報は大脳辺縁系に直接伝えられるため、記憶や感情との結び付きがとくに強いんだ

ふと漂ってきたカレーのにおいに懐かしさを感じるのは、昔の記憶や気分とともに、においが脳に刻まれているからなんだ！

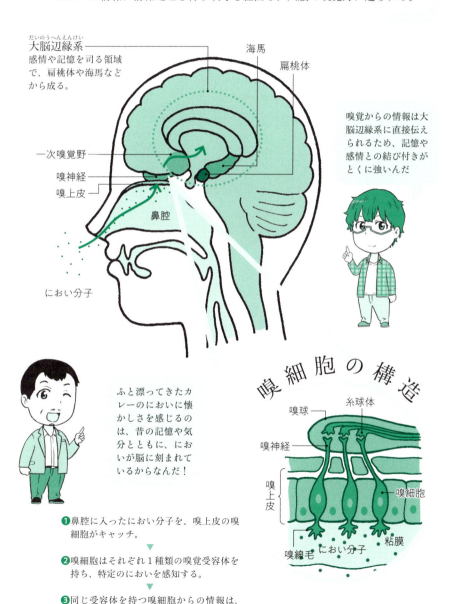

嗅細胞の構造

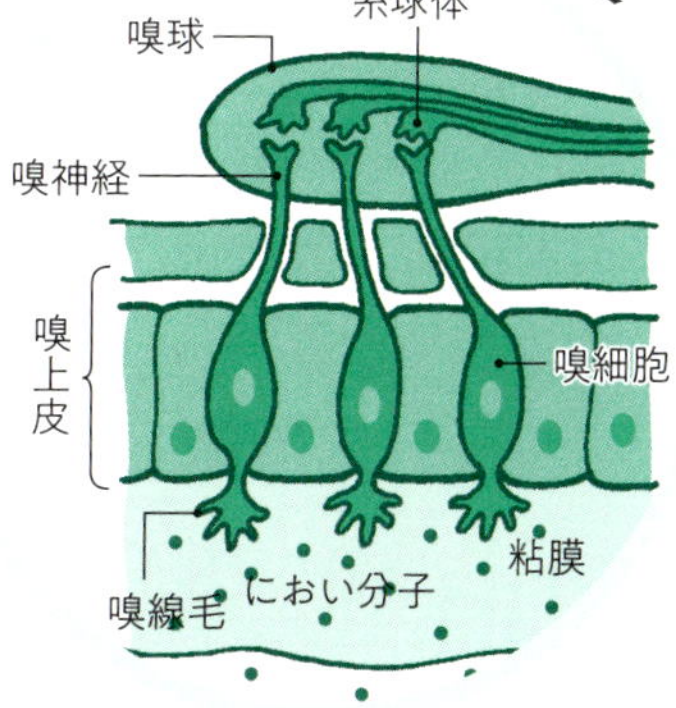
糸球体
嗅球
嗅神経
嗅上皮
嗅細胞
粘膜
嗅線毛
におい分子

❶鼻腔に入ったにおい分子を、嗅上皮の嗅細胞がキャッチ。

▼

❷嗅細胞はそれぞれ1種類の嗅覚受容体を持ち、特定のにおいを感知する。

▼

❸同じ受容体を持つ嗅細胞からの情報は、嗅神経を通り、嗅球に送られる。

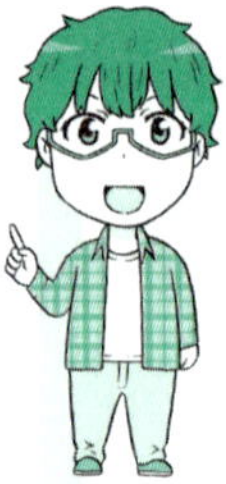

においでわかること
異性も、がんもにおいで嗅ぎ分ける

嗅覚はフェロモンも感知する

嗅覚は、多くの生物で重要な役割を果たしています。嗅球《きゅうきゅう》から伝わった情報は、それが何であるかを認知させるとともに、「快・不快」といった情動や過去の記憶を呼び起こし、生きるために必要な行動や生理的変化をもたらします。危険なにおいを察知して逃げること、フェロモン（※1）のにおいを感知して性行動を起こすことなどは、多くの生物に共通するもっとも根源的な嗅覚行動と考えられています。

嗅上皮《きゅうじょうひ》では、におい分子のほかに、フェロモンの分子を感知していることもわかっています。

ただし、ヒトの場合は、フェロモン感知器らしきものはあるが、それが動物のように機能しているのかわかっていません。

がんがにおいでわかる!?

がん患者に特有のにおいがあることは、関係者のあいだでは、以前より知られていました。

近年、とくに注目が集まったのは、線虫《せんちゅう》（※2）を利用した研究です。線虫は体長1㎜程度の生き物ながら、嗅覚受容体《きゅうかくじゅようたい》をヒトの3～4倍、犬の1・5倍も持っています。さらに、特定のにおいを判別し、近づいていく習性があるのです。こうした線虫の習性を利用した実験で、線虫はがん患者の尿に寄っていき、健康なヒトの尿からは逃げていくことがわかりました（左ページ参照）。

早期のがんでも、約90%の確率で識別できたことから、患者に負担の少ない検査方法として実用化が期待されています。

※1【フェロモン】
動物の体内でつくられ、体外に放出されて、同種の他個体の行動や内分泌系に影響を与える化学物質（生理活性物質）の総称。性フェロモン、警報フェロモン、集合フェロモン、道標フェロモンなどが知られている。

※2【線虫】
線形動物門に属する動物の総称で、細長い糸のような形をしている。土壌や水中で生きるもの、ヒトの身体に寄生するものなどがいる。がん研究で使われる線虫は、「C・エレガンス」という種。すべてのDNA配列が早くからわかっており、研究によって使われてきた。

線虫によるがん発見のしくみ

実験では、シャーレの左側にヒトの尿（1滴）を垂らし、
真ん中に50〜100匹の線虫を配置した。線虫は、がん患者の尿には
寄っていったが、健常者の尿からは遠ざかっていった。

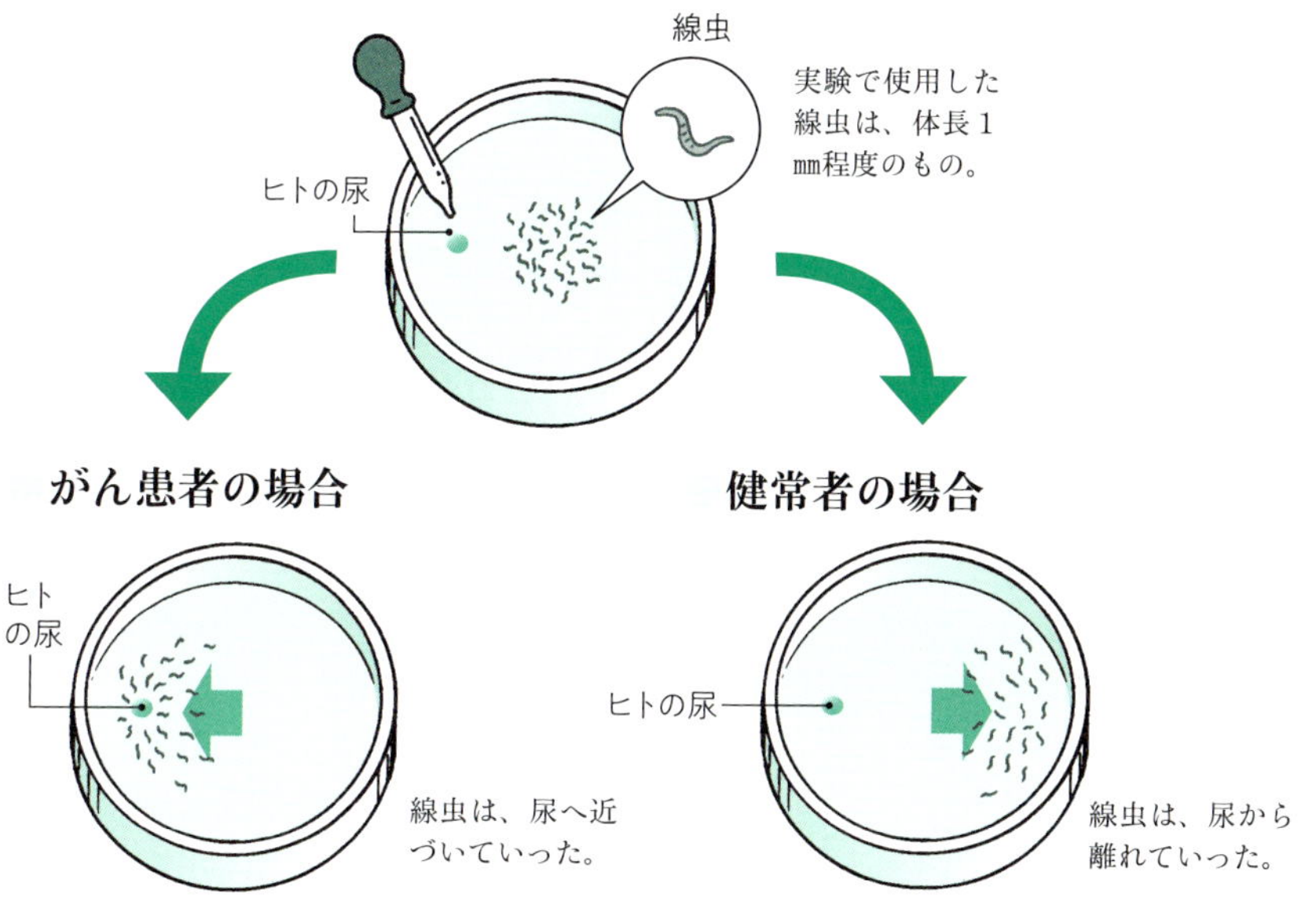

＊ Takaaki Hirotsu et al PLoS ONE 2015

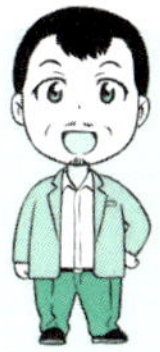

教えて！ひげ先生

好きな異性のにおいは、遺伝子レベルで決まっている!?

生物学的にヒトは、自分の遺伝子とは違う遺伝子を持っているヒトに惹かれる傾向があります。そのほうが多様性が生まれ、生き残る確率などを高めるからではないかと考えられています。

こんな実験があります。1995年、スイスの有名な動物学者クラウス・ヴェーデキント博士は、男子生徒の汗が染み込んだTシャツを女子生徒に嗅がせ、一番好きなにおいのTシャツを選ばせました。すると、女子生徒が選んだTシャツを着ていた男子生徒は、選んだ女子生徒ともっとも遠いHLA遺伝子（自他認識をする遺伝子）を持っていたのです。この実験から、女性は自身のHLA遺伝子ともっとも異なるHLA遺伝子を持つ男性をにおいで判断し、「魅力的」に感じているのではないかと推測されています。

ものを味わうしくみ

味蕾と味覚野で味わっている

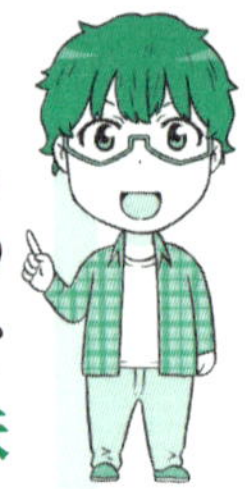

5つの味を感知する味細胞がある

味覚は、身体を構成したりエネルギーとなったりする食べ物と、毒になる危険な食べ物とを区別するための感覚器として進化してきました。舌の周囲には、唾液腺（耳下腺《じかせん》、舌下腺《ぜっかせん》、顎下腺《がっかせん》）があり、口の中に食べ物が入ると同時に、この唾液腺から唾液（※1）が分泌されます。そして、かみ砕かれた食べ物は、舌などの働きによって、咽頭《いんとう》、そして食道へと送り込まれます。

食べ物の味は、舌の表面にある味蕾《みらい》（※2）という器官が感知します。現在のところヒトが感知するのは、甘味、苦味、塩味、酸味のほか、アミノ酸によるうま味の5つとされています。味蕾には、味細胞《みさいぼう》（味覚受容細胞《みかくじゅようさいぼう》）が多数存在し、そこで得られた情報は電気信号に変換されて、延髄《えんずい》の味覚核《みかくかく》に送られ、視床《ししょう》を経由して、大脳の一次味覚野《いちじみかくや》へ伝えられます。

口に含んだだけで効果が出る？

また、味覚情報の一部は、食欲中枢を担う視床《ししょう》下部《かぶ》や、好き・嫌いにかかわる扁桃体《へんとうたい》などに直接送られ、行動に影響を与えるとされています。

たとえば、スポーツドリンクを口に含むだけで自転車をこぐパワーが回復する、砂糖水で口をすすぐだけで自制心が高まって落ち着きを取り戻したなどの報告があります（＊）。

これらのことから、舌の味覚センサーが糖質による甘味を感知すれば、その糖が脳にエネルギーとして補給されなくとも、脳に何らかのスイッチが入り、行動に影響をおよぼすものと考えられています。

※1【唾液】
唾液腺から1日に約1～1・5リットル分泌される分泌液。その成分は99％以上を水分が占め、残りに抗菌、免疫、消化にかかわる各種酵素や電解質などを含む。

※2【味蕾】
味覚を感じる器官。舌のほか、上あごやのどにも存在する。

＊
Matthew A. Sanders et al Science 2012

舌で味を感じるしくみ

舌にある味蕾で味覚情報が感知される。
その味覚情報は下図のようなルートをたどって、
一次味覚野へと伝えられる。

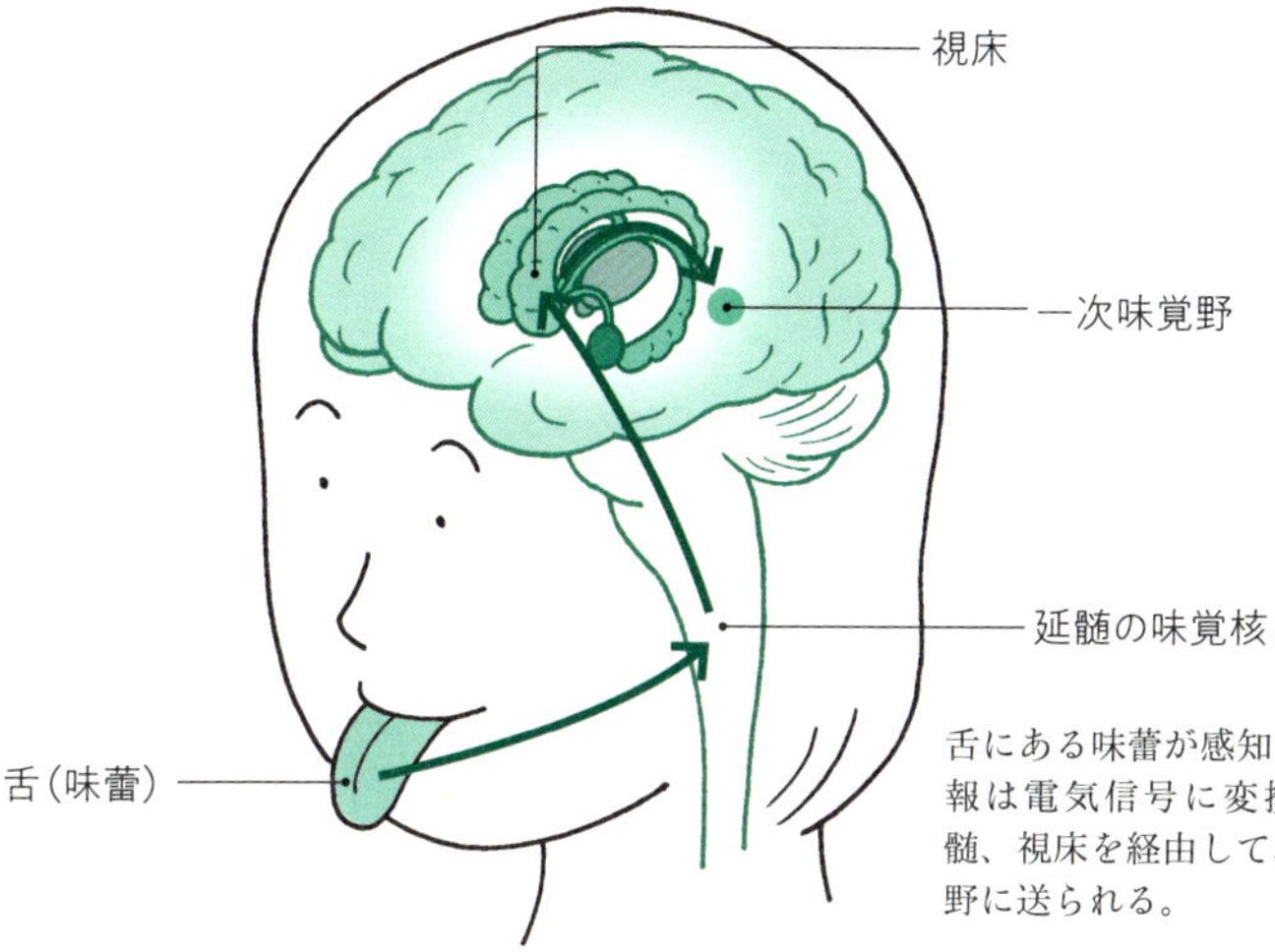
視床
一次味覚野
延髄の味覚核
舌（味蕾）

舌にある味蕾が感知した味覚情報は電気信号に変換され、延髄、視床を経由して、一次味覚野に送られる。

味蕾とは？

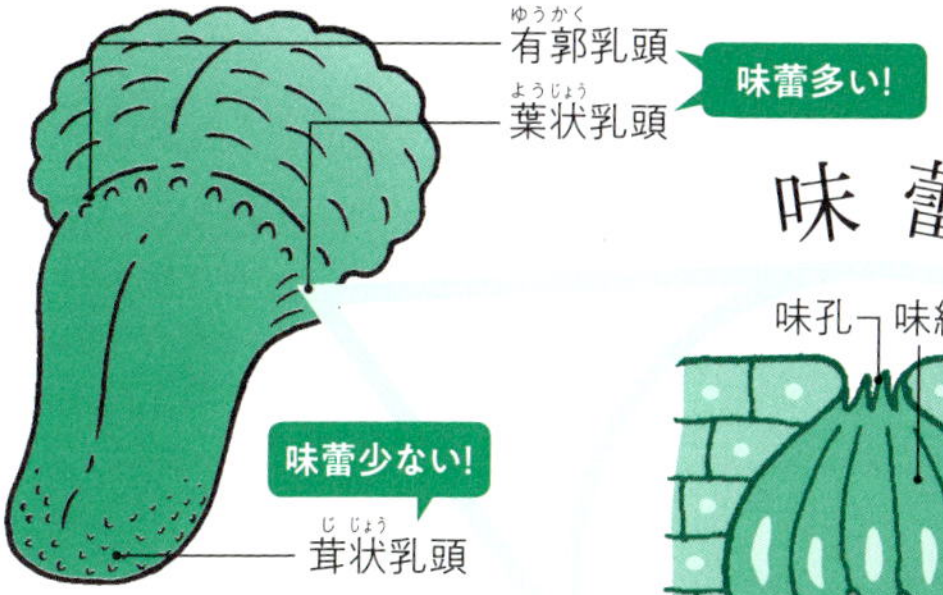
有郭乳頭《ゆうかく》
葉状乳頭《ようじょう》
味蕾多い！
味蕾少ない！
茸状乳頭《じじょう》

乳頭《にゅうとう》
舌の表面にある小さな突起部分。乳頭の中に味蕾がある。乳頭の種類によって、味蕾の数にはバラつきがある。

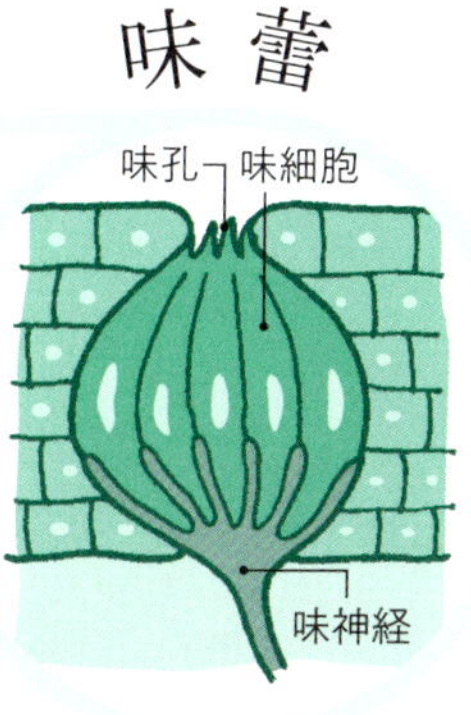
味蕾
味孔
味細胞
味神経

味蕾の中に味細胞が並び、ここで味情報を感知する。味孔から入った味の成分が味細胞で感知され、味神経から脳へと伝わる。

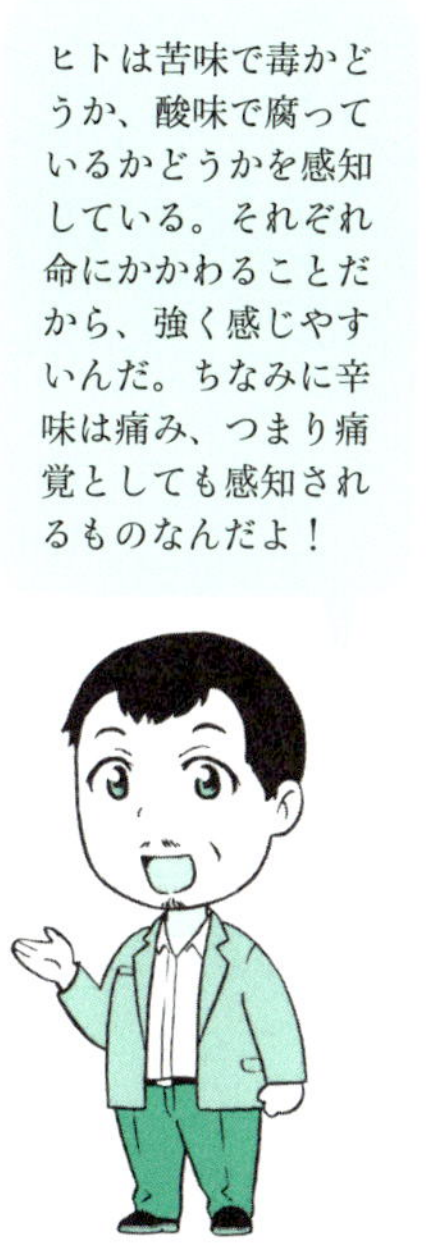
ヒトは苦味で毒かどうか、酸味で腐っているかどうかを感知している。それぞれ命にかかわることだから、強く感じやすいんだ。ちなみに辛味は痛み、つまり痛覚としても感知されるものなんだよ！

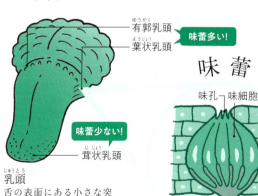

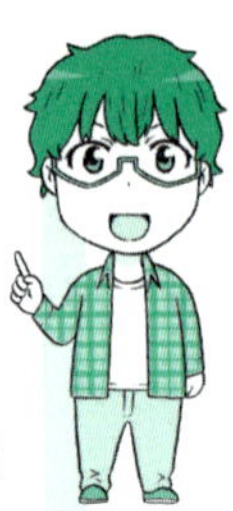

ものを味わうしくみ

辛味や甘味は温度とかかわっている

ひとつの受容体が複数の刺激を感知する

細胞やその細胞内にある生体膜《せいたいまく》（細胞小器官の膜）には、外界からの刺激を受け取り、それを情報に変換するイオンチャネル型受容体（※1）があります。これらの受容体は、イオンを透過《とうか》させることで細胞同士や細胞内外の情報伝達を行っており、生命活動の維持に深くかかわります。中でも、ＴＲＰチャネル（※2）と呼ばれる受容体は、複数の刺激に応答するものとして知られています。

ヒトは27種類のＴＲＰチャネルを持っており、甘味、苦味、うま味（アミノ酸）などを感知するほかに、温度感知なども行っています。

ただ、なぜひとつの受容体が複数の刺激に応答できるのか、詳しいしくみはわかっていません。

溶けかけたアイスのほうが甘く感じる？

たとえば、カプサイシン受容体ＴＲＰＶ１は、唐辛子の辛味成分である化学物質のカプサイシンに反応します。一方、42℃を超える高温にも反応します。また、この器官は痛みの受容体としても働きます。辛味は、痛みでもあるのです。唐辛子を食べると口の中が熱くなって、ヒリヒリとした痛みを感じるのはこのためです。また、熱いほうが辛さが増すのも、ＴＲＰＶ１の性質ゆえです。

同様に、味蕾《みらい》細胞に存在するＴＲＰＭ５は、甘味に反応する一方で、15〜30℃の温度で活性化します。冷たいアイスクリームが口に含んだ瞬間よりも、溶けてきたときのほうが甘く感じるのは、このためです。

※1【イオンチャネル型受容体】
細胞またはその器官などの生体膜に付着し、膜を貫通しているタンパク質。チャネルの開閉によってカルシウムイオンを透過させることで、情報伝達を担っている。

※2【TRPチャネル】
TRPは、Transient Receptor Potential の略。生体内で温度感覚、痛覚、味覚などさまざまな感覚受容にかかわる膜貫通タンパク質のチャネル型受容体。外界からの刺激に対するセンサーとして働く。

温度と痛みを感知する受容体

TRP受容体は、身体のいたるところに存在する。
温度だけでなく、視覚や味覚、痛覚など外部からの複数の刺激により
活性化されるほか、内臓の動きを感知するセンサーとしても働く。

TRP受容体が感じる温度と痛み

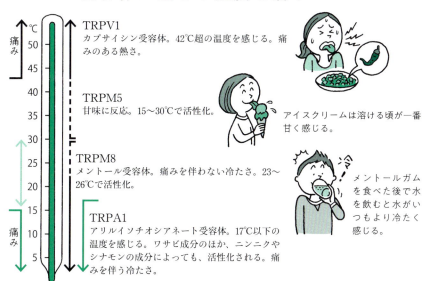

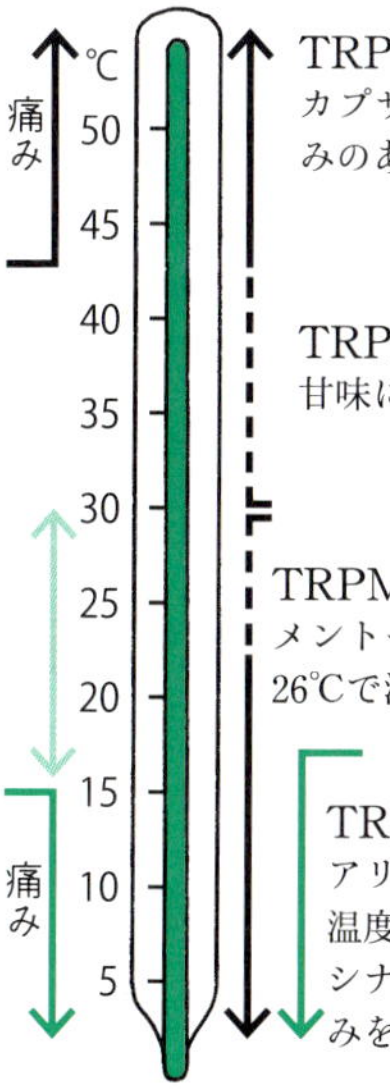

TRPV1
カプサイシン受容体。42℃超の温度を感じる。痛みのある熱さ。

TRPM5
甘味に反応。15〜30℃で活性化。

アイスクリームは溶ける頃が一番甘く感じる。

TRPM8
メントール受容体。痛みを伴わない冷たさ。23〜26℃で活性化。

メントールガムを食べた後で水を飲むと水がいつもより冷たく感じる。

TRPA1
アリルイソチオシアネート受容体。17℃以下の温度を感じる。ワサビ成分のほか、ニンニクやシナモンの成分によっても、活性化される。痛みを伴う冷たさ。

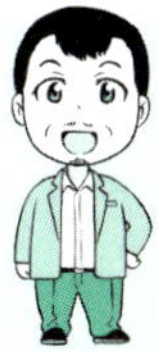

教えて！ひげ先生

チョコは暗い曲調で苦くなり、明るい曲調で甘くなる!?

オックスフォード大学のチャールズ・スペンスらによれば、音楽は特別な香辛料のようなものだそうです。暗い曲調の音楽を聴きながらチョコを食べた場合はより苦く、明るい曲調の場合はより甘く感じるのだといいます。ほかにも、高い音調の曲では酸味が増し、豊かな曲調では甘味が増し、ビリー・ホリディの歌声はパンプキンパイの秋らしい風味が増すのだとか。

これらの現象から、脳や認知はそれ単独で活動しているわけではなく、五感情報など、身体からの情報入力によって支えられ、かつその影響が大きいといった主張が繰り返されています。つまり、よくいわれる比《ひ》喩《ゆ》は単なる比喩というだけでなく、脳の処理メカニズムの共通性があるのではないか、というわけです。

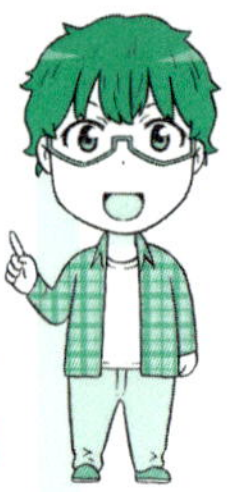

ものに触れて感じるしくみ

皮膚には5つの感覚器がある

皮膚には熱や圧力を感じるセンサーがある

常に外界にさらされている皮膚《ひふ》は、外からの刺激を感知し、身体を守る役割を担っています。

皮膚は表皮《ひょうひ》（※1）、真皮《しんぴ》（※2）、その下にある皮下組織の3層から成っています。皮膚が感知できる感覚は、触っている感触を感知する「触覚《しょっかく》」、押し付けられている圧力を感じる「圧覚《あっかく》」、痛みを感じる「痛覚《つうかく》」、寒さや冷たさを感じる「冷覚《れいかく》」、熱さや温かさを感じる「温覚《おんかく》」の5つに分けられます。

これらの刺激を感知する触覚受容器《しょっかくじゅようき》（※3）の多くは、真皮上に存在します。真皮の浅いところに痛覚や温覚、冷覚を感じる受容器や触覚を感知する器官があり、そこからさらに深いところに「圧覚」を感じ取る器官があります。

触覚受容器は全身にありますが、舌先や指先には多く、背中には少ないというように、その密度は身体の部位によってばらつきがあります。

皮膚からの情報のほとんどは脊髄で処理される

受容器が受け取った情報は電気信号に変換され、脊髄《せきずい》、視床《ししょう》を経て大脳皮質《だいのうひしつ》の一次体性感覚野《いちじたいせいかんかくや》に伝わり、「痛い」「冷たい」「熱い」といった感覚として認識されます（58ページの図参照）。

しかし実は、これらの皮膚感覚の情報の多くは大脳に伝わる前に、脊髄で分析され、すぐに筋肉に伝えられ、防御《ぼうぎょ》や退避《たいひ》するような行動を取ります。これを脊髄反射《せきずいはんしゃ》といいます（59ページの図参照）。ストーブに触れてしまったときなどに、すぐに手を引っ込めるのはこの反射によるものです。

※1【表皮】
皮膚の表層にある厚さ約0・2ミリの薄い膜。外部からの異物の侵入や水分の蒸散を防ぐなど、バリアとして機能する。角層、顆粒層、有棘層、基底層の4層から成る。紫外線から身体を守るメラニンを合成するメラノサイト（色素細胞）は、もっとも深い基底層にある。

※2【真皮】
表皮の内側にあり、繊維状のタンパク質であるコラーゲンが組織の大部分を占める。肌に弾力を与えているヒアルロン酸やエラスチンなども真皮に存在する。また、血管やリンパ管、汗腺なども ある。

※3【触覚受容器】
神経線維の先端に受容器を持つ触覚センサー。

皮膚の3層構造

皮膚は表皮、真皮、皮下組織の３層構造になっている。
とくに真皮には、下図のような触覚センサー（触覚受容器）が集まっている。

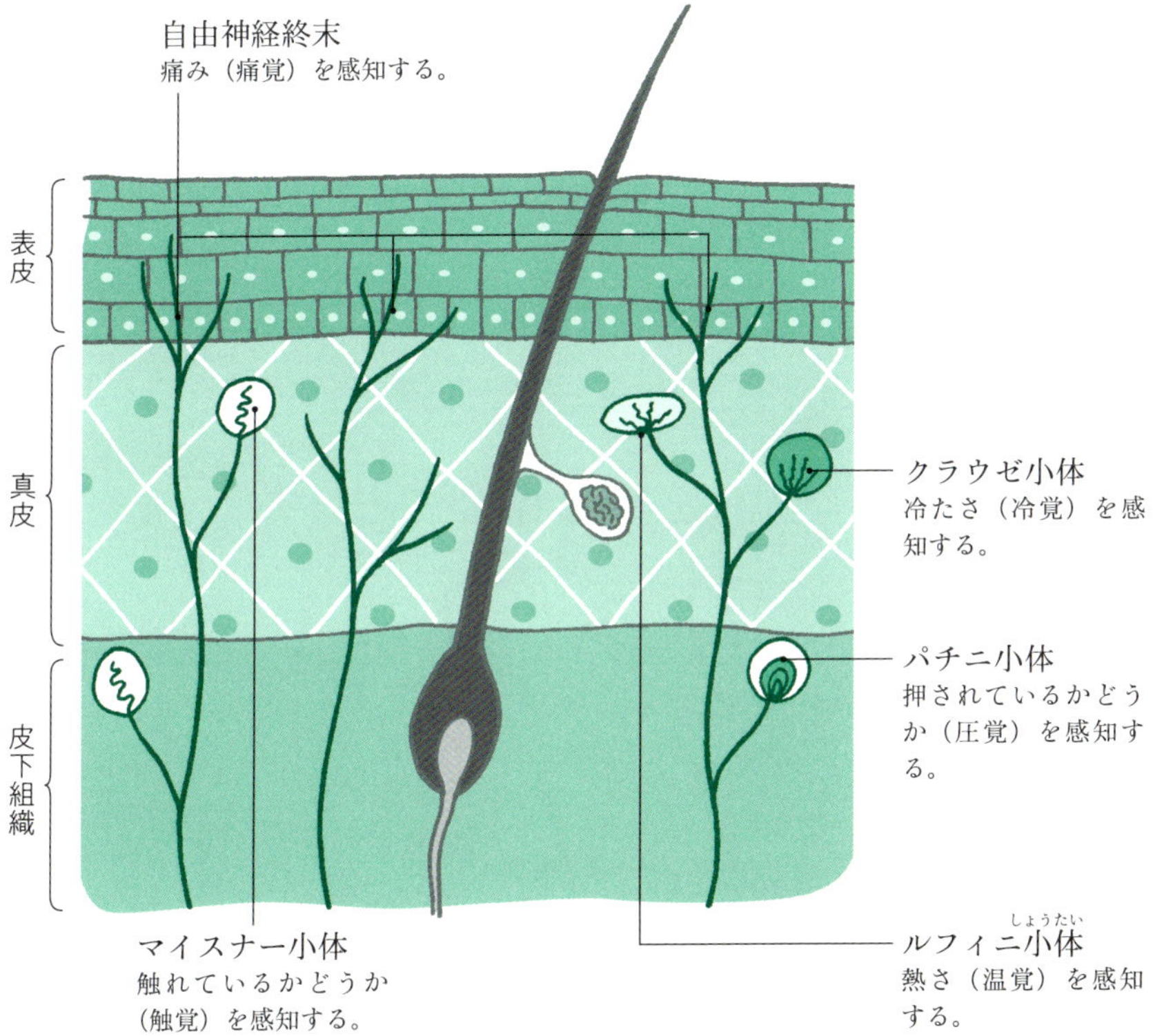

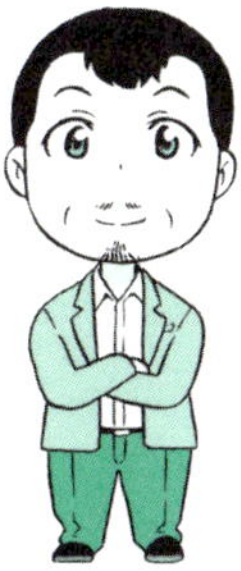

皮膚に存在する感覚受容器の中でもっとも数が多いのは、痛覚を感知する受容器。この器官の数が多いほど、ヒトにとって危険な刺激が多いということになる

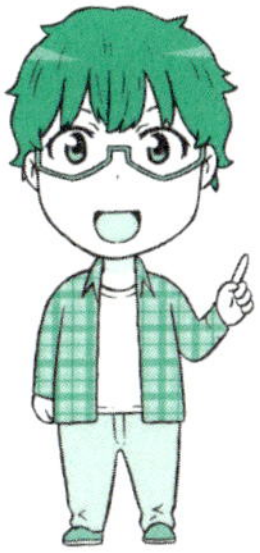

ちなみに冷覚と温覚では、冷覚のほうが断然多い。ヒトにとって、冷たい刺激は温かい刺激よりも危険というわけだ

痛みが伝わるしくみ

**触覚受容器が受け取った情報は電気信号に変換され、
脊髄、視床を経て大脳皮質の一次体性感覚野に伝わる。**

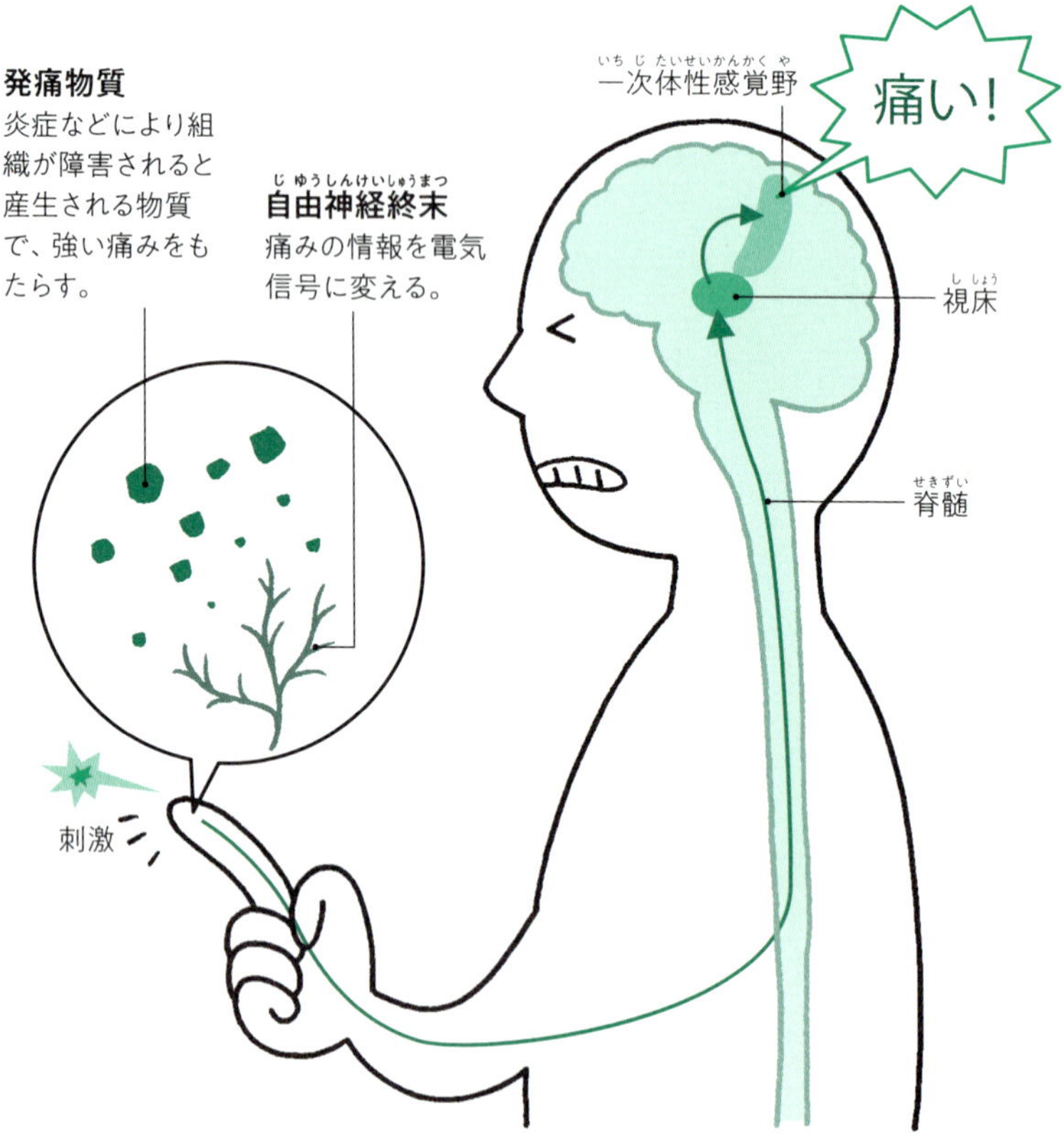

1
指先に針などが刺さると、指先の皮膚にある「自由神経終末」が痛みを感知する。

2
痛みは電気信号に変換され、脊髄、視床を経由して、一次体性感覚野に伝わる。

3
一次体性感覚野に信号が届いてはじめて、「指が痛い！」と自覚する。

脊髄反射のしくみ

脊髄反射は、危険からとっさに身を守らなければならないときなどに
使われるしくみ。情報伝達が脳を経由せずに完了するため、
生き死ににかかわる場合には、より素早い行動が可能になる。

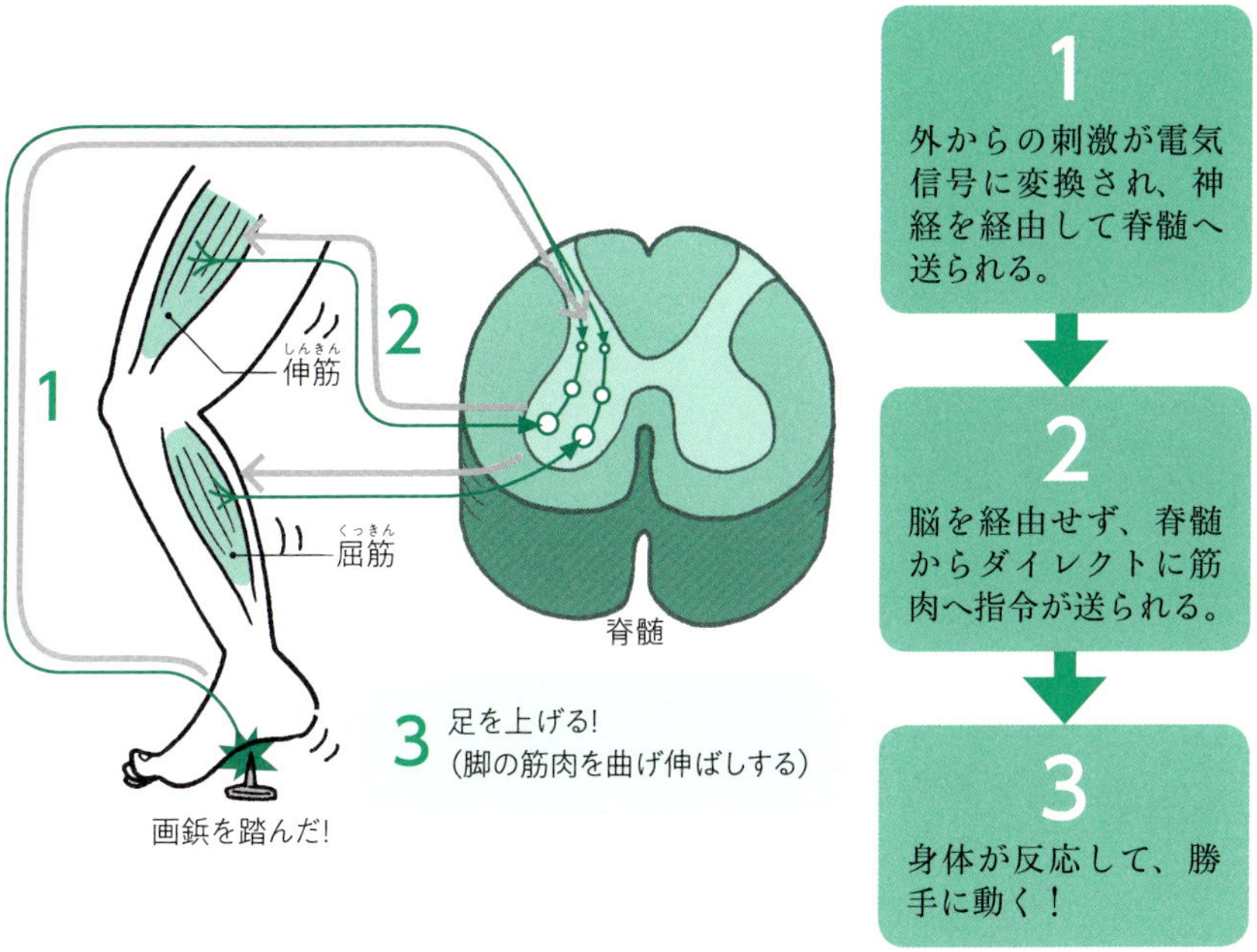
1
2
伸筋《しんきん》
屈筋《くっきん》
脊髄
画鋲を踏んだ!
3 足を上げる!
(脚の筋肉を曲げ伸ばしする)
1
外からの刺激が電気信号に変換され、神経を経由して脊髄へ送られる。
2
脳を経由せず、脊髄からダイレクトに筋肉へ指令が送られる。
3
身体が反応して、勝手に動く!

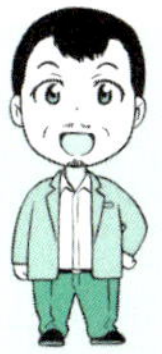

教えて！ひげ先生

お腹をさすると、腹痛が軽減するのはなぜ？

内臓感覚と皮膚感覚の情報は同じ神経を通って大脳に送られます。そのため、内臓の痛みなのか、皮膚の痛みなのかを脳が区別できなくなり、内臓の痛みが皮膚の痛みとなって表れることがあります。このような痛みを「関連痛」といいます。

狭心症など心臓の場合は左のわきの下あたり、肺や肝臓の場合は肩まわりに痛みを感じるとされています。脳の勘違いによって起こる関連痛は、臨床上とても重要な情報を提供してくれます。

また、お腹が痛いときに、お腹をさすったら痛みがやわらいだということはありませんか。お腹をさすることには、皮膚の痛みを軽減し、脳を勘違いさせるほかに、心地よさを生み、痛みをマスクするといった効果も影響しているのです。

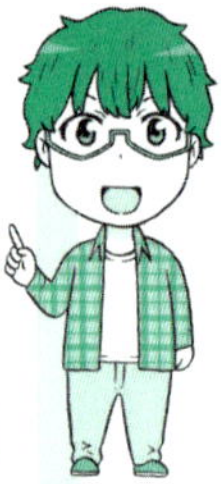

ものに触れて感じる
触り心地のよいもので癒やされる

スキンシップでホルモンが分泌される

ヒトは、誰かに触れられることで相手を身近に感じたり、心が落ち着いて励《はげ》まされたりします。これは未熟《みじゅく》な状態で生まれてくるヒトに表れる、愛情を高めるしくみと考えられます。

肌と肌が触れ合うスキンシップには幸せホルモンのセロトニン（※1）や愛情ホルモンのオキシトシン（※2）の分泌を増やす効果があるといわれます。これらのホルモンは、触れるほうと触れられるほうの両方に分泌されます。そのため、身近な人との関係を深めたり、パートナーの浮気を予防したりする効果があるともいわれます。

また、自分で自分に触れても分泌されるので、十分な癒《い》やしが期待できます。

やわらかいものでリラックスする

やわらかいものに触れたとき、その気持ちよさを脳に伝える神経線維があります。自由神経終末《じゆうしんけいしゅうまつ》（C触覚線維）といい、信号を受け取った脳はオキシトシンを分泌します。

自由神経終末はやわらかいものだけでなく、人肌程度の温かいものにも反応します。そのため、毛並みのやわらかい猫や犬、毛布やふわふわしたものに触れることでもオキシトシンは分泌されます。また、秒速3～10㎝の速度で触れたときだけ反応し、興奮するという研究結果もあります。

自由神経終末が興奮すると、視床《ししょう》を介《かい》して副交感《ふくこうかん》神経《しんけい》が優位になり、リラクセーション効果が得られます。

※1【セロトニン】
脳内の神経伝達物質のひとつ。心のバランスを保ち、精神を安定させる役割を担う。幸せホルモンとも呼ばれる。

※2【オキシトシン】
脳内の神経伝達物質のひとつ。他者との信頼関係の維持やストレスをやわらげる役割を担う。絆ホルモンとも呼ばれる。

オキシトシンの効果

やさしく触れたり、触れられることで、
脳内でオキシトシンが合成され、分泌される。
オキシトシンには、心を安定させてストレスをやわらげる働きがある。

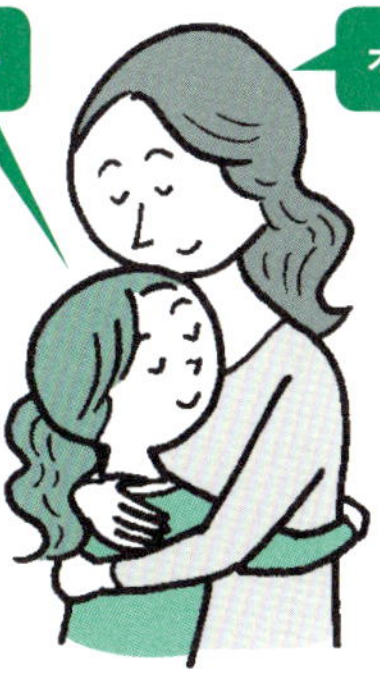

身体への効果
- 血圧の安定
- 心臓機能の安定
- 免疫システムの強化
- ストレスホルモンの低下
- 筋肉の再生力・傷の治癒力を高める

心への効果
- 安らぎを高める
- 不安の軽減
- 信頼・幸福
- 社交性を高める
- 好奇心の向上

肌と肌が触れ合う

実験

アメリカ、ウィスコンシン大学マディソン校のレズリー・セルツァー博士が行った実験。7〜12歳の少女61人に対し、お母さんがもたらす癒やしの効果について調べた。

少女たちを以下の3つのグループに分け、まずストレスを与え、その後下図のような行動を取らせる

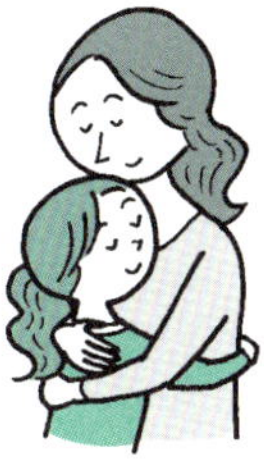

1 お母さんに抱きしめてもらう

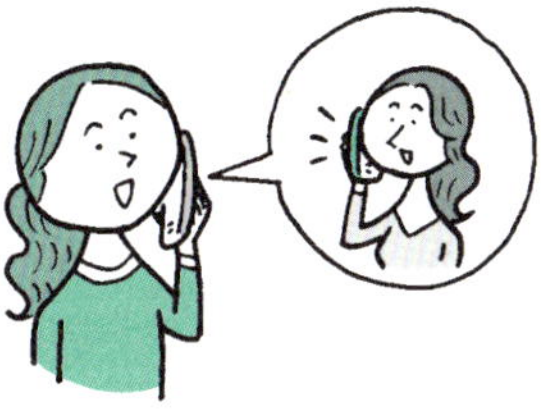

2 お母さんとは会わずに、電話で話をしてもらう

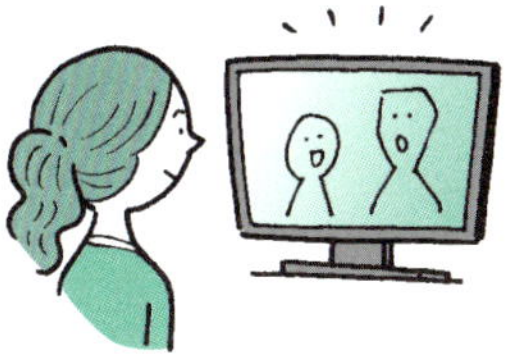

3 お母さんとは会わずに、関係のない映画を見てもらう

結果 1と2では、ストレスホルモンであるコルチゾールの値が正常に戻り、オキシトシンも増えた。ところが、3は1時間後でさえ、コルチゾールの値は通常より3割以上も高かった。

お母さんと会わなくても、声が聞こえるだけでオキシトシンが増えてコルチゾールが減っている！ でも、お母さんとまったく接触しない、たとえばメールではあまり効果はないといえそうだね

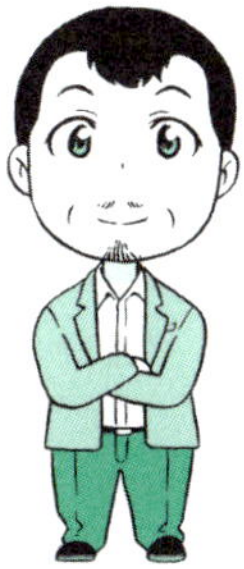

＊ Leslie Seltzer et al University of Wisconsin-Madison NEWS 2010

COLUMN

2

誰でも「かめはめ波」を出せるようになる!?

VR（ヴァーチャルリアリティ）は脳の特性を利用した技術です。ヒトの脳は見えていないもの、わからないものがあると補完しながら見るクセがあります。VRはそういった脳のクセを利用しつつ、五感を刺激することで、実際には起きていないことを「起きていること」のように認識させてしまうのです。

このような現象をクロスモーダル現象といいます。無意識に起こり、ヒトの意思決定にも影響します。クロスモーダル現象そのものは、仮想体験以外でも起こりますが、VRに応用すると、視覚と嗅覚を刺激することで味覚をつくり出すことが可能となります。

たとえば、チョコレートのクッキーの映像を見ながら（視覚）、チョコレートのにおいも嗅ぎながら（嗅覚）、何の味も付けていないクッキーを食べます。すると、映像で見ているクッキーと同じチョコ味を感じるのです（味覚）。VRを通じて、味を変えることができてしまうというわけです。

最近では、現実空間に仮想物体を融合するMR（ミックスドリアリティ：複合現実）が注目を集めています。中でも視覚刺激と触覚刺激を組み合わせると、映像で見ているものに対し、現実に触れているかのような感覚を得られるようになります。

この技術を応用すると、アニメの中で起こっていることをリアルに感じられるようになります。実際、VR体験施設（＊1）では、人気アニメ『ドラゴンボール』の必殺技である「かめはめ波」を撃てる体験などがすでに提供されていて、人気アトラクションのひとつとなっているようです。自分の手から「かめはめ波」を出すことができて、その振動も感じられるなんて、考えただけでわくわくしますよね。

（＊1）絶叫エンターテインメント「VR ZONE」(https://vrzone-pic.com)

第2章

脳とココロ

私たちは日々の中で、幸福を感じたり、
ストレスを受けたりします。
あるいは何かに夢中になったり、恋に落ちたりします。
こうしたことは、「ココロ」として捉えられます。
脳とココロがどのような関係にあるのか
探っていきます。

感情はどこからやってくるんだろう？

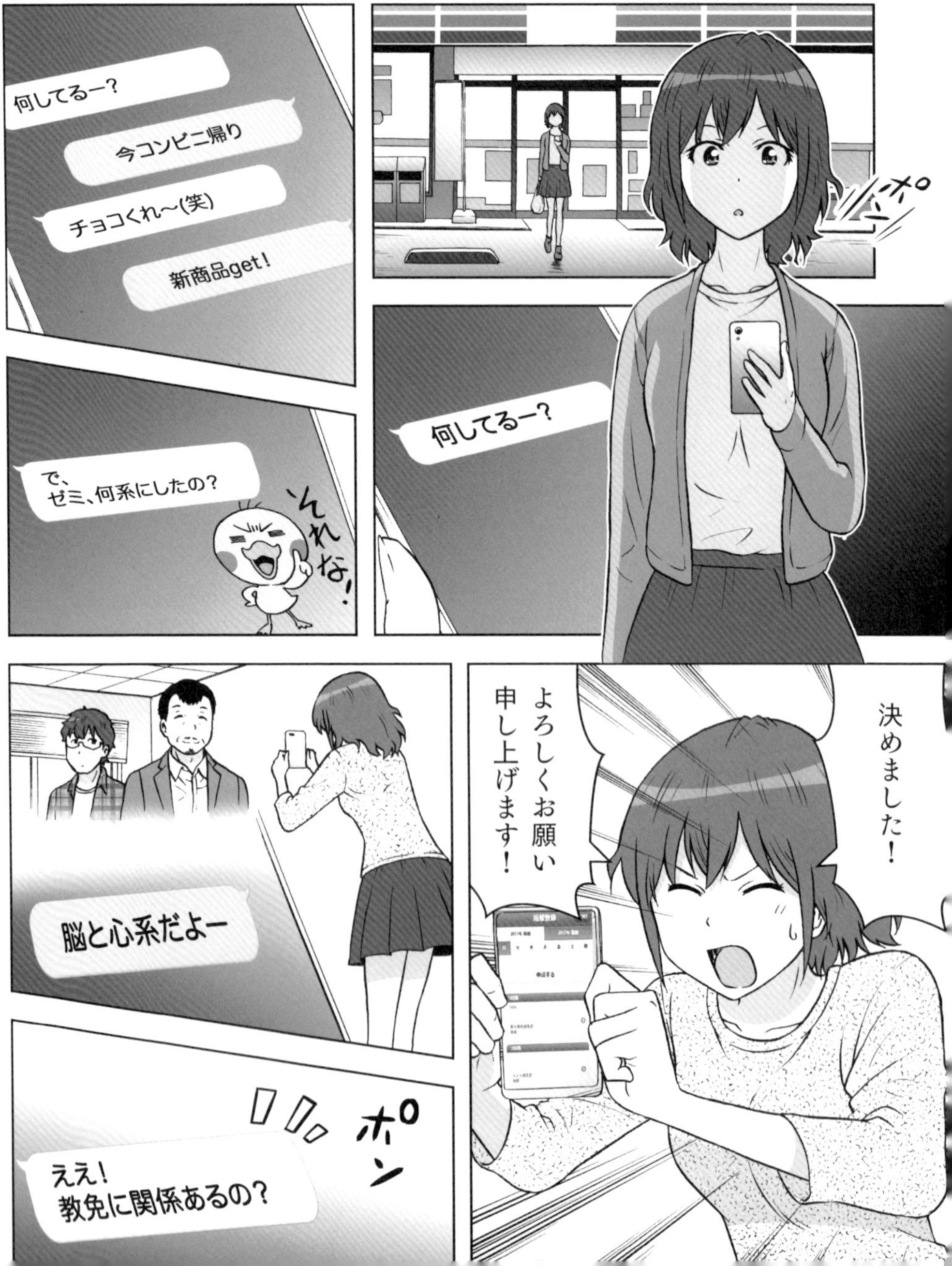

ポン
何してるー？
今コンビニ帰り
チョコくれ～(笑)
新商品get！
何してるー？
で、
ゼミ、何系にしたの？
それな！
決めました！
よろしくお願い申し上げます！
脳と心系だよー
ポン
ええ！
教免に関係あるの？

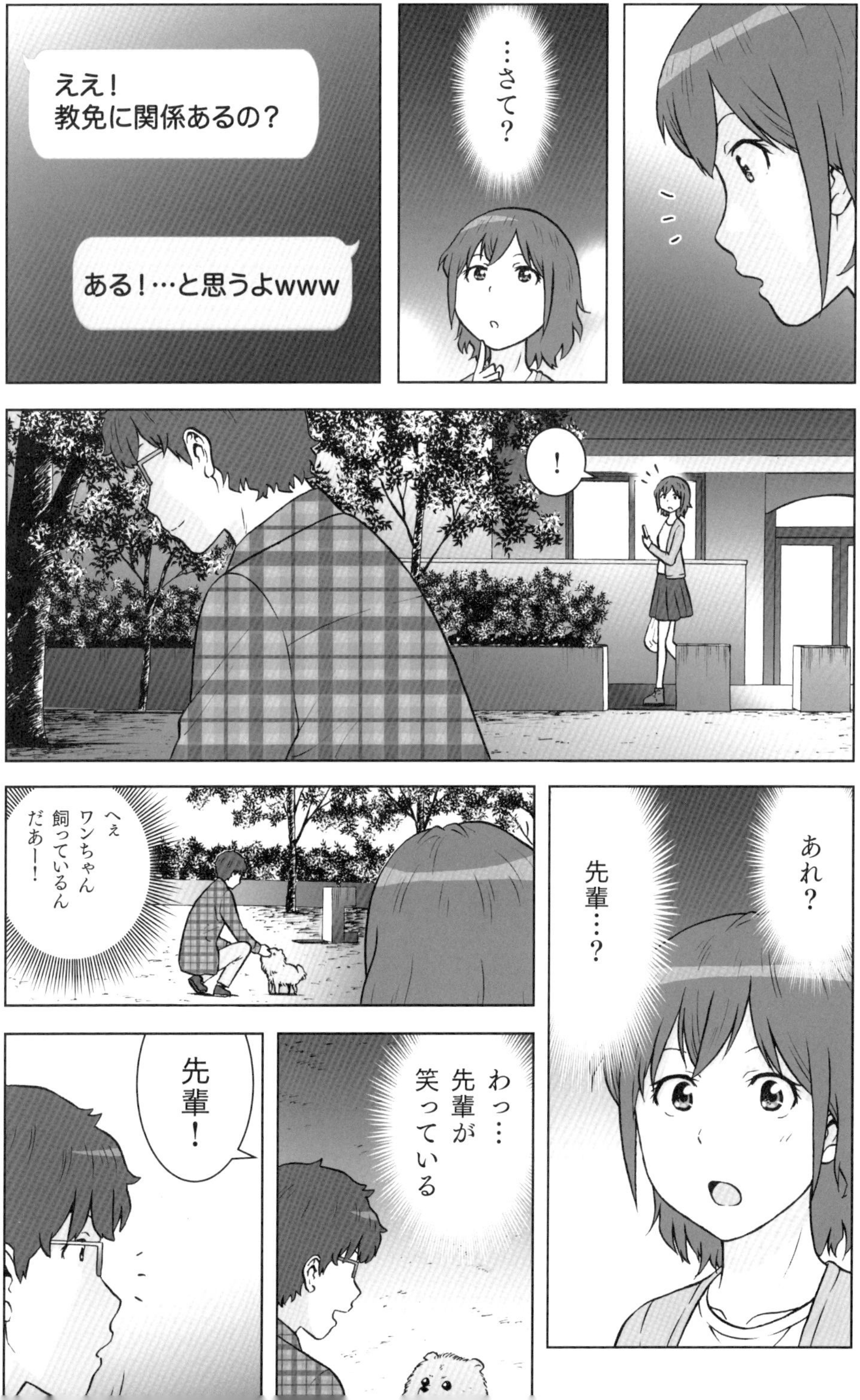
…さて？
ええ！
教免に関係あるの？
ある！…と思うよwww
！
あれ？
先輩…？
へぇ
ワンちゃん
飼っているん
だあー！
わっ…
先輩が
笑っている
先輩！

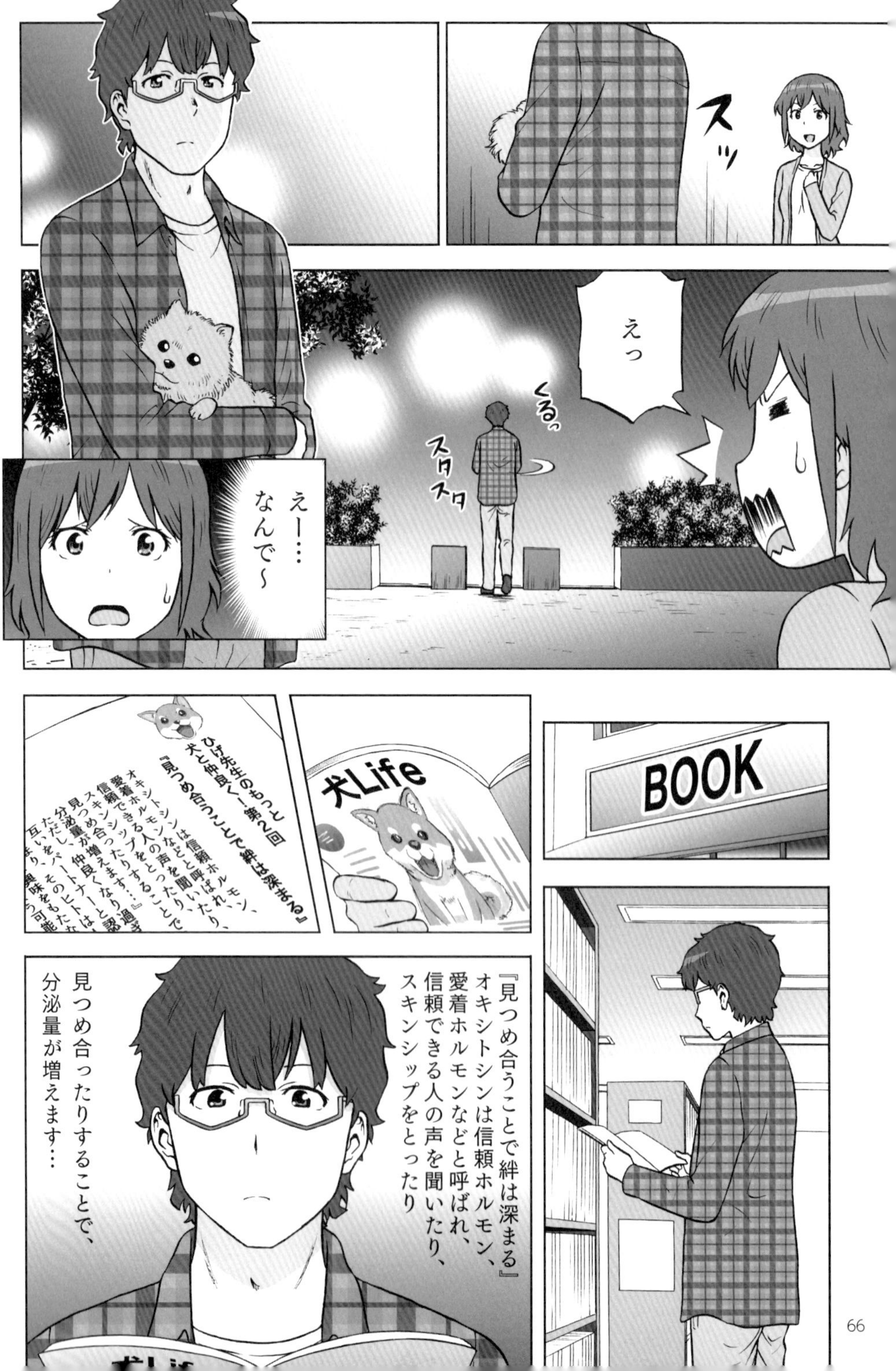
スッ
えっ
くるっ
スタスタ
えー…
なんで～
BOOK
犬Life
ひげ先生のもっと
犬と仲良く～第2回
『見つめ合うことで絆は深まる』
オキシトシンは信頼ホルモン、
愛着ホルモンなどと呼ばれ、
信頼できる人の声を聞いたり、
スキンシップをとったり、
見つめ合ったりすることで
分泌量が増えます…』
ただし、仲良くなり過
『見つめ合うことで絆は深まる』
オキシトシンは信頼ホルモン、
愛着ホルモンなどと呼ばれ、
信頼できる人の声を聞いたり、
スキンシップをとったり
見つめ合ったりすることで、
分泌量が増えます…

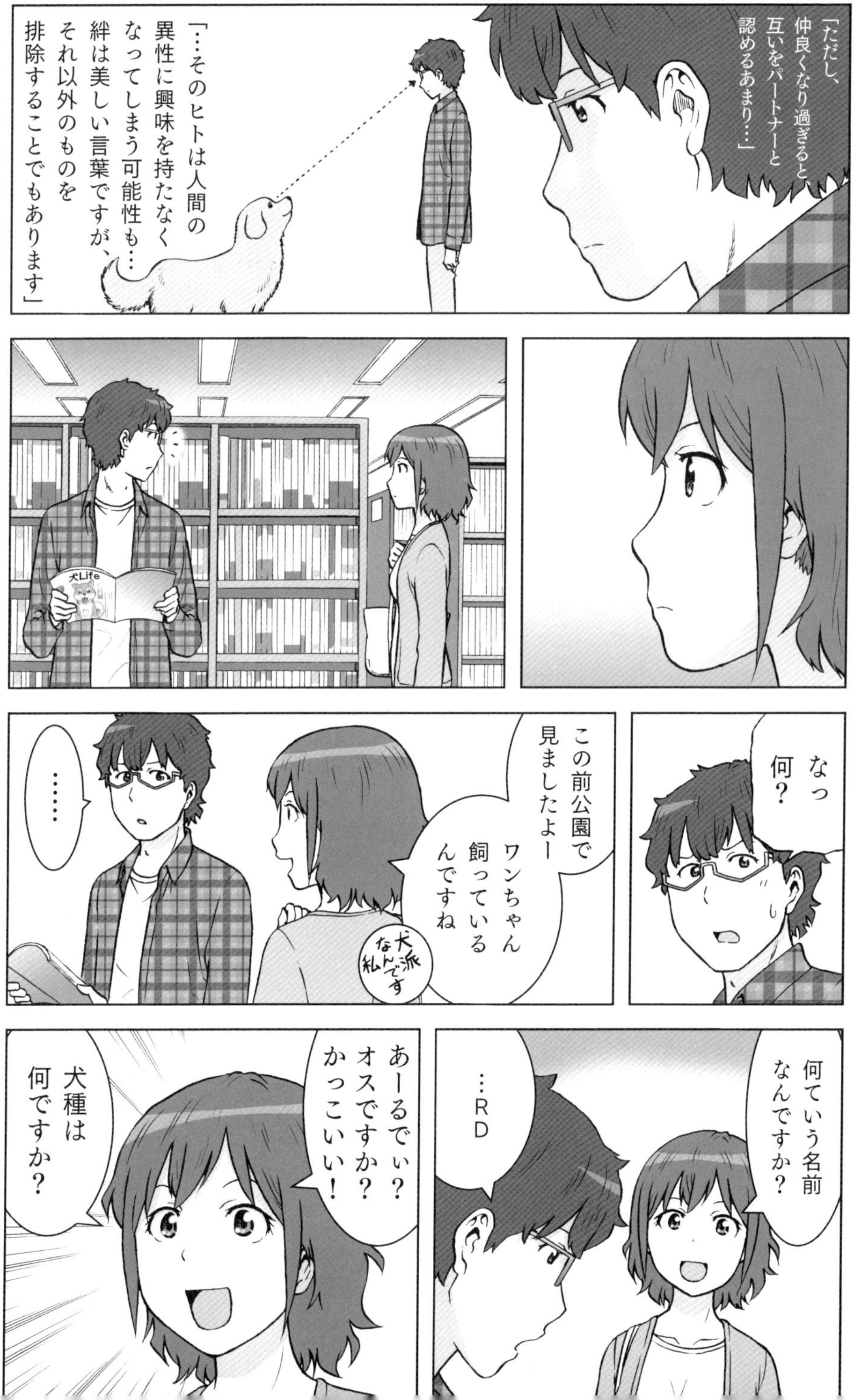
「ただし、仲良くなり過ぎると、互いをパートナーと認めるあまり…」
「…そのヒトは人間の異性に興味を持たなくなってしまう可能性も…絆は美しい言葉ですが、それ以外のものを排除することでもあります」
犬Life
なっ何?
この前公園で見ましたよー
ワンちゃん飼っているんですね
犬派なんです私
……
何ていう名前なんですか?
…RD
あーるでぃ?オスですか?かっこいい!
犬種は何ですか?

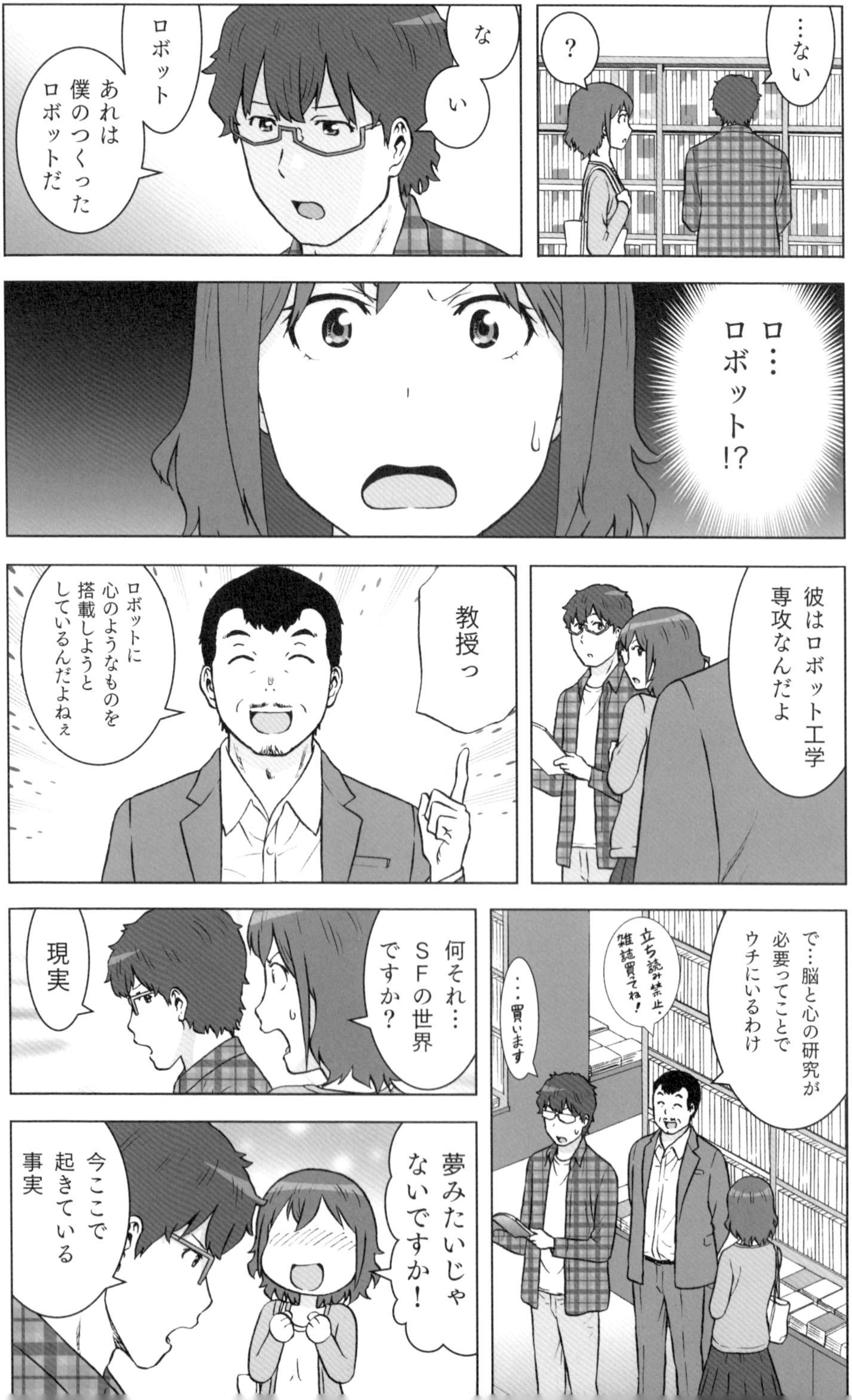
…ない
？
な　い
ロボット
あれは僕のつくったロボットだ
ロ…ロボット!?
彼はロボット工学専攻なんだよ
教授っ
ロボットに心のようなものを搭載しようとしているんだよねぇ
で…脳と心の研究が必要ってことでウチにいるわけ
立ち読み禁止。雑誌買ってね！
…買います
何それ…SFの世界ですか？
現実
夢みたいじゃないですか！
今ここで起きている事実

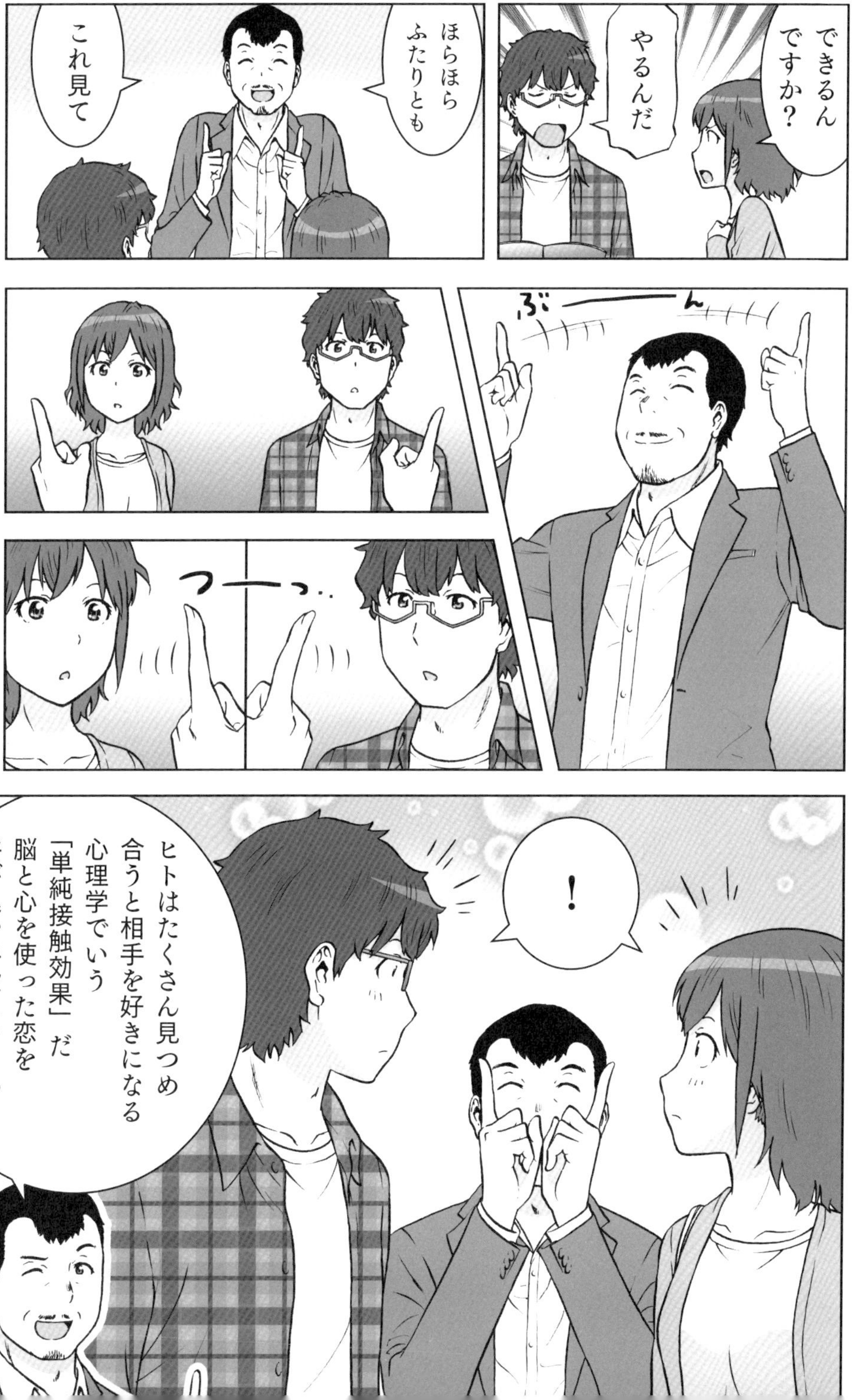
できるんですか？
やるんだ
ほらほらふたりとも
これ見て
ぶーーーん
つーーっ…
！
ヒトはたくさん見つめ合うと相手を好きになる心理学でいう「単純接触効果」だ脳と心を使った恋を呼び込む手段になるかも？

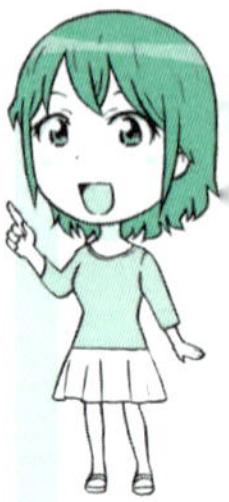

男と女の違い❶
神経接続の強さに違いがある

男はシステム化したがり 女は共感したがる？

自閉スペクトラム障害研究で知られるサイモン・バロン＝コーエン（※1）は、その著書で男はシステム化志向で、女は共感志向だと述べています。

たとえば、学校などで子どもに困ったことが起き、帰宅した夫に相談すると、夫はきちんと話を聞いてくれない。そうかと思うと「解決策」をとうとうと語り出す――これはシステム的な解決を提案したがる男性らしい志向です。しかし、そんな夫の態度に対して、妻は「まず昼間、私がどれだけ大変だったかに共感してよ」となります。

これはフィギュアを並べて、「僕のほうが強い」と比べたがる男の子に対し、女の子は「同じ靴下の色だね」と共感を求めたがる行動にも表れています。

脳内の神経接続の違いが 男女の違いを生んでいる？

こうした差について、男女で左右の脳をつなぐ脳《のう》梁《りょう》の太さが違うという報告や、脳部位によって厚さに違いがあるといった報告もありました。しかし、脳梁についても部位の厚さについても、その後の追実験で、その差を支持する結果が出てきません。

一方、脳の接続を調べる研究では、男性では左右の半球内での接続が強く、女性では半球間の接続が強いという結果が出ています。それが小脳では逆転することや、部位ごとの接続の強さに男女差があることなども示されています（左ページ参照）。

ただし、先述したような男女の違いについて、脳の違いに起因するとは考えられているものの、接続差がその原因になるのかは、今のところ不明です。

※1【サイモン・バロン＝コーエン】（1958－）イギリスの発達心理学者。ケンブリッジ大学発達精神病理学科教授。自閉症スペクトラム障害の研究で知られる。著書に『共感する女脳、システム化する男脳』などがある。

男性と女性の神経接続の違い

8～22歳の949人（男性428人、女性521人）の
脳の活動を調べた実験によると、男性と女性では、
神経の接続の仕方に違いが見られることがわかった。

頭頂部から見た大脳

男性

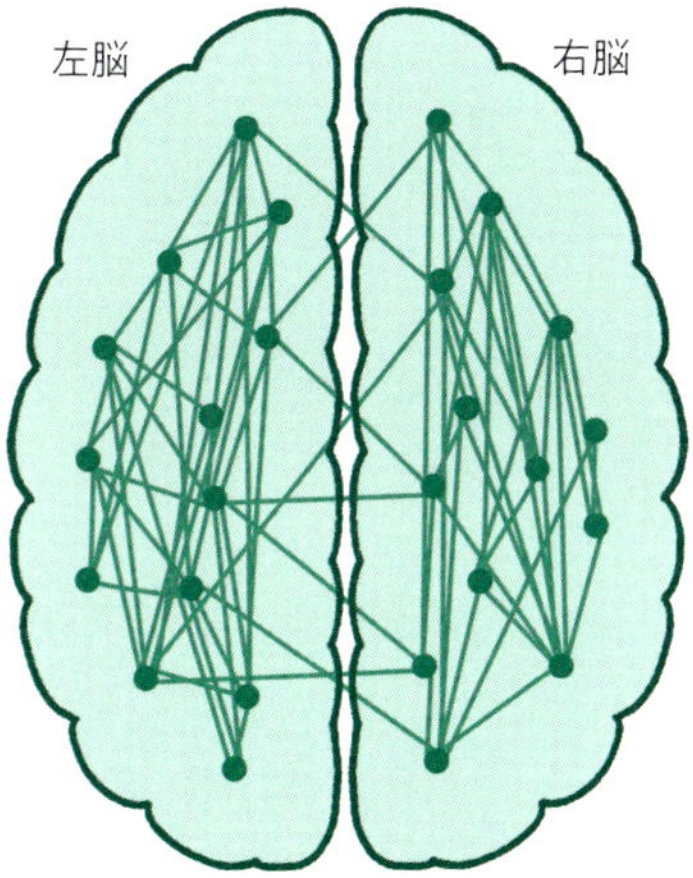

右脳、左脳それぞれの中での接続が強い
話すときには、左脳だけを使うため、分析的でフラットな口調になりがち。

女性

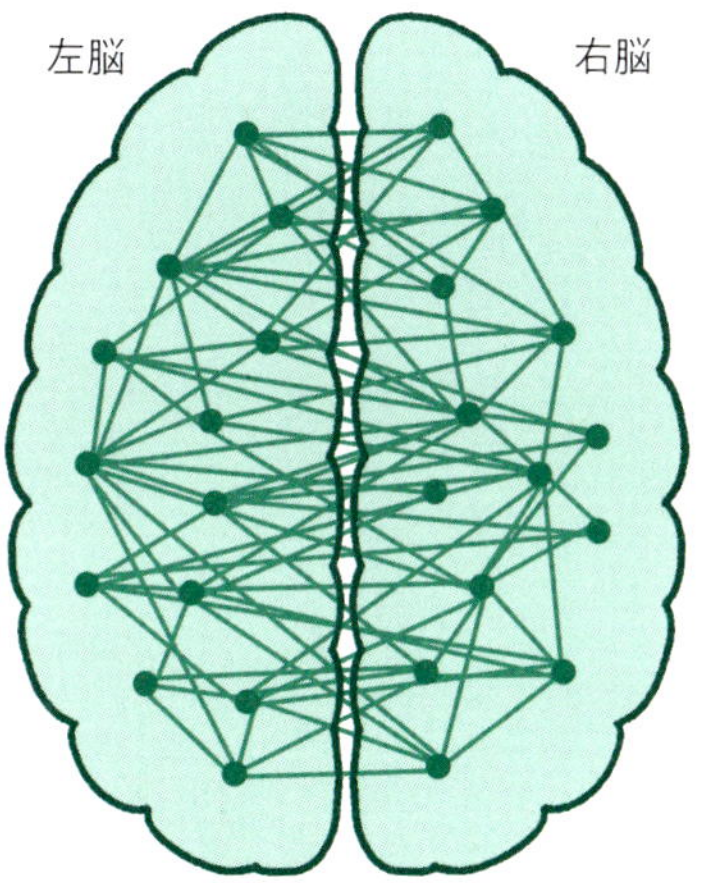

右脳と左脳の連結が強い
左右の脳を同時に使うので、パッと見ただけで、細かいところまでよく気づく。

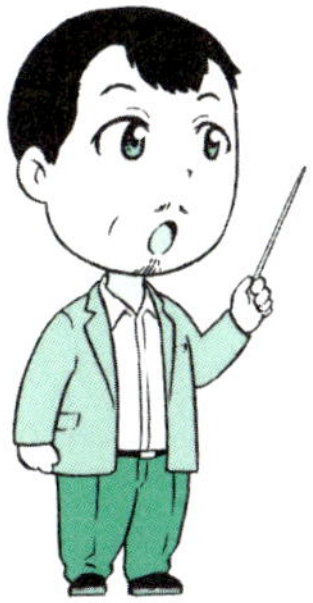

ペンシルベニア大学の研究グループは脳内部の神経線維の走行を可視化するのに、拡散テンソル画像（DTI）という特殊な技術を使ったんだ

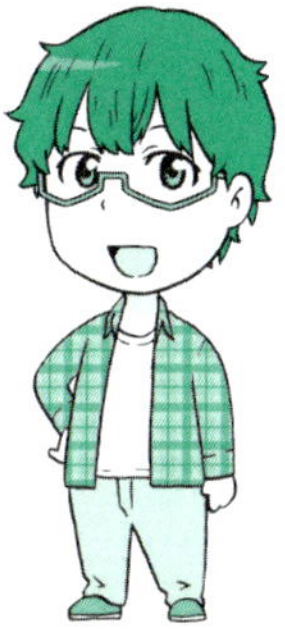

男女の脳の違いは、13歳以下ではほとんど見られず、14～17歳と17歳以上のグループで明確な違いが見られたらしいよ。男女の違いは、思春期を過ぎてから表れ始めるものだったんだね

＊ Ragini Vermaet al, University of Pennsylvania, PNAS 2013

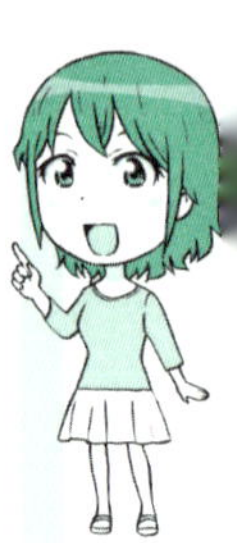

男と女の違い❷
男と女で得意なことが違う

男は空間認知力が高く 女は言葉の流暢性課題が得意

認知機能を調べるテストの中で、男女差がよく報告されているものがふたつあります。

ひとつはメンタルローテーション（※1）課題といって、図形を頭の中でグルッと回すとどうなるかといった課題です（左ページ参照）。イメージの生成や操作にかかわる空間認知力を調べる課題で、この成績は男性のほうがよくなります。

一方、「たとえば、〝か〟のつく言葉をできるだけあげなさい」といった言葉の流暢性《りゅうちょうせい》を問う課題では、女性のほうが成績のいい傾向にあります。

ただし、これらはあくまで集団での差です。ある男性と女性を比べたら、かならず男性のほうが上、あるいは女性のほうが上といった話ではありません。

女性のほうが 男性よりも優秀？

ダニエル・ウェバーらが50歳以上の男女を対象に行った調査（*）で、男女の能力差は年齢や出身地、大人になる前と中年期の生活環境や教育環境に関係することを見出しました。

同じ地域内で生活環境が改善し、平等に教育環境が与えられると、女性は男性より高い記憶力を示すとともに、男性優位とされている数学的能力などもその差がどんどん縮まることも示唆しています。

こういった女性優位の現象は50歳以上の男女でも現れているわけですから、女性雇用の促進や役員登用、女性医師の数を増やすことは、今すぐにも実施されるべきことでしょう。男女平等によって守られるべきは、男性のほうなのかもしれません。

※1【メンタルローテーション】
頭の中で二次元や三次元の物体をグルッと回転させる作業のこと。日本語では、「心的回転」という。空間認知力と関連すると考えられている。

＊ダニエル・ウェバーらが行った調査について
"Survey of Health, Ageing, and Retirement in Europe"（ヨーロッパの健康、老化、退職に関する調査）で50歳以上、13か国、3万1000人の男女に記憶力、数学的能力、言葉の流暢性などの認知機能テストを実施。ダニエル・ウェバーらが分析した。
：Weber D et al PNAS 2014

メンタルローテーション

見本と同じ図形を選ぶ認知機能テスト。
頭の中で回転させた図形をイメージするためには、
空間認知力が必要となる。

見本と同じものは、次のうちどれ？

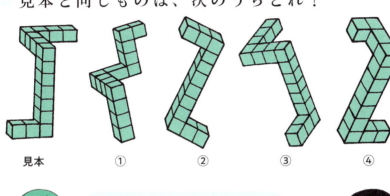

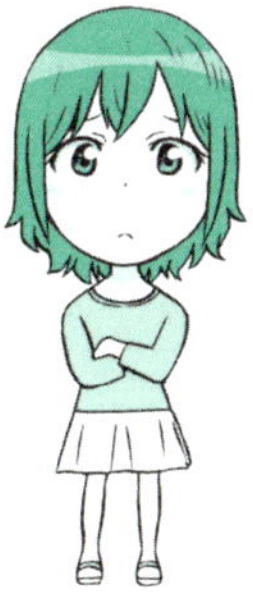

え〜っと……、こっち方向に回転させると……あれ？

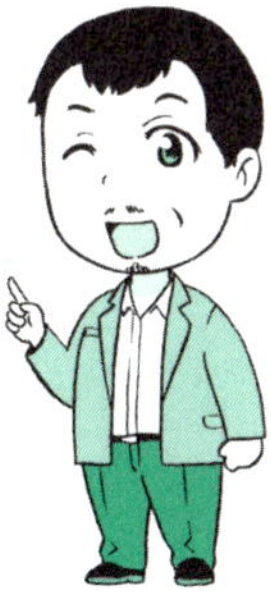

正解は③だよ。このテストの成績を比べると、たしかに男性のほうが優れている。でも、さほど差はない。集団としては男性のほうが得意といえるけど、個人差もあるから好成績を収める女性も一定数いるんだ

＊ Shepard & Metzler, Science 1971

メンタルローテーション課題に取り組んでいるとき、脳では空間認知にかかわる両側の頭頂葉と、動作イメージにかかわる運動前野などが主に活動しているよ

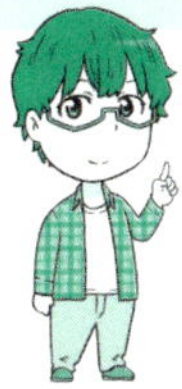

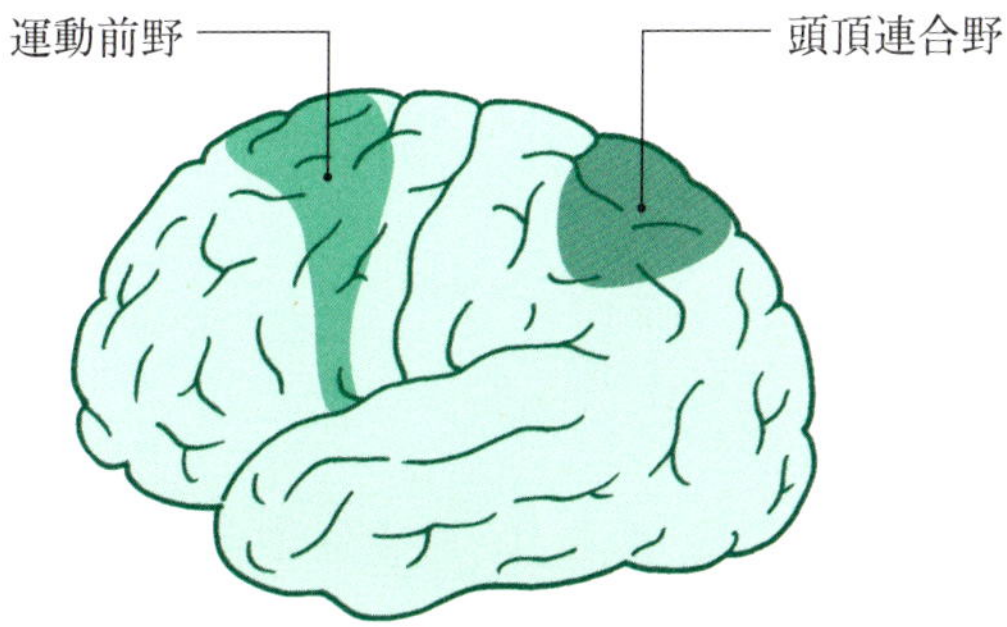

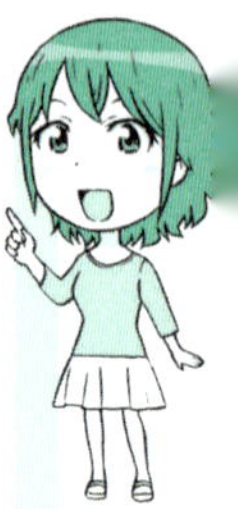

男と女の違い❸

男らしさ・女らしさは性ホルモンの影響

男と女の違いを生じさせる性ホルモン

性別の違いは、性染色体《せいせんしょくたい》（※1）と性ホルモンによって決定されます。性染色体は、XY型だと男性になり、XX型だと女性になります。つまり、Y染色体は性別を決定する特別な遺伝子で、この上に性決定因子《せいけっていいんし》があります。Y染色体を持つ胎芽《たいが》（※2）は、そこから男性ホルモンのシャワーを浴びて男性として発達していきます。

一方、性ホルモンには、男性ホルモン（テストステロンなど）と女性ホルモン（エストロゲンなど）があります。主に思春期の頃に体型的な性差を生じさせたり、精子や卵胞を成熟させたりします。つまり、男性ホルモンが男らしく、女性ホルモンが女らしい身体つきをつくっていくことになります。

男性はステータスを誇示したがる

テストステロンは変声や体毛が生えることに深くかかわります。動物のオスは、繁殖期にテストステロン濃度が上昇し、求愛行動をとるなどステータスを誇示するようになります。これはヒトにもいえることで、テストステロンを投与された男性は、同じ品物でも、よりステータス感の高いブランド品を選ぶ傾向が強かったのだかとか（＊）。男性度の高いヒトほど、ステータスにこだわるのかもしれません。

なお、男性には男性ホルモン、女性には女性ホルモンのみが分泌されていると思われがちですが、実は両方のホルモンが存在しています。男性には女性の半分程度の女性ホルモンが、女性には男性の10％程度の男性ホルモンが分泌されているのです。

※1【性染色体】 性決定因子。生物の性の決定に関係する遺伝子を含む染色体。X染色体、Y染色体などがある。

※2【胎芽】 受精から妊娠8週目より前までの赤ちゃんのこと。8週目以降は、胎児と呼ばれるようになる。

＊男性ホルモンとステータスについて
ペンシルベニア大のGideon Naveらは、243人の男性（18〜55歳）を対象に、半数にはゲル状のテストステロンを、半数にはプラセボを投与。そして、品質は同等だと感じられるが、ステータス感の異なるブランド品を2点1組で示し、どちらを好むか調べた。：G. Nave et al Nature Communications volume 9 2018

女性ホルモンと男性ホルモン

ヒトはもともと、女性の身体になるようにプログラムされている。
Y染色体を持つと、男性ホルモンのシャワーが
浴びせられ、男性化が始まる。

胎芽から大人になるまでの成長過程（男性の場合）

4〜6週目

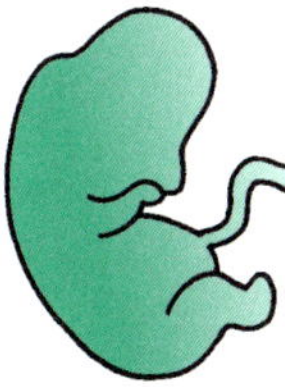

胎芽

受精から数週間以内に、ふたつの乳腺が形成され、わきの下から太ももまでつながっている細胞層を厚くしていく。やがてこれらの組織は小さくなって、ふたつの乳首を形成する。

胎児《たいじ》

性別を決定する特別な遺伝子であるY染色体が出現し、男であることを宣言すると、男性ホルモンのシャワーが浴びせられ、男性の身体へと発達を開始する。

12〜20週目

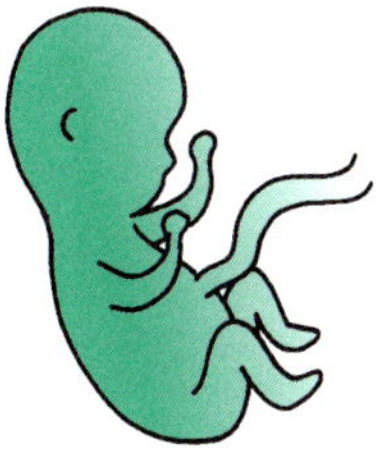

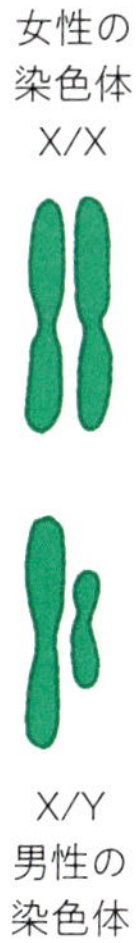
女性の
染色体
X/X
X/Y
男性の
染色体

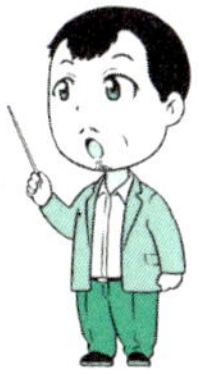

ヒトの細胞には46本の染色体が存在する。そのうち22組は常染色体、残りの1組が性染色体といって、X染色体とY染色体のペアなんだ

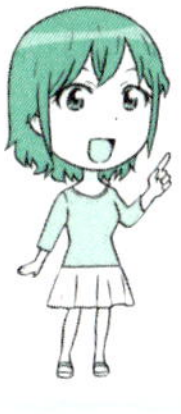

性染色体は、片方は母親から、もう片方は父親から受け継ぐ。性染色体がXXなら女の子、XYなら男の子になるのね

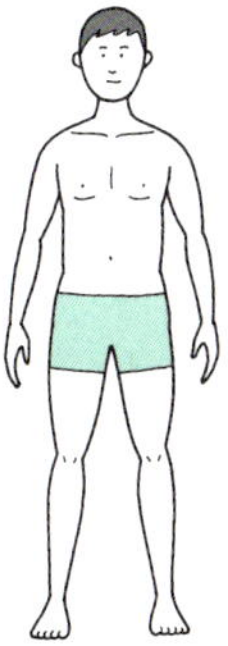

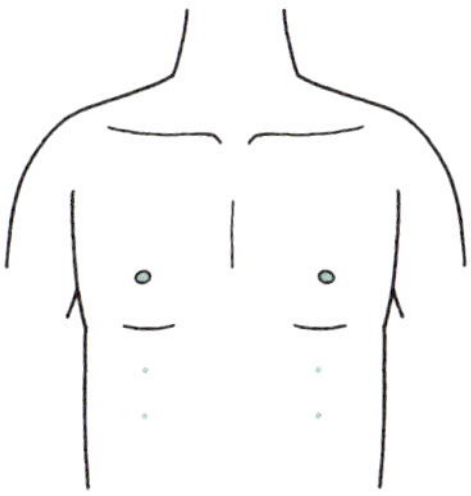

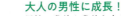

大人の男性に成長！

男性の乳首や乳首と太ももを結ぶ線上のシミは、初期設定が女性であったことの証しであり、その名残といえる。

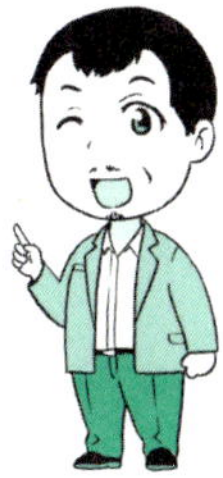

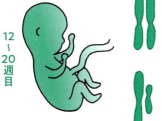

ちなみにヒトと同じ哺乳類でも、ネズミのオスには乳首の跡形はないんだよ。おもしろいよね

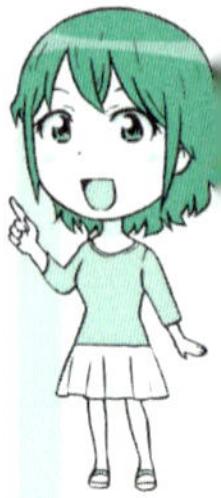

脳は恋をする❶ 見つめ合うことで絆は深まる

見つめ合うだけで オキシトシンが増える！

オキシトシンは信頼ホルモン、絆《きずな》ホルモンなどと呼ばれます。信頼できる人の声を聞いたり、スキンシップをとったり、見つめ合ったりすることで、分泌量が増えます。

このしくみは、イヌとその飼い主とのあいだでも成り立つことがわかっています。しばらくのあいだ見つめ合ったイヌと飼い主はともにオキシトシンの量が増えた、という報告があります（左ページ参照）。また、オキシトシンを嗅がされたイヌは、飼い主をより長く見つめるようになり、見つめられた飼い主はオキシトシンの分泌が増えたそうです。

どうやらオキシトシンには、互いの愛着を強める効果があるようです。ただし、飼い主をより長く見つめるようになるのは、メスイヌだけだそうです。

オキシトシンが 浮気防止にもなる？

オキシトシンを鼻腔《びくう》に投与されたヒトは、ヒトを信じやすくなったり、ヒトの気持ちを読み取りやすくなったりするともいわれます。また、オキシトシンを嗅がせると、ほかの異性を遠ざける効果があることも知られており、経鼻《けいび》スプレー（※1）が浮気防止（*）になるともいわれます。

たとえば、イヌと飼い主とが見つめ合い、オキシトシンが分泌されることで、互いにパートナーであると認め合う可能性があります。つまり、メスイヌはオスイヌを、飼い主は人間のパートナーを避けるようになってしまうかもしれません。ペットと見つめ合うことで癒《い》やされている人は、要注意です。

※1【経鼻スプレー】
自閉症スペクトラム障害のヒトに対するオキシトシン経鼻スプレーの有効性と安全性については、浜松医科大学精神医学講座・山末英典教授らの共同研究チームによる検証が世界で最初。

＊オキシトシンの作用についての実験
パートナー女性のいる男性にオキシトシンを鼻腔投与したところ、魅力的な見知らぬ女性に対してより距離を置くことを好むようになったのだとか。なお、この効果はパートナーのいない男性では認められなかった。
：The Journal of Neuroscience 2012

見つめ合いで絆が深まるしくみ

ヒトとイヌでも触れ合ったり、見つめ合ったりすることで、
オキシトシンが分泌されて、親密度が増す。

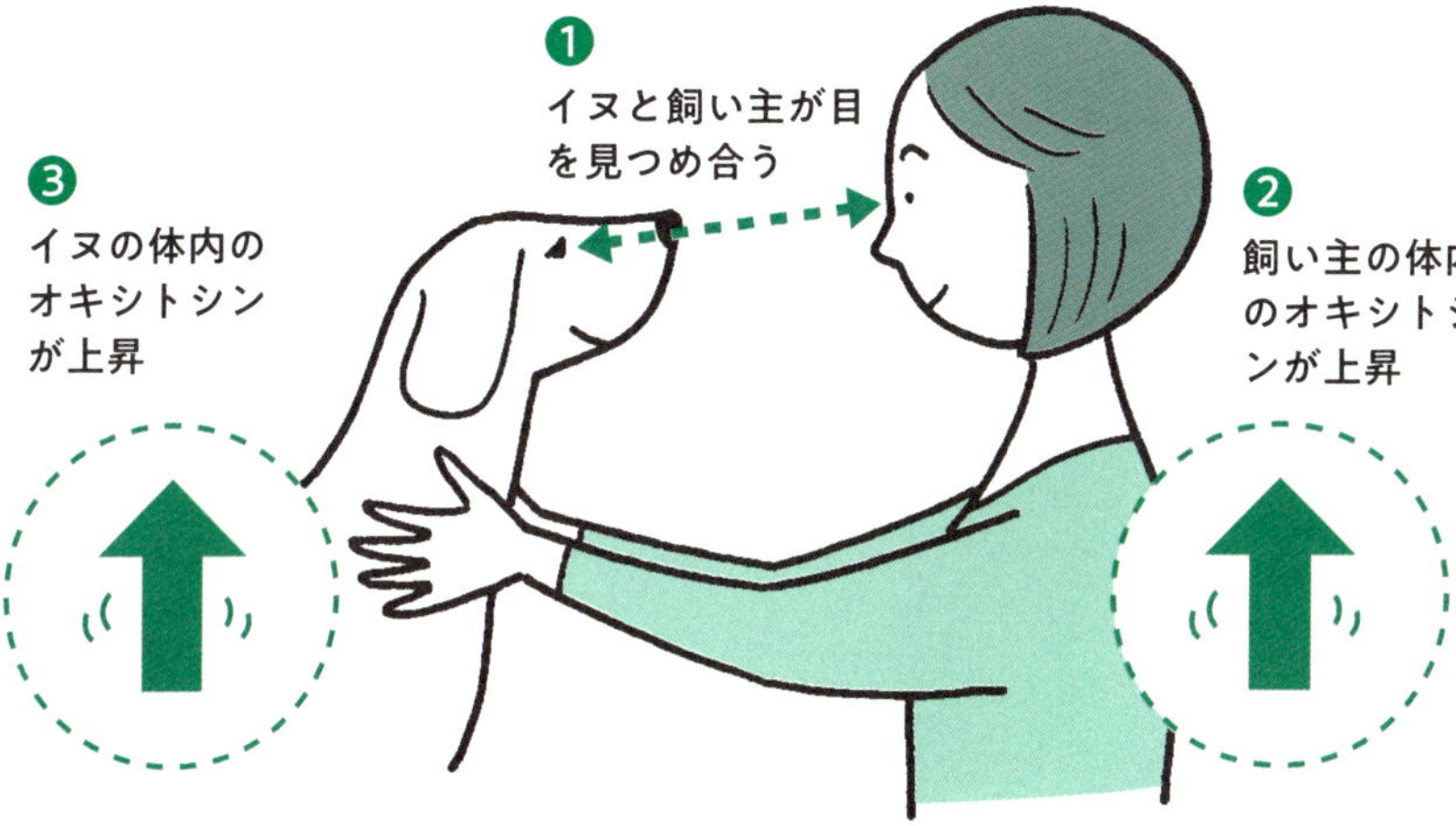
❶
イヌと飼い主が目を見つめ合う
❷
飼い主の体内のオキシトシンが上昇
❸
イヌの体内のオキシトシンが上昇

＊ Miho Nagasawa et al Science 2015

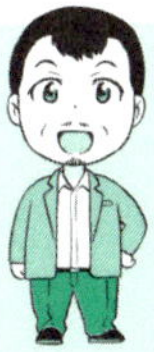

教えて！ひげ先生

自閉症スペクトラム障害のコミュニケーション改善にも有効？

自閉症スペクトラム障害は、表情や声色から相手の気持ちをくみ取ることがむずかしいといったコミュニケーションの障害のほか、興味や関心が偏りやすく、同じ行動を繰り返しやすい行動特性があるとされています。代表的な発達障害のひとつで、いまだその治療法は確立されていません。

健康なヒトの鼻腔にオキシトシンをスプレーすると、他者と信頼関係を形成し互いに協力しやすくなること、表情から感情を読み取りやすくなることなどが報告されていることから、自閉症スペクトラム障害の症状改善にも一定の効果があるのではないかと、検証が続けられています。

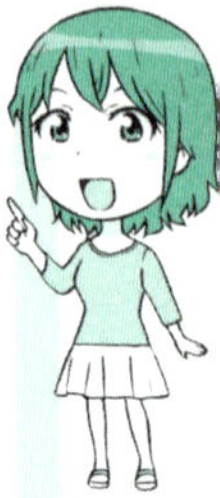

脳は恋をする❷ 一目ぼれは直感から始まる

恋のドキドキは ドーパミンがかかわる

大好きなヒトを見ると、腹側被蓋野《ふくそくひがいや》（ドーパミンに強く関与する報酬系の起始点）が活性化します。一方、相手を疑うことにかかわる扁桃体《へんとうたい》や頭頂側《とうちょうそく》頭接合部《とうせつごうぶ》の活動が低下します。

これは以前から明らかにされていたことですが、理化学研究所の研究チームは、熱愛中の恋人の写真を見たとき、ドーパミンの分泌が活性化する脳部位を調べるために、さらなる実験を行っています（＊1）。

この結果、恋人の写真を見たとき、報酬系の投射先にあたる内側眼窩前頭前野《ないそくがんかぜんとうぜんや》や内側前頭前野《ないそくぜんとうぜんや》で、ドーパミンの分泌が増していました。しかも、ドキドキ感が強いほど、その放出は増していたのだそうです。

情動と理性が 同時に働くこともある

別の研究では、デートイベントで出会ったヒトの写真をあとで見ているときの脳活動を調べたところ、前頭前野《ぜんとうぜんや》の腹内側部《ふくないそくぶ》（※1）の活動が、最終的に恋愛関係を求めるのか、拒否するのかを予測して決定していることがわかりました（＊2）。

その領域をさらに詳しく見ると、帯状《たいじょう》皮質《ひしつ》の一部と内側前頭前《ないそくぜんとうぜん》皮質《ひしつ》の一部あたりがとくに強く活動していたそうです。帯状皮質は身体的な美しさの判断にかかわり、内側前頭前皮質は相手のパーソナリティについての個人的な好みにかかわっていました。

この結果から、ちらっと見ただけの相手に対し、身体的、心理的な判断をほぼ同時に行って、恋愛の可能性を予測することもあるといえそうです。

＊1 理化学研究所の研究チームが行った実験
熱愛中の平均年齢27歳の男女計10人を対象に、恋人の写真と、異性の友達の写真を見せたときのドーパミン放出の違いを陽電子放射断層撮影法（ＰＥＴ）を使って調べた。：Takahashi K et al Frontiers in Humen Neuroscience. 2015

※1【前頭前野の腹内側部】
前頭葉の腹側から内側にあたる領域。情報を統合して行動を調節する機能にかかわる。眼窩前頭前皮質や内側前頭前野を含む。

＊2 クーパーらがfMRIを使って行った実験
：Cooper JC et al J Neurosci. 2012

“好き”で報酬系が活性化

好きなヒトを見ているとき、脳内ではほめられたときのように、
腹側被蓋野を起点とする報酬系が活性化し、
神経伝達物質のドーパミンが放出される。

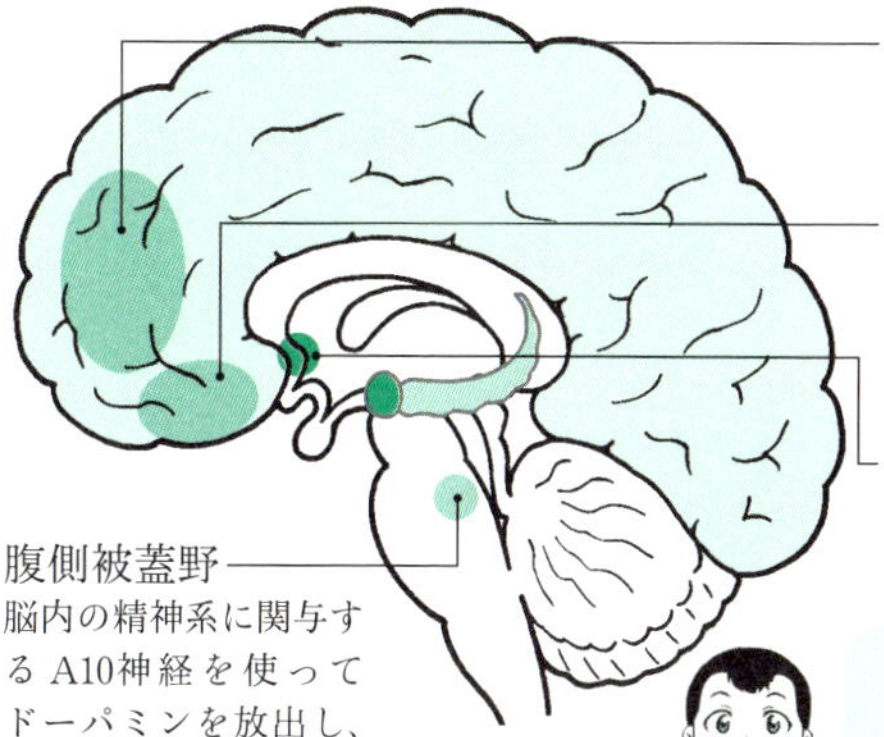

内側前頭前野
前頭葉の最前部にあたる前頭前野の中で、眼の上側に位置する領域。

内側眼窩前頭前野
前頭葉の中で、眼の裏側に位置する領域。ほめられてうれしいときなどに活動する。

側坐核
A10神経を抑制させて、過剰に放出されたドーパミンを減らす。

腹側被蓋野
脳内の精神系に関与するA10神経を使ってドーパミンを放出し、快感や興奮を引き起こす。

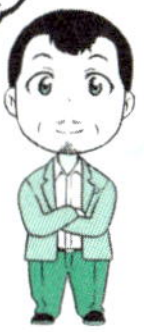

恋のドキドキは数年すると消えてしまうものだけど、70代でも10組に1組は相手の写真を見て報酬系が活性化したのだとか。いくつになってもパートナーを見てドキドキできる、そんな人生はすばらしいね♪

“好み”は操作できる

快《かい》にかかわる腹側被蓋野を直接刺激することで
好みを操作できることが、サルによる実験で示された。

実験

ふたつの画像をサルに見せ、どちらの像を好むかを把握する。
※動物の好みは、視線の停留時間から判断される。視線の停留時間が長いほうが好き。

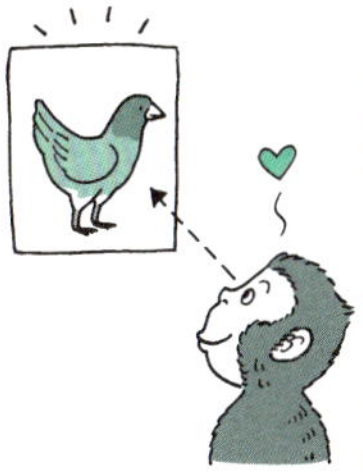

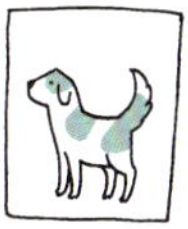

❶好みを把握
このサルはトリの像が好き。イヌの像は好きではない。

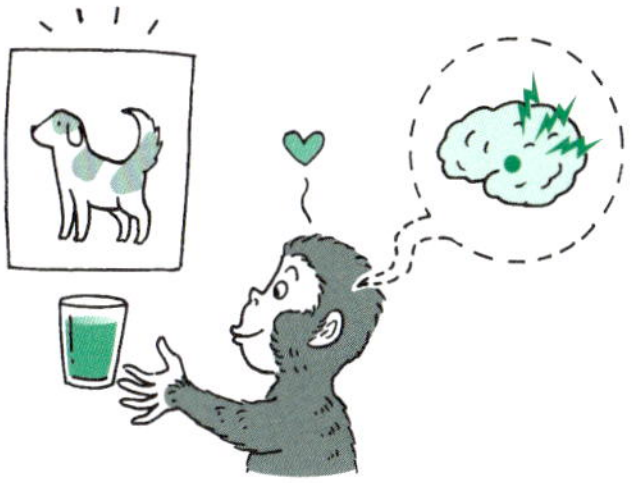

❷好みを操作
イヌの像を見せたときに、ジュースを与えることでVTA（腹側被蓋野：ドーパミンの起始点）を刺激する。

結果 好まなかったイヌの像を好むようになった！

＊ John T. Arsenault et al Curr Biol. 2014

脳は恋をする❸
目で追うから好きになる

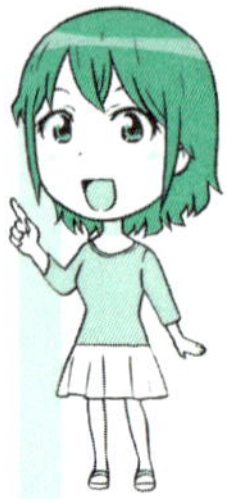

たくさん見ているうちに好きになる

好みのヒトに会うと、目線が釘付けになり、瞳孔《どうこう》（※1）が開いたりします。このような「好きだから見る」行動は、誰にでもわかりやすい行動といえます。

逆に、そんなに好きではなかったとしても、長い時間見ているうちに、いつの間にかそのヒトへの好感度が上がってくることがあります。

これは、心理学で知られる単純接触効果《たんじゅんせっしょくこうか》（※2）によるものです。たとえば、テレビなどで頻繁《ひんぱん》に見るタレントほど好感度調査で上位にランキングされる、あるいは嫌いランキング上位の人が同時に好きランキング上位にも入るということからもわかります。「好きだから見る」と「見るから好きになる」には、どんな関係があるのでしょう。

顔を向けて見ることに意味がある

前述の現象を、明らかにした実験報告があります（左ページ参照）。被験者に2枚の写真を表示時間を変えて提示し、好きなほうを選んでもらう実験です。結果、長く見せたほうが好かれました。この実験のポイントは、被験者に対して、左右交互に写真を提示したことです。

このことから、ヒトは無意識の行動に対しても意味付けしたがる傾向があると考えられます。この場合、「Aのほうに顔を向けてまで長く見ていたということは、きっと好きだからだ」という意味の後付けが働き、好きになったのではないかというのです。好意を持って見つめることは、恋を呼び込む手段ともいえそうです。

※1【瞳孔】
眼球の色がついている部分（虹彩）の真ん中にある円形の小孔。一般に「黒目」と呼ばれる。虹彩が伸び縮みをして瞳孔の大きさを変え、網膜に届く光の量を調整している。明るいところでは小さく、暗いところでは大きくなる。

※2【単純接触効果】
たくさん接したほうが好まれるようになる、という法則。

「見るから好きになる」のしくみ

「ヒトは好きだから見るのか、見るから好きになるのか」について、
下條信輔教授らが行った実験を紹介しておこう。

実験1

①被験者にとって好ましさが同程度の異性の顔写真を2枚用意し、ディスプレイの左右に同時に表示する。

②好みの異性の顔写真を選んでもらう。

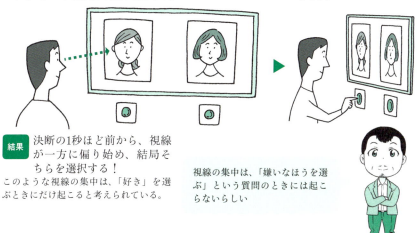

結果 決断の1秒ほど前から、視線が一方に偏り始め、結局そちらを選択する！

このような視線の集中は、「好き」を選ぶときにだけ起こると考えられている。

視線の集中は、「嫌いなほうを選ぶ」という質問のときには起こらないらしい

実験2

①被験者にとって、好ましさが同程度の異性の写真を用意する。2枚の顔写真を表示時間を変えて、左右交互に提示。一方は0.3秒、もう一方は0.9秒。

②好みの異性の顔写真を選んでもらう。

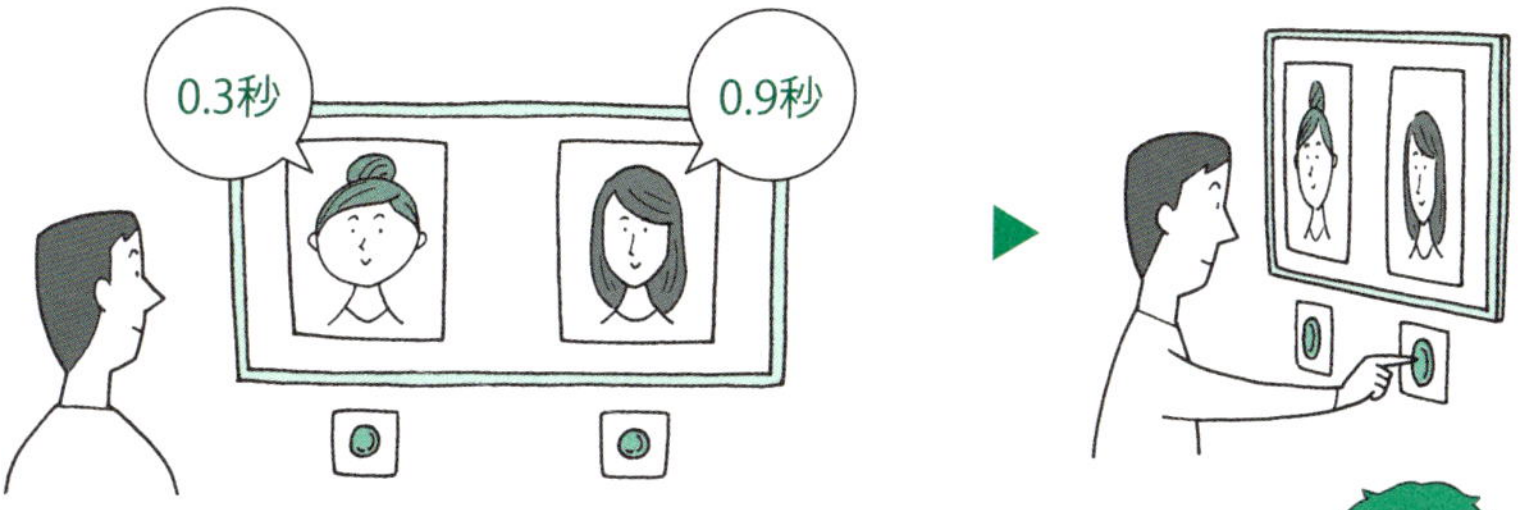

結果 表示時間が長かったほうが好まれる率が高かった！

長い時間見ているうちに、次第にそのヒトへの好感度が上がることがわかった。

首を動かしたり、眼球を動かしたり、そのヒトを見るためだけに「行動」するわけだから、その行動を解釈して、それだけ自分はそのヒトが好きだと思うんだね

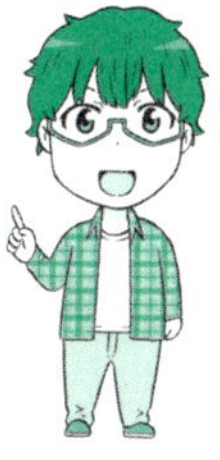

＊ Shimojo S. et al. Nature Neuroscience 2003

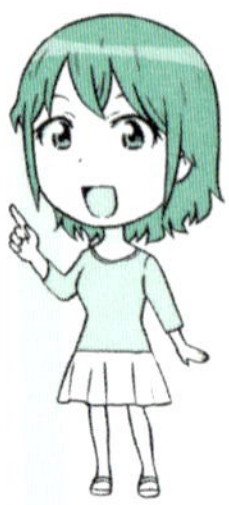

脳は恋をする❹ 相手は自分の右の顔を見ている

向かって左半分の顔で表情を判断しがち

ヒトは視野の右半分は左の視覚野《しかくや》で、左半分は右の視覚野で把握します。さらに、画像的処理には右の頭頂葉《とうちょうよう》がかかわっているため、たとえば他者の顔を見るとき、向かって左半分の顔（相手の右半分の顔）で表情などを判断しやすく、反対側は無視しやすいことが知られています。左半分の顔が笑っていれば、笑っているように見えるわけです。

レオナルド・ダ・ヴィンチの名画『モナ・リザ』（※1）をよく見ると、向かって左側の顔は無表情で、右側の口角が少しだけ上がって微笑んでいるように見えます。この絶妙なバランスが、なんとも不思議で魅惑的な〝神秘の微笑み〟などと呼ばれる表情を生み出しているのかもしれません。

鏡を見て化粧をするなら左よりも右を意識する

左視野を重視し、右視野を無視しがちなヒトの性質はシュードネグレクト（※2）といって、さまざまな場面で見られます。たとえば魚屋では、どの魚も頭を左に、尾を右に向けて置かれます。これは図鑑でも、皿の上の焼き魚でも同じはず。ヒトは無意識のうちに、左重視の生活をしているのです。

そうなると、気を付けたいのは鏡を見ているときです。鏡を見ながら髪の毛をセットしたり、化粧をしたりすると、鏡に映る自分の左半分が気になって、つい左重視の身だしなみになってしまいがち。ところが、他人が注目しているのは相手の視野の左半分ですから、自分の「右側」になります。左半分にばかり気を取られないように注意しましょう。

※1【モナ・リザ】
『モナ・リザ』は、ルネサンス期イタリアの巨匠レオナルド・ダ・ヴィンチ（1453－1519）による油彩画。上半身のみが描かれた女性の肖像画で、世界でもっとも知られた美術作品ともいわれている。モナは婦人、リザはエリザベッタの愛称を意味する。

※2【シュードネグレクト】
視野の左半分を重視して、右半分を無視しがちなヒトの性質のこと。

顔のどちら側を見ている？

「笑顔」と「困り顔」を半分ずつ組み合わせた絵を見たとき、
ヒトは左半分と右半分、どちら側の表情を見て
その気持ちや感情を判断しているのだろう。

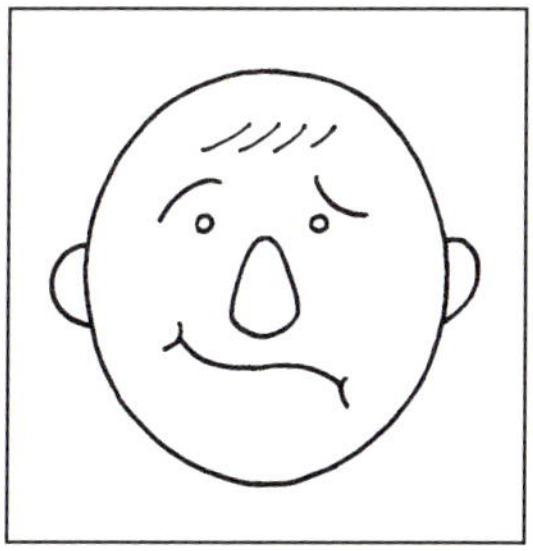

笑っているように見える

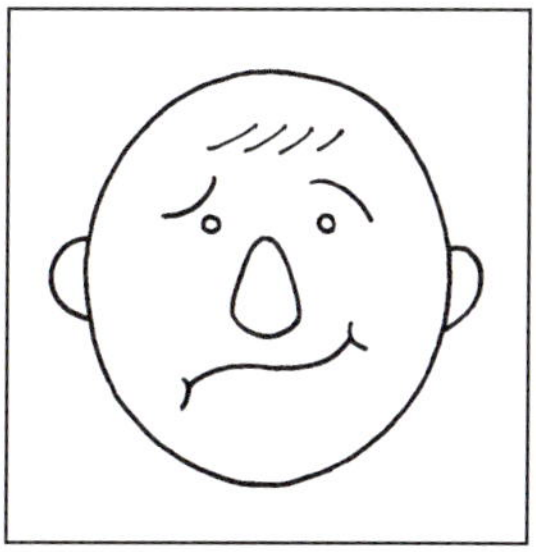

困っているように見える

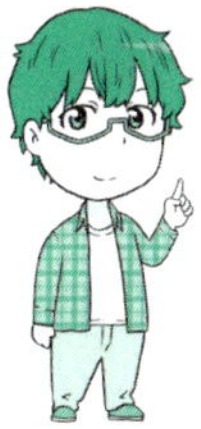

組み合わせ方を左右反対にしただけの２枚の絵を見て、左の絵は「笑っている」ように、右の絵は「困っている」ように見える。ヒトは向かって左半分の表情で理解しようとしていることがよくわかるね！

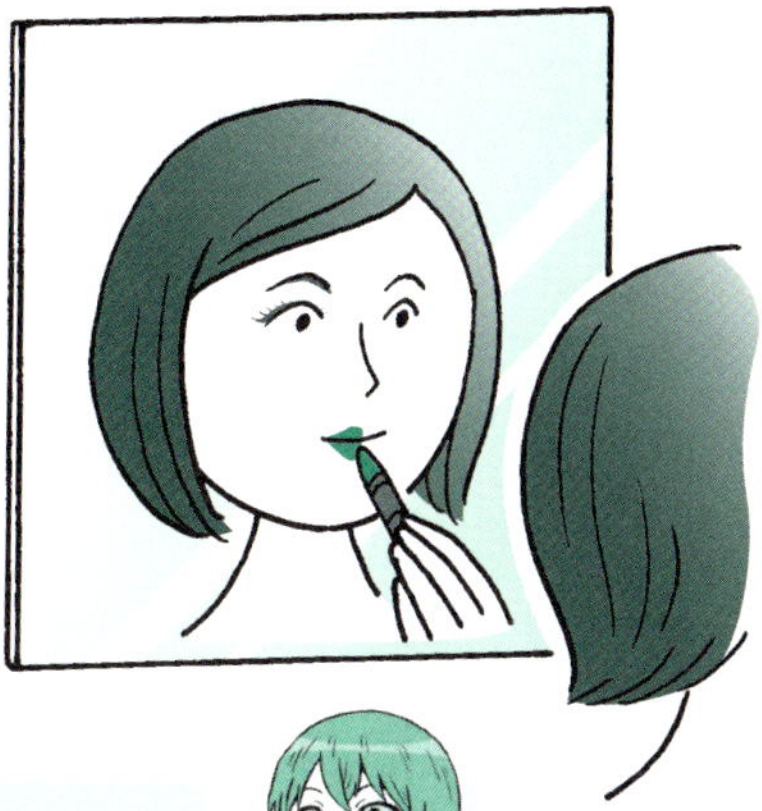

鏡を見たときに気になる「自分の左側」は、相手から注目されるほうとは反対になるよ。だから、左側ばかり気にしても、相手はあまりそっちを見ていない可能性が高いね

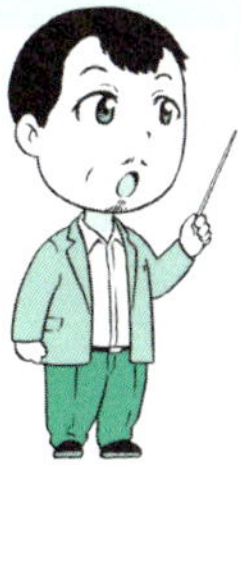

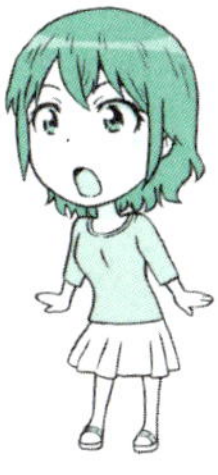

それなら急いでいるときは、「自分の右側」を重点的に整えて化粧しようかしら！

「気持ちいい」はどこからくるの？

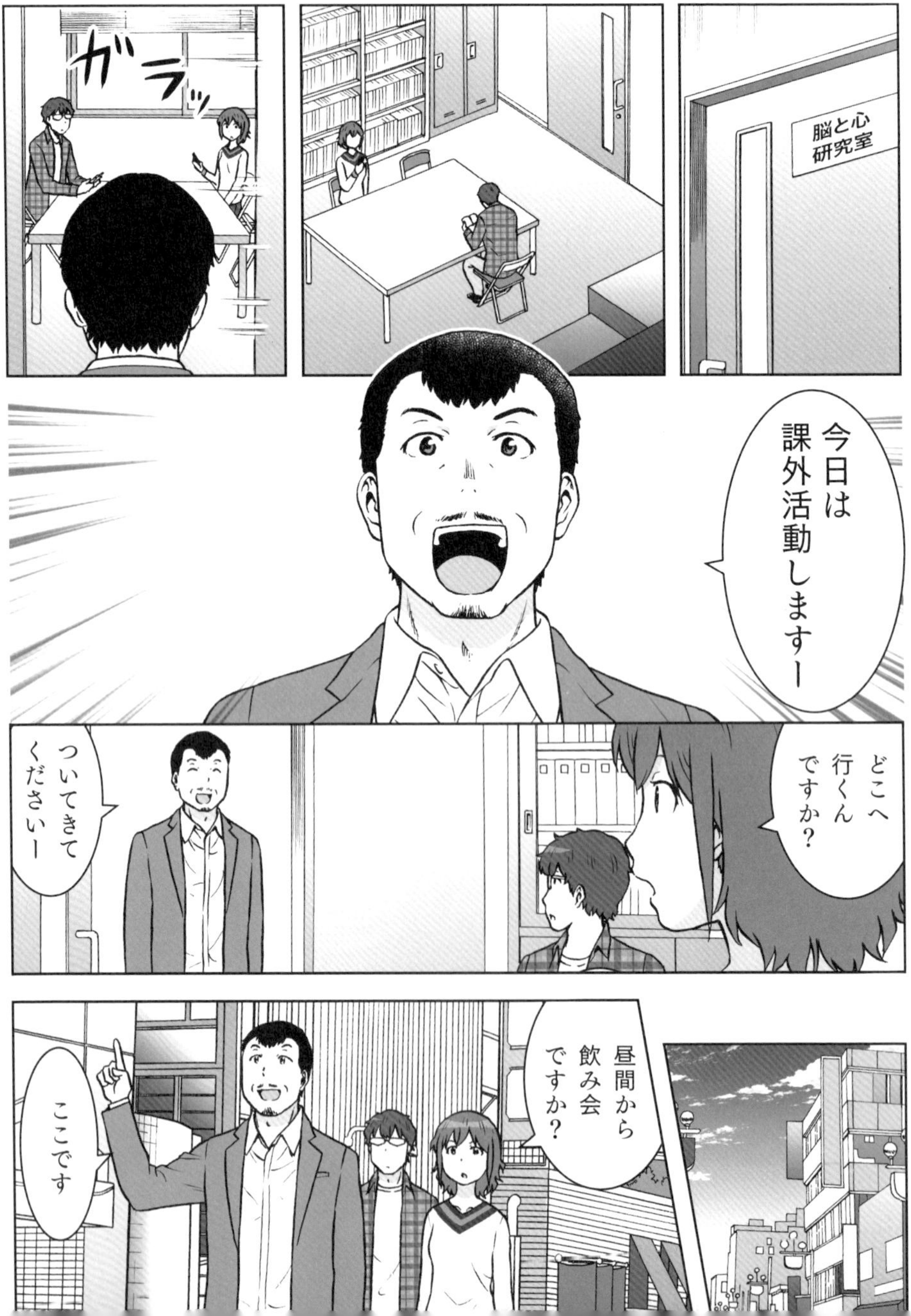
脳と心
研究室
ガラッ
今日は課外活動しますー
どこへ行くんですか？
ついてきてくださいー
昼間から飲み会ですか？
ここです

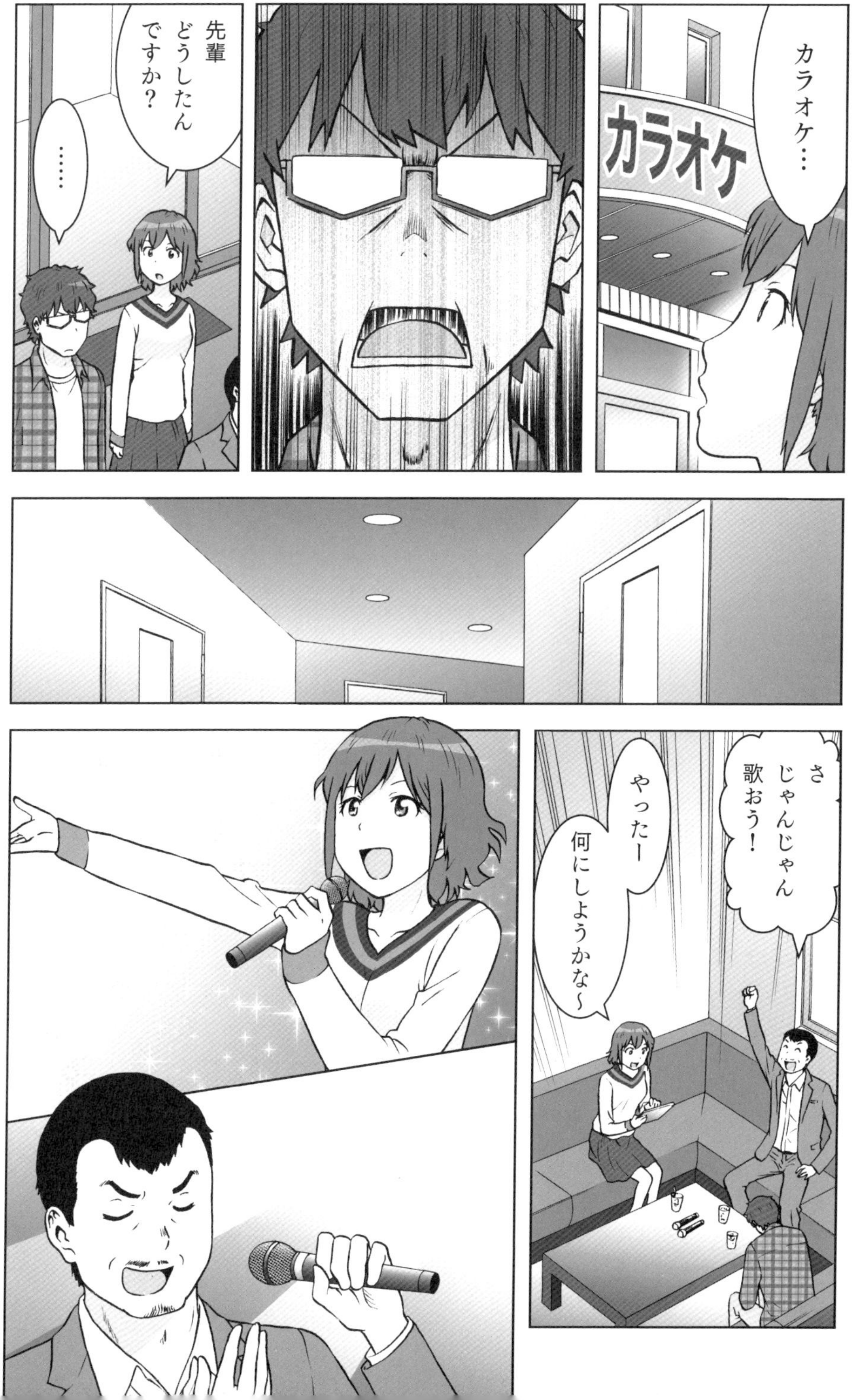
カラオケ…
カラオケ
先輩どうしたんですか？
……
さ じゃんじゃん歌おう！
やったー 何にしようかな～

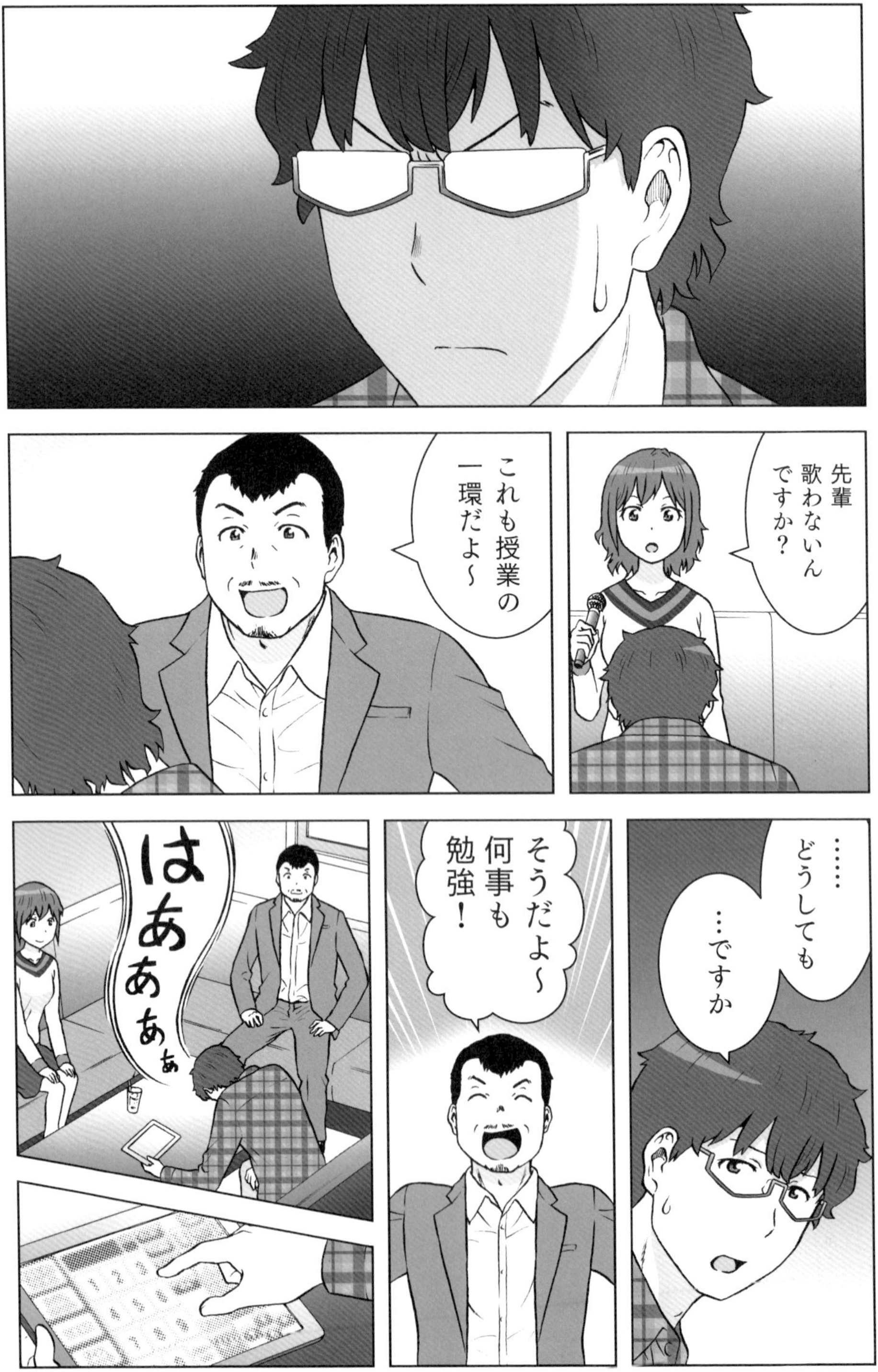
先輩
歌わないんですか?
これも授業の一環だよ～
……どうしても…ですか
そうだよ～何事も勉強!
はああああ

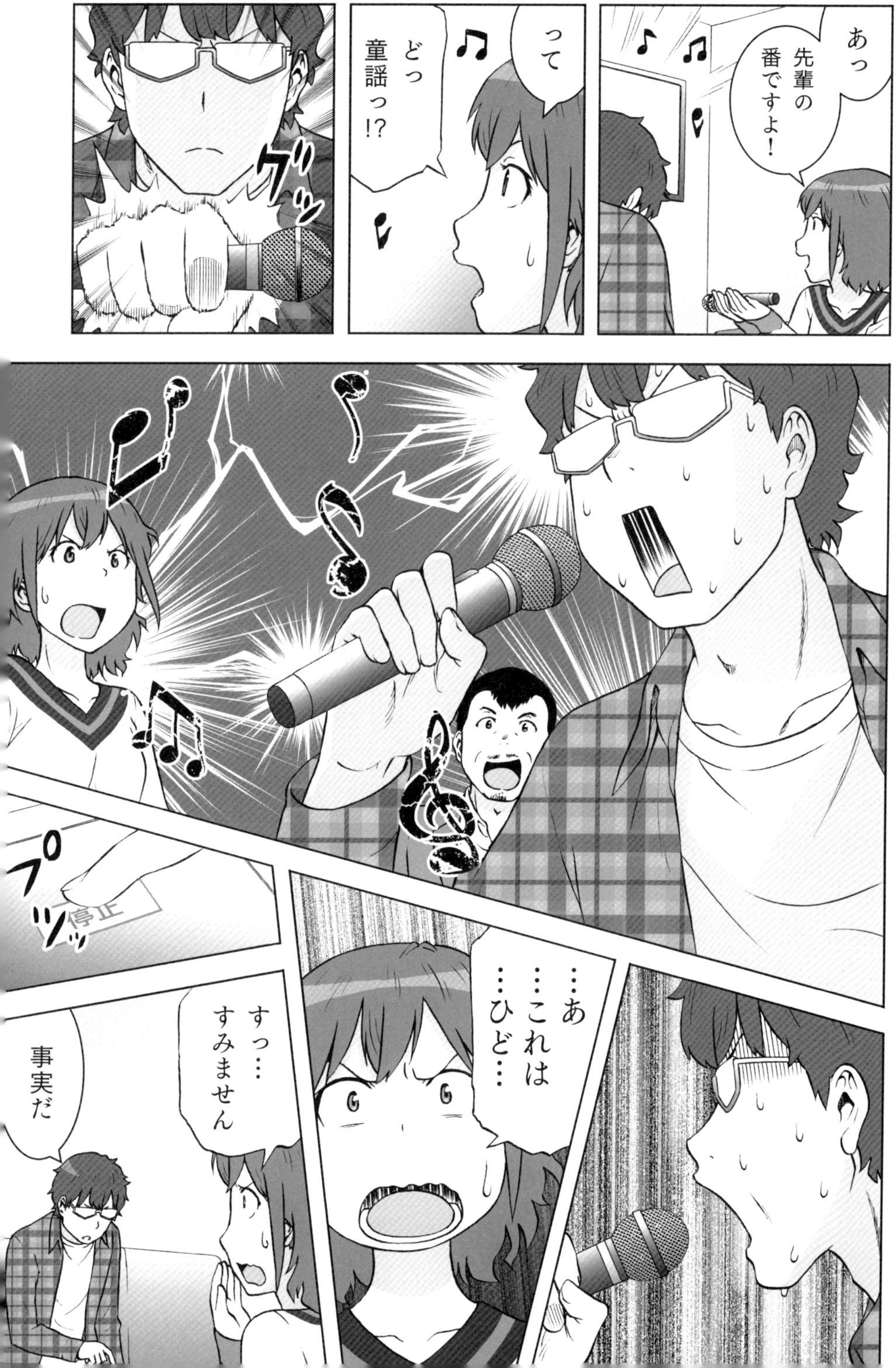
あっ 先輩の番ですよ！
って
どっ 童謡っ!?
グッ
プツッ
停止
…あ …これは …ひど…
すっ… すみません
事実だ

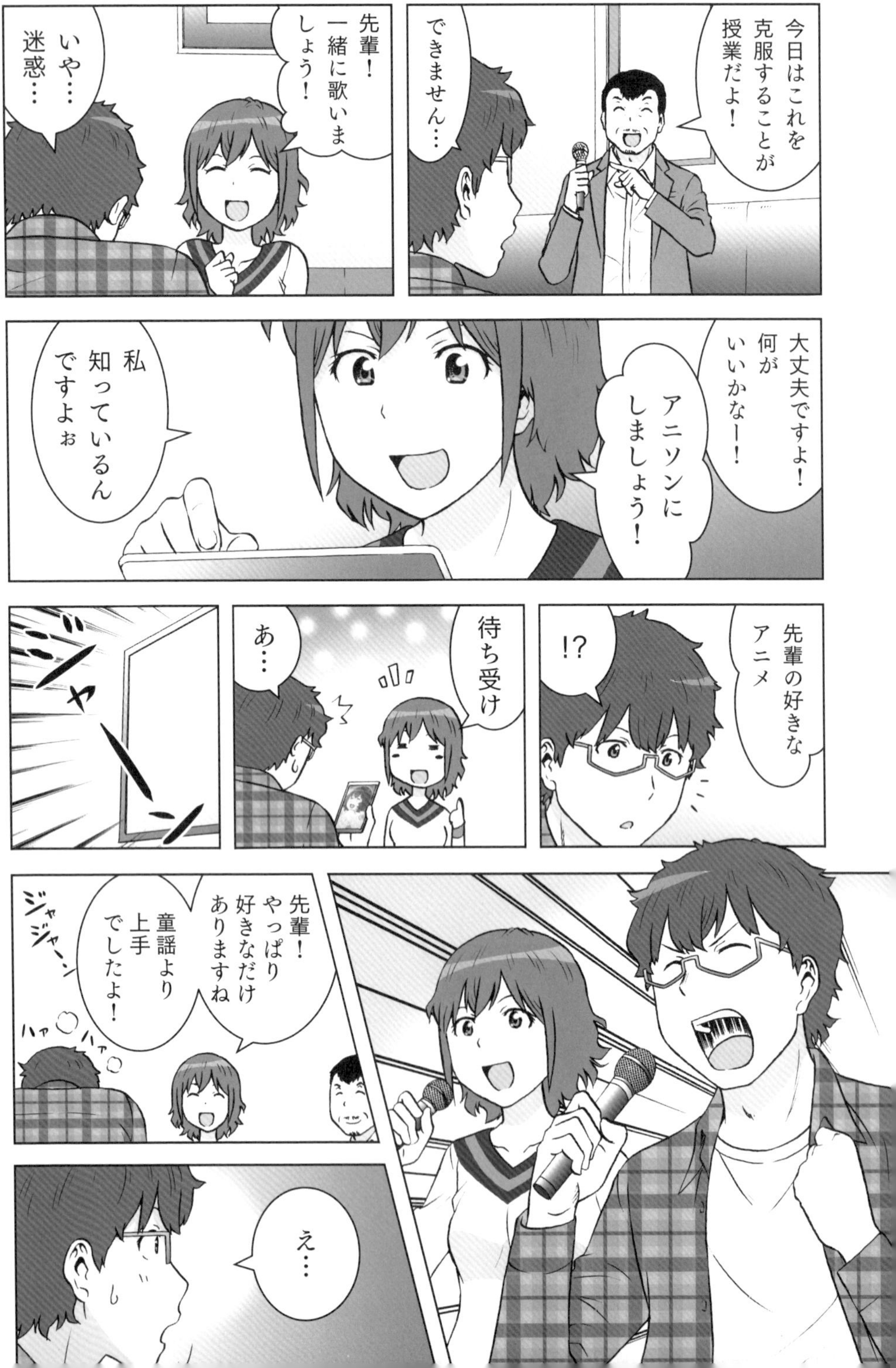
今日はこれを克服することが授業だよ！
できません…
先輩！一緒に歌いましょう！
いや…迷惑…
大丈夫ですよ！何がいいかなー！
アニソンにしましょう！
私知っているんですよぉ
先輩の好きなアニメ
!?
待ち受け
あ…
ジャーーン
先輩！やっぱり好きなだけありますね 童謡より上手でしたよ！
ジャジャーン
ハァハァ
え…

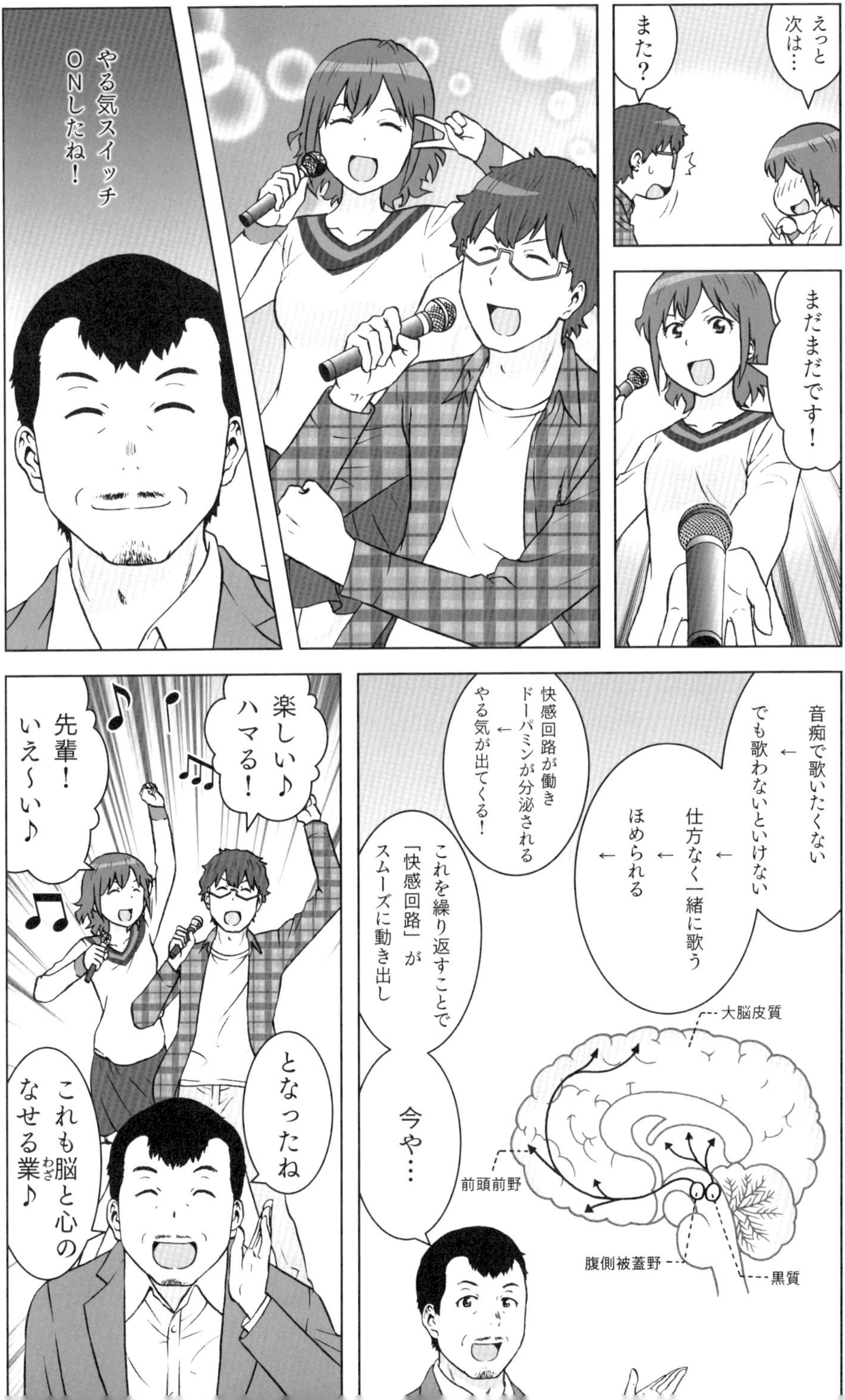
えっと
次は…
また？
まだまだです！
やる気スイッチ
ONしたね！
音痴で歌いたくない
← でも歌わないといけない
← 仕方なく一緒に歌う
← ほめられる
← 快感回路が働き
ドーパミンが分泌される
← やる気が出てくる！
これを繰り返すことで
「快感回路」が
スムーズに動き出し
今や…
大脳皮質
前頭前野
腹側被蓋野
黒質
楽しい♪
ハマる！
先輩！
いえ～い♪
となったね
これも脳と心の
なせる業《わざ》♪

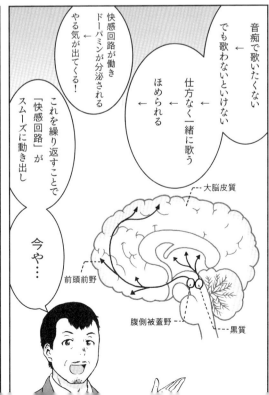

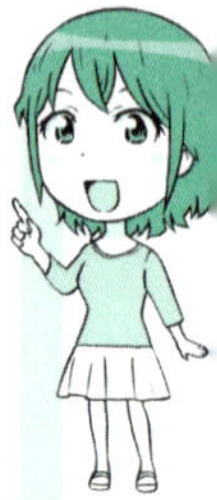

脳はだまされる 信じることで前向きになれる

効くといわれた薬は実際に効く？

治療効果がないはずの偽せ薬（プラセボ（※1））にもかかわらず、薬を飲んだだけで痛みが軽減することがあります。これをプラセボ効果といいます。

実際、鎮痛剤と表示されたプラセボと表示された本物の鎮痛剤とで効果の違いを調べたところ、その効果は同程度だったといった報告もあります。さらに興味深いことに、プラセボであることを承知のうえで飲んでも、痛みの緩和が認められたと報告されています。

また、別の報告で、薬剤の効果への期待が大きいほど、側坐核《そくざかく》におけるドーパミン（※2）の分泌量が高まることも示されました。このことが、痛みのマスキングにつながっていたと考えられます。

ドーパミン神経系はだまされやすい

ドーパミン神経系はだまされやすいため、痛みだけでなく、心地よさやおいしさなどの感覚についても、周りの環境や期待値に大きく影響されると考えられています。

たとえば、高価なワインだとか、一流のシェフがつくっているなどの情報が与えられると、おいしいと評価されやすくなります。主観的なおいしさは、おおいに変わりやすいということです。

このように、ウソかホントかわからなくても痛みは治まりやすく、おいしさもアップするとするならば、事実に固執《こしつ》することもないのかもしれません。それよりも、「大丈夫」と信じているほうが、ネガティブな感情が抑えられていいのかもしれません。

※1【プラセボ】有効成分を含まない、本来治療効果のないはずの薬のこと。

※2【ドーパミン】脳内において快情動、運動調節、ホルモン調節、意欲、学習などにかかわる神経伝達物質。ドーパミン神経系には、報酬系と運動調整系がある。

プラセボ効果が働くメカニズム

ドーパミン神経系のうち、腹側被蓋野にあるA10神経を含む回路を報酬系という。報酬系は、快感回路ともいわれ、心地よさやおいしさなどの感覚と深くかかわっている。

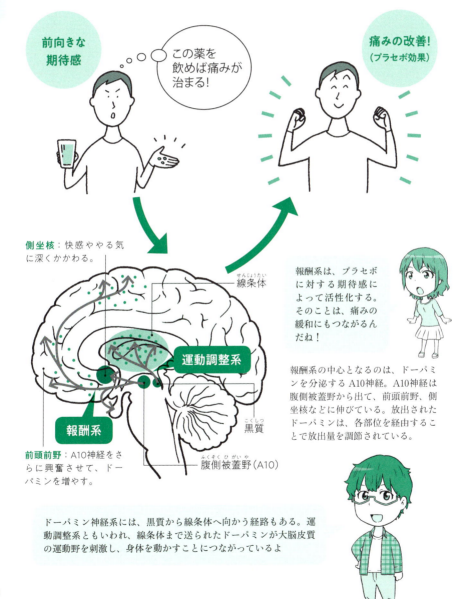

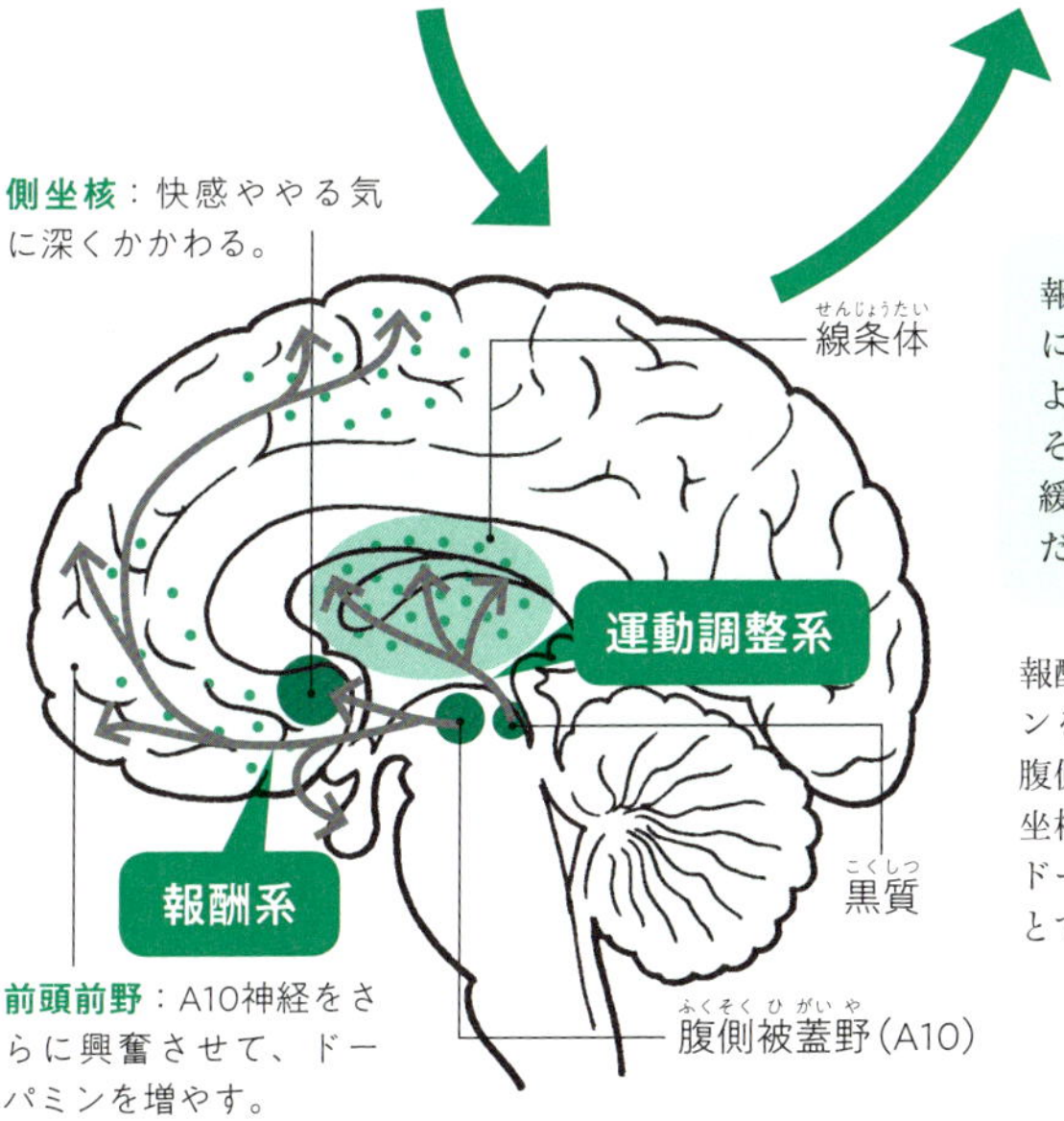

報酬系は、プラセボに対する期待感によって活性化する。そのことは、痛みの緩和にもつながるんだね！

報酬系の中心となるのは、ドーパミンを分泌するA10神経。A10神経は腹側被蓋野から出て、前頭前野、側坐核などに伸びている。放出されたドーパミンは、各部位を経由することで放出量を調節されている。

ドーパミン神経系には、黒質から線条体へ向かう経路もある。運動調整系ともいわれ、線条体まで送られたドーパミンが大脳皮質の運動野を刺激し、身体を動かすことにつながっているよ

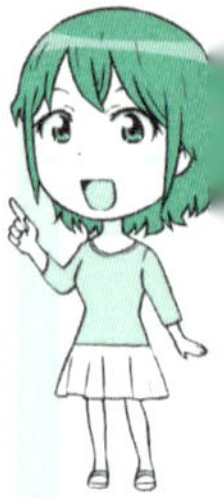

脳はマネをする
相手が笑えば、笑いたくなる

他者の動きを見ているだけで活動する細胞がある

脳には、目の前にいるヒトの動作や感情を写し取るミラーニューロンシステムがあります。

ミラーニューロン（※1）とは、1996年にイタリアにあるパルマ大学のリゾラッティ教授らのチームが、マカクザルの脳活動を調べていたときに、偶然発見された神経細胞です。

ものをつかむ行為と運動前野《うんどうぜんや》（※2）の関係を観察していたとき、実験者が何かに手を伸ばしたところ、それを見ていたマカクの運動前野の腹側部に反応が起きたのです。ヒトでは、言語野にあたる部位です。実際には手を動かしていないのに、脳には他者の動きを見ているだけで活動するニューロン（神経細胞）があることが示されていました。

相手が笑えば自分の脳も笑っている

ある実験で、他者の笑っている顔を見ているとき、自分が笑っているときと同じような脳活動を示すことが明らかになりました（94ページの図参照）。たとえば、Aさんが何気なく不機嫌《ふきげん》な表情を見せたとして、それを見たBさんの脳は同じように不機嫌になり、表情に表れるのです。すると、そんなBさんの表情からAさんは無意識のうちに不機嫌さを読み取り、さらに不愉快になっていきます。このように、表情を介《かい》して互いの気持ちが同調していくことが考えられます。

こうした現象は親しい間柄《あいだがら》であればあるほど起きやすく、女性と男性では、女性のほうがより同調しやすいともいわれます。

※1【ミラーニューロン】
脳内にある神経細胞のひとつ。自分が行為を実行するときにも、他者が同様の行為をするのを観察するときにも活動する。

※2【運動前野】
前頭葉にある一次運動野の前方、前頭前野の後方に位置する。脳幹や脊髄に直接つながり、運動の実行に関与する。また、感覚情報に基づく運動、他者の運動内容の理解（ミラーニューロン）などにかかわる。

ミラーニューロンが働くしくみ

誰かと向き合っているとき、脳は無意識的に、
相手の動きをマネして理解しようとするため、
脳内は同じような活動をしている。

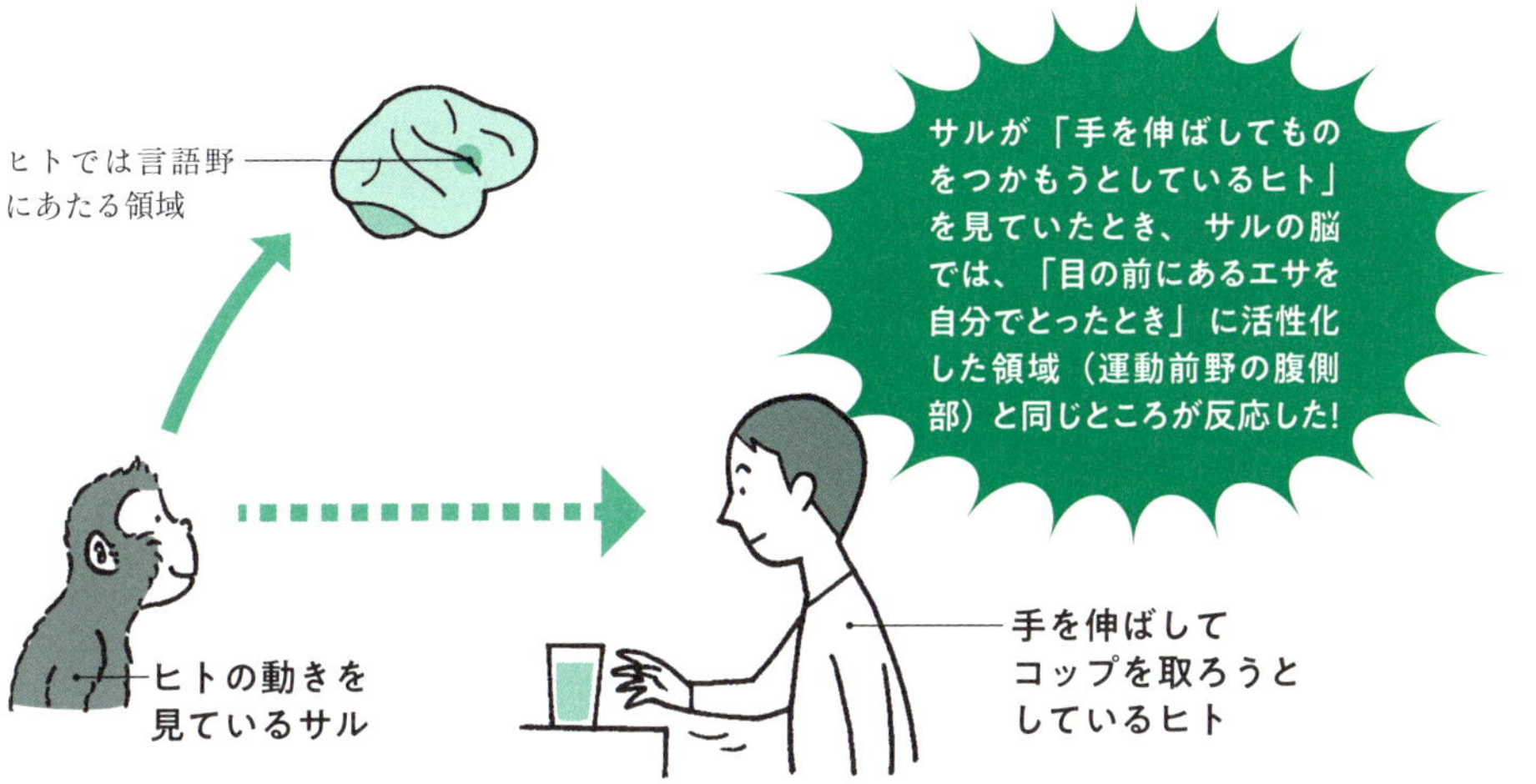
ヒトでは言語野
にあたる領域
サルが「手を伸ばしてものをつかもうとしているヒト」を見ていたとき、サルの脳では、「目の前にあるエサを自分でとったとき」に活性化した領域（運動前野の腹側部）と同じところが反応した!
ヒトの動きを
見ているサル
手を伸ばして
コップを取ろうと
しているヒト

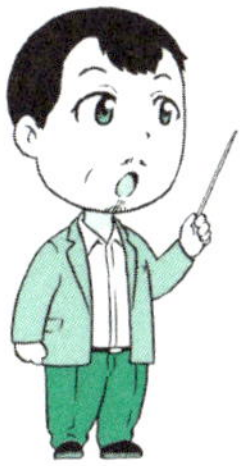

目で見た動作を、自分の脳の中で再現しているうちに、“自分も同じように動け”という命令を無意識に出しているらしい

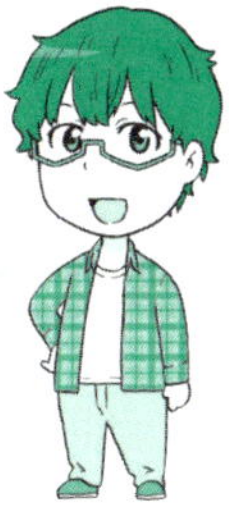

この命令によって、実際に手が動くこともあれば、動かないこともあるよ

ミラーニューロンがある脳領域

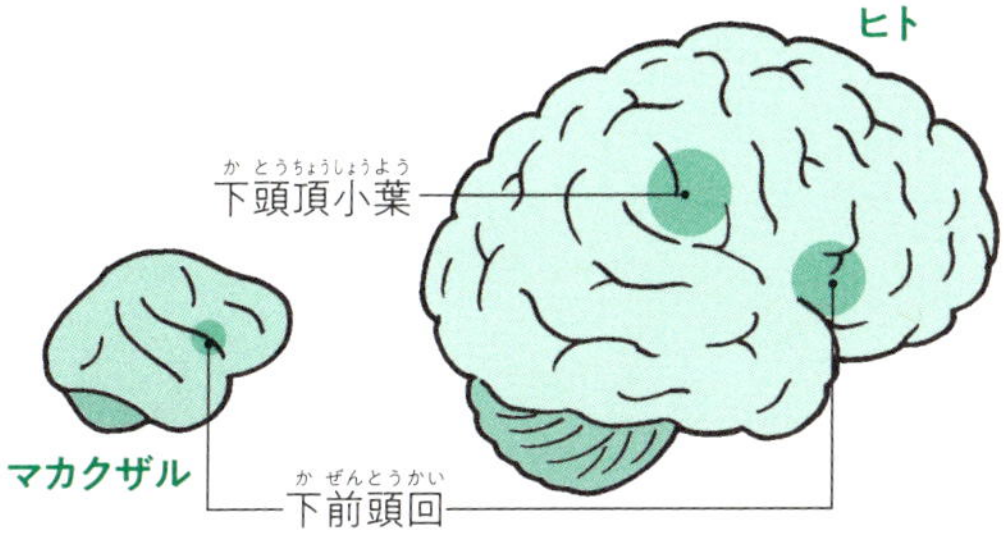
ヒト
下頭頂小葉《かとうちょうしょうよう》
マカクザル
下前頭回《かぜんとうかい》

1996年、最初に発見されたマカクザルのミラーニューロンは運動前野の腹側部にあった。ヒトの場合は、言語野（ブローカ野）と下頭頂小葉付近でとくに多くのミラーニューロンが認められている。

＊ Giacomo Rizzolatti et al Cognitive Brain Research 1996

ミラーニューロンが働かない!?

目で見た動作と同じように働くことで、相手を理解しようとしているため、
その動作を制限されると相手を理解しにくくなり、
困惑してしまう傾向があるらしい。

ミラーニューロンシステムによって、笑顔をつくるときの感覚を通じて、目の前のヒトが「楽しい」と感じていることを理解する。

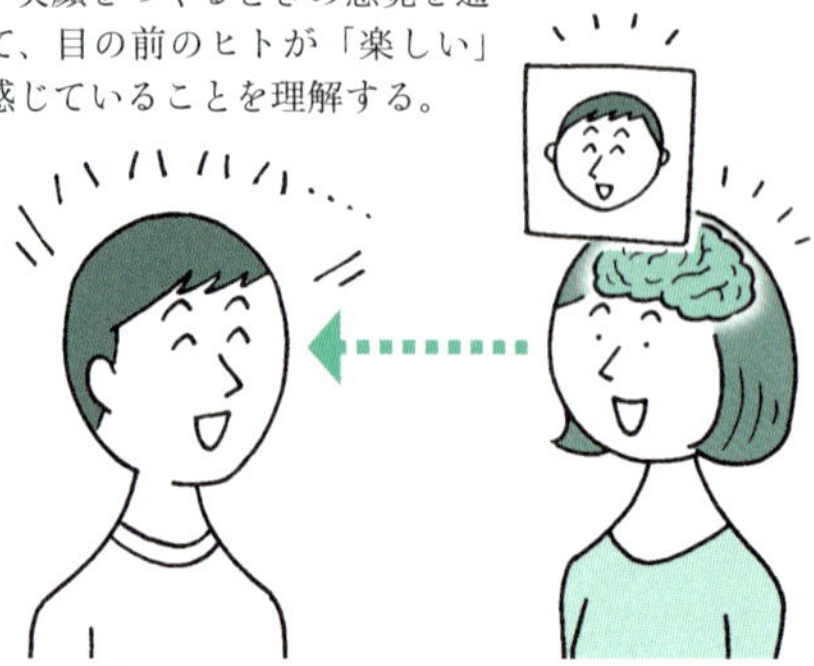

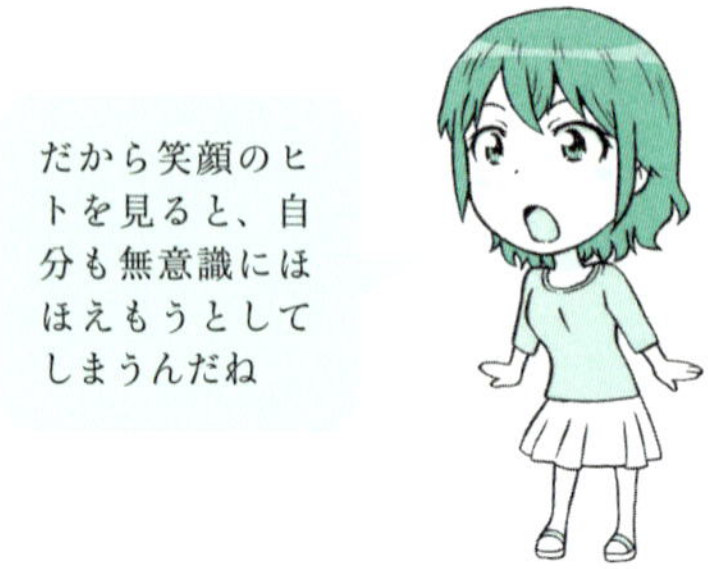
だから笑顔のヒトを見ると、自分も無意識にほほえもうとしてしまうんだね

そこで！
「顔の筋肉が動かせない状況で表情を読み取ることができるか」を実験。

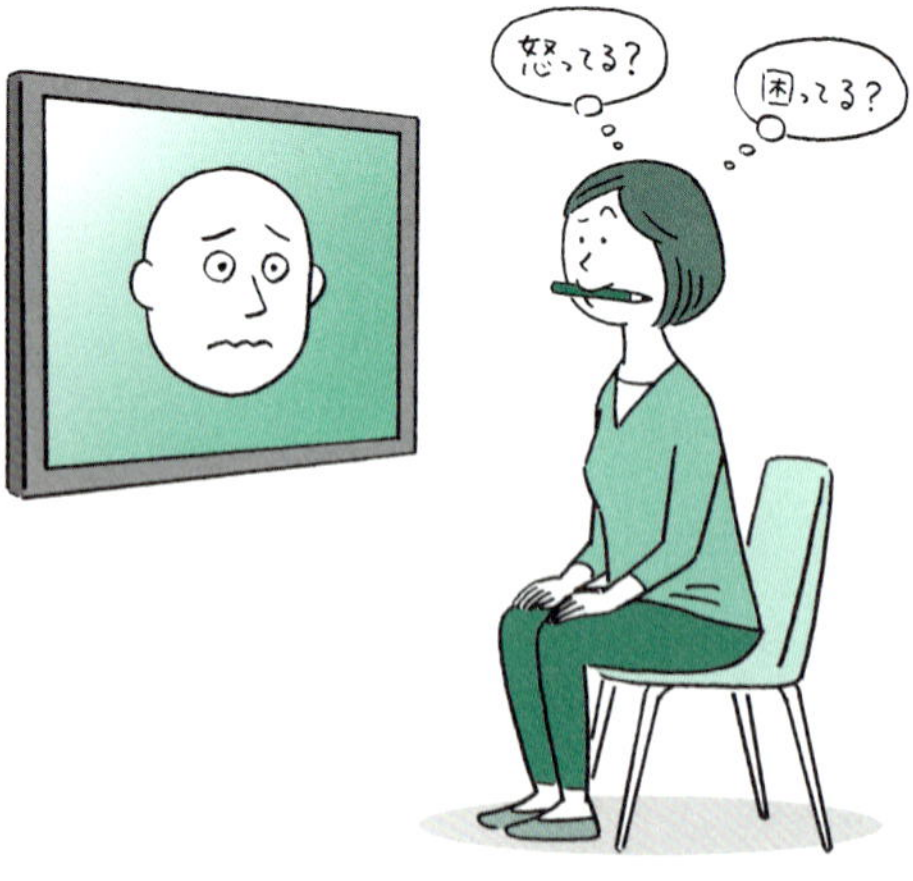
怒ってる?
困ってる?

鉛筆を口にくわえることで、顔の筋肉を動かせないようにする。

結果 自分の顔の表情を動かせないと、相手の微妙な表情がわからなくなる！

鉛筆をくわえていると、顔の筋肉の動きが制限される。すると、目の前のヒトの表情をマネすることができなくなり、相手の心を読み取りにくくなってしまったんだ

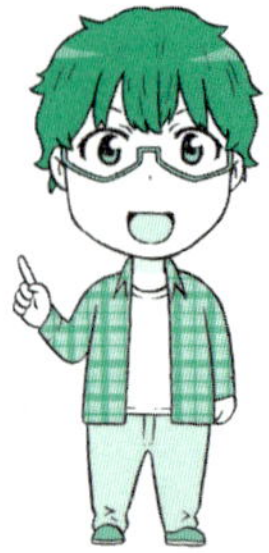

リスク行動も同調する

リスクのある賭け事の決定に、他者の決断が影響することが報告されている。リスクのある賭け事の決定に、他者の決断がどう影響するかを調べた実験を紹介する。

実験：空気入れを使って風船をふくらませて、金銭を得る課題

実験は、18〜25歳の学生52人を対象に行われた。

1

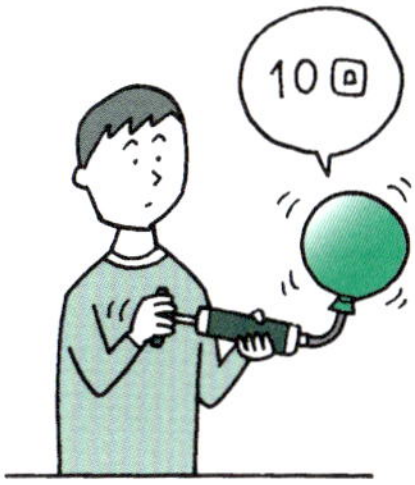

空気入れのレバーを押して、風船をふくらませる課題を与える。レバーを押す回数が多いほど、たくさんの報酬がもらえる。ただし、風船が割れたら報酬はゼロ。１回目は自分の思うとおりに挑戦してもらう。

2

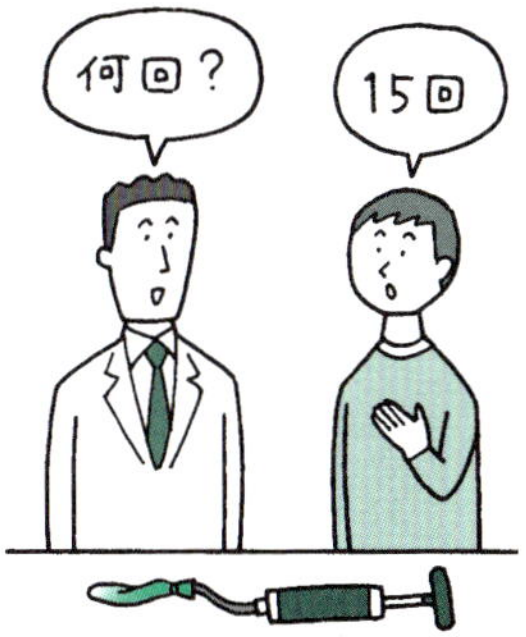

１回目を終えたところで、２回目は何回レバーを押そうと思っているか被験者に個別に聞く。

3

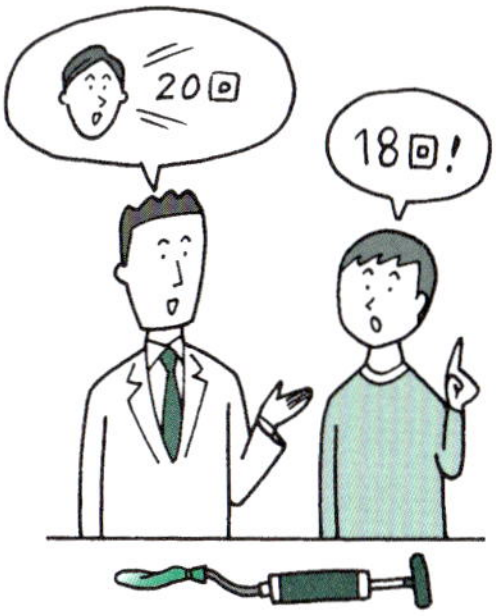

その後、ほかの被験者が何回レバーを押すといっているか教え、もう一度レバーを押す回数を聞く。このとき、先ほど申告した回数から変更してもよいと伝える。

結果 仲間が危険性の高い行動を取ると思われるときには、自分も危険性の高い行動を取り、仲間が危険性の低い行動を取ると思われるときには、自分も危険性の低い行動を取ることが明らかになった。

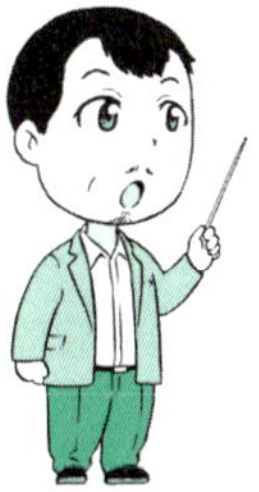

このような実験により、リスク行動は同調しやすい、まわりにうつりやすい傾向がわかった。このほかの研究でも、友人などにギャンブルの問題があると、自分も同様の問題を抱えやすいことが示されているよ

＊ Livia Tomova & Luiz Pessoa Scientific Reports 2018

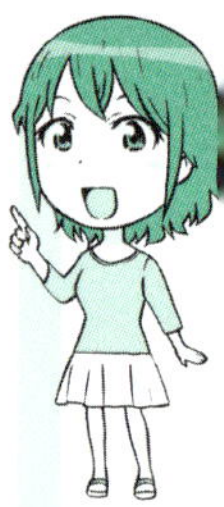

脳はハマりやすい❶ やる気スイッチはどこにある？

やる気や頑張りで リハビリもうまくいく

近年、〃やる気や頑張り〃がリハビリによる運動機能回復にとって大切であることが、脳科学的に示されました。これまでも脊髄損傷《せきずいそんしょう》や脳梗塞《のうこうそく》の患者のリハビリで、意欲を高く持つと回復効果が高いことは、臨床《りんしょう》の現場で経験的に知られていました。ですが、脳科学的に〃やる気や頑張り〃といった心の状態が、運動機能回復にどのように結び付いているのかは解明されていませんでした。

ところが最近の研究で、運動機能回復の早期において、モチベーションや頑張りを司る側坐核《そくざかく》（※1）が、運動機能を司る運動野の活動を活性化し、運動機能の回復を支えていることが明らかになったのです（*）。

行動と快感が結び付いて やる気が高まる

側坐核は腹側線条体にあり、この線条体（※2）で行動と快感が結び付けられています。なお、腹内側《ふくないそく》前頭前野《ぜんとうぜんや》でも行動と快感は結び付けられます。

たとえば、ある行動をしたらほめるということを繰り返すと、線条体は予測的な活動を始めます。その行動の予兆を感じただけで、線条体が発火するのです。

こうした線条体の発火がやる気の正体。誰かのやる気を高めたいなら、望ましい行動を具体的にほめることが大事です。自分のやる気を高めたいなら、自分のとった望ましい行動に「楽しい」「いいじゃん」「よくやった」など自己報酬を与えるようにするといいでしょう。

※1【側坐核】
前脳に位置し、報酬や意欲など高次機能を司る。

＊西村幸男准教授らの研究チームによる実験
脊髄損傷前、回復途中、回復後のサルの側坐核を薬剤で一時的に働かない状態にして、手を巧みに動かす運動に影響があるかを調査。
：Yukio Nishimura et al Science 2015

※2【線条体】
大脳基底核を構成する神経核のひとつ。筋緊張の調整のほか、行動の開始や維持、意思決定などにもかかわる。

やる気とリハビリ効果

脊髄損傷や脳梗塞の患者のリハビリテーションでは、
意欲を高く持ち、楽しんで行うと回復が早まることが知られている。
やる気や頑張りと、運動機能回復との因果関係に注目してみよう。

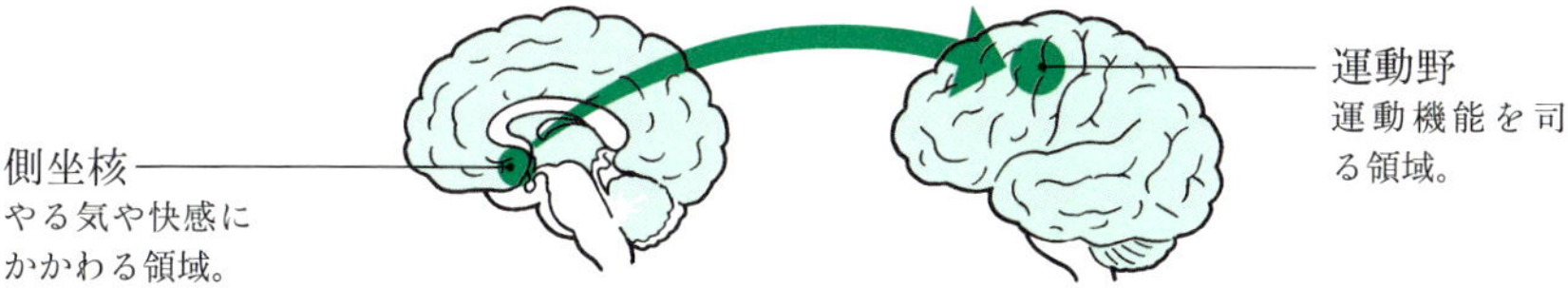
側坐核
やる気や快感にかかわる領域。
運動野
運動機能を司る領域。

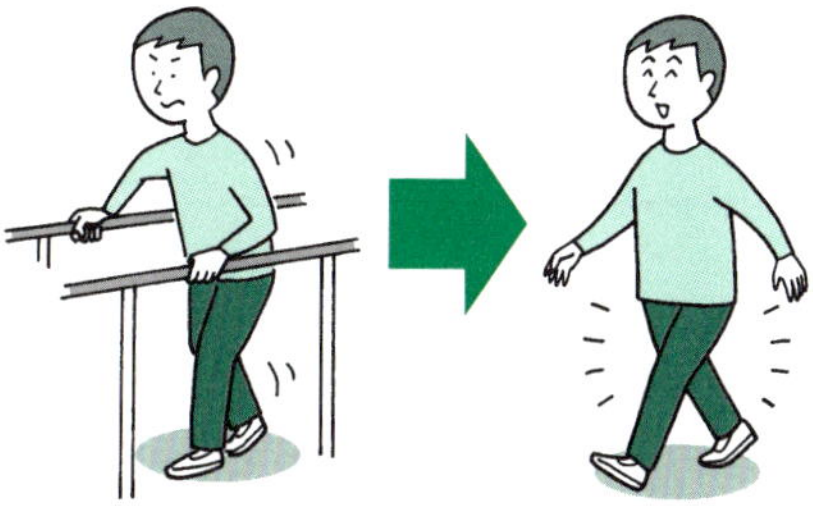

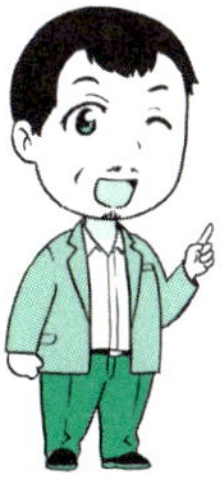

リハビリの最中に側坐核の働きをとめると、それまでのリハビリ効果が消失してしまうんだ。ただし、もともと麻痺などがないヒトでは、側坐核の働きをとめても、問題なく運動できるよ

リハビリやまったく新しいことを学ぶときには、やる気や快感が必須ということ。ベテランはやる気とは関係なく仕事ができてしまうから、つい新人に「やる気を出せ」といってしまうんだ

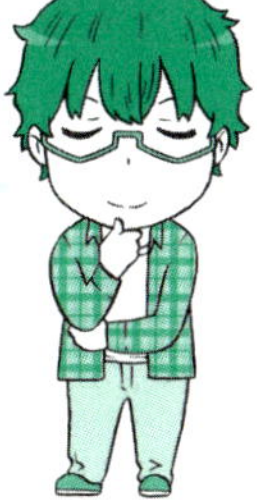

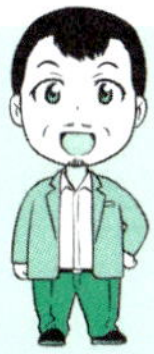

教えて！ひげ先生

成功体験の積み重ねがやる気につながる！

「こんなことをしたらうまくいった！」「これをやってほめられた！」といった体験があると、脳の中で神経伝達物質のドーパミンが放出され、快感を生み出します。

すると、脳はそのときと同じ行動を「もっとやりたい」「続けたい」と思うようになります。結果、その脳内回路は強化され、やっていたことがうまくなったり、続けていたことができるようになったりしていきます。すると、またドーパミンが分泌されて、快感を得て……と続きます。

こうしたドーパミンによる強化学習のサイクルが、やる気アップやモチベーションの維持につながっているのです。

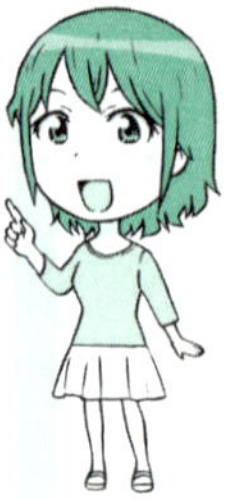

脳はハマりやすい❷ 当たりはずれがあるからハマる

やめられないのは楽しいから？

ヒトは何かを楽しいと感じると、もっと続けたいと思ったり、それなしではいられなくなったりします。これには、快感や行動にかかわる快感回路（ドーパミン神経）の働きが深くかかわっています。

サルを使って報酬《ほうしゅう》による快感回路の発火（※1）実験を行ったところ、報酬をもらえるサインを覚えて予測が働くようになると、サインが出たときにドーパミン神経が活性化していることがわかりました。この予測が成立したときに、快感はピークに達するのです。

一方、予測どおりに報酬が得られなかったときには、ドーパミン神経の発火は完全に止まり、頭が真っ白、場合によっては怒りに転化してしまいます。

いつ当たるかわからないからやめられない

ドーパミン神経は報酬に反応するだけだと思われがちですが、報酬の予測でも反応します。また、報酬の予測と実際の報酬のズレ（報酬予測誤差）も計算し、プラスのズレで反応します。

これらをふまえると、報酬を得られるサインの信頼度が50～75％程度で、ドーパミン神経の発火量は最大になります。当たったり、当たらなかったり、そういうギャンブル条件が快感ややる気を大きくし、その行動を強化します。

いつもやさしくされているよりも、ときどきつれなくされると恋が燃え上がるのも、このメカニズムのなせる業《わざ》です。

※1【発火】
神経細胞（ニューロン）内部の電位（膜電位）は興奮すると上がり、抑制しようとすると下がる。発火は、刺激を受けたニューロンが興奮し、別のニューロンに信号を伝達しようと出力スイッチをオンにした状態のこと。

快感を覚える条件付け

サルに条件付けでジュースを与えたときの
ドーパミン神経の発火量を記録したものを見ていくと、
快感を覚える瞬間がよくわかる。

実験 ：サルに快感を覚えさせる条件付け

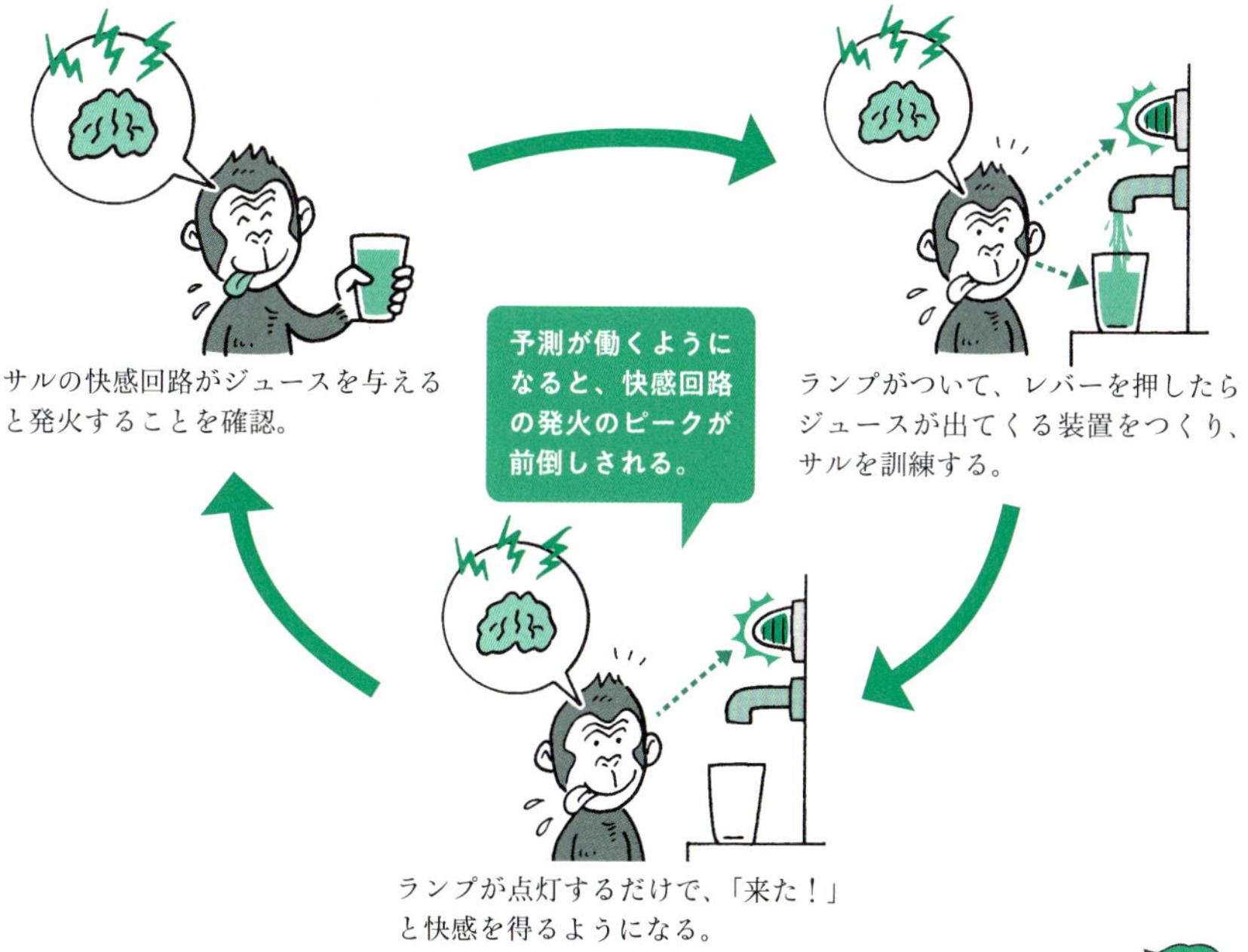
サルの快感回路がジュースを与えると発火することを確認。
ランプがついて、レバーを押したらジュースが出てくる装置をつくり、サルを訓練する。
ランプが点灯するだけで、「来た！」と快感を得るようになる。
予測が働くようになると、快感回路の発火のピークが前倒しされる。

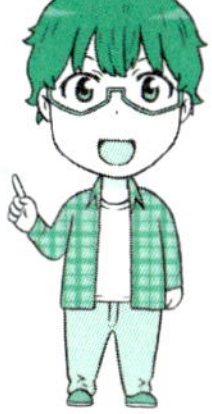

しかも、実験を繰り返すうちに、実際にジュースを与えるときより、ランプが点灯したときのほうが、発火量は多くなったんだ

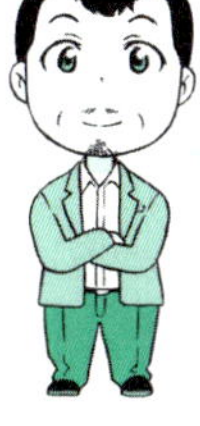

さらに、はずれ（ジュースを与えない）パターンも含めてみたところ、「次こそはもらえるかも！」という期待がさらに高まり、総発火量が増えたんだ。50〜75%の確率で報酬を与えることが、行動を強化するコツだよ

＊ Schultz W. Physiology 1999
Schultz W. Discrete et al Science 2003
Bossaerts P. et al Philos Trans R Soc Lond B Biol Science 2008

脳が感じる幸せ

幸福感は脳で感じている

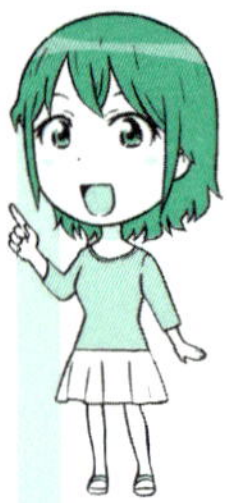

幸福を感じるヒトほど楔前部が大きい

最近の研究で、幸福を強く感じるヒトほど、右脳の大脳皮質《だいのうひしつ》にある楔前部《けつぜんぶ》が大きい傾向があるとの報告がありました（左ページ参照）。

楔前部は、頭頂葉《とうちょうよう》の内側面にあたる領域で、帯《たい》状回《じょうかい》（※1）の上部に存在します。幸福を感じると活性化するという報告のほか、意識の明晰《めいせき》さで活動が変化することも知られていて、主観的経験の形成にかかわるとも考えられています。脳内のいろいろな部位から情報が集まる領域でもあり、ここに自身の身体マップがあると考えられています。

つまり、楔前部は感情的・認知的な情報を統合して、主観的な幸福感を生み出しているということがわかったのです。

瞑想トレーニングで大きさが変わる？

さらに同じ研究チームの実験で、ポジティブな感情を強く感じる一方、ネガティブな感情を弱く感じるヒトや、人生の意味を見出しやすいヒトも、この楔前部が大きかったと報告されています。

楔前部の機能についてはまだ謎が多く、大きいから幸福を感じやすいのか、幸福を感じるから大きくなるのかも解明されていません。

ただし、楔前部の体積は瞑想《めいそう》（※2）トレーニングによって変わるという研究報告もあります。こうした科学的データをあわせていけば、今後の研究次第では、幸福感を見出したり、コントロールしたりしていくことも、もしかしたら近い将来、可能になるのかもしれません。

※1【帯状回】　脳梁のひとまわり外側にあり、大脳辺縁系に位置する。扁桃体や海馬などとともに機能し、感情の抑制、記憶、認知などにかかわる。

※2【瞑想】　心をしずめて、深く集中すること。自身の心と向き合い、見つめ直すきっかけになるなどの効果への期待もあり、ビジネスの世界でも注目度が高まっている。

幸せを感じる領域

京都大学の佐藤弥《わたる》特定准教授らのグループによる研究。
この実験によると、右脳の頭頂葉にある楔前部の大きさと、
主観的な幸福感とのあいだに相関関係があることが確認された。

実験 磁気共鳴画像診断法（MRI）で測定した脳の構造（灰白質の体積）と、主観的幸福度を調べる質問紙への回答との相関関係を調べた。実験は、平均年齢22.5歳の成人男女を対象に行われた。

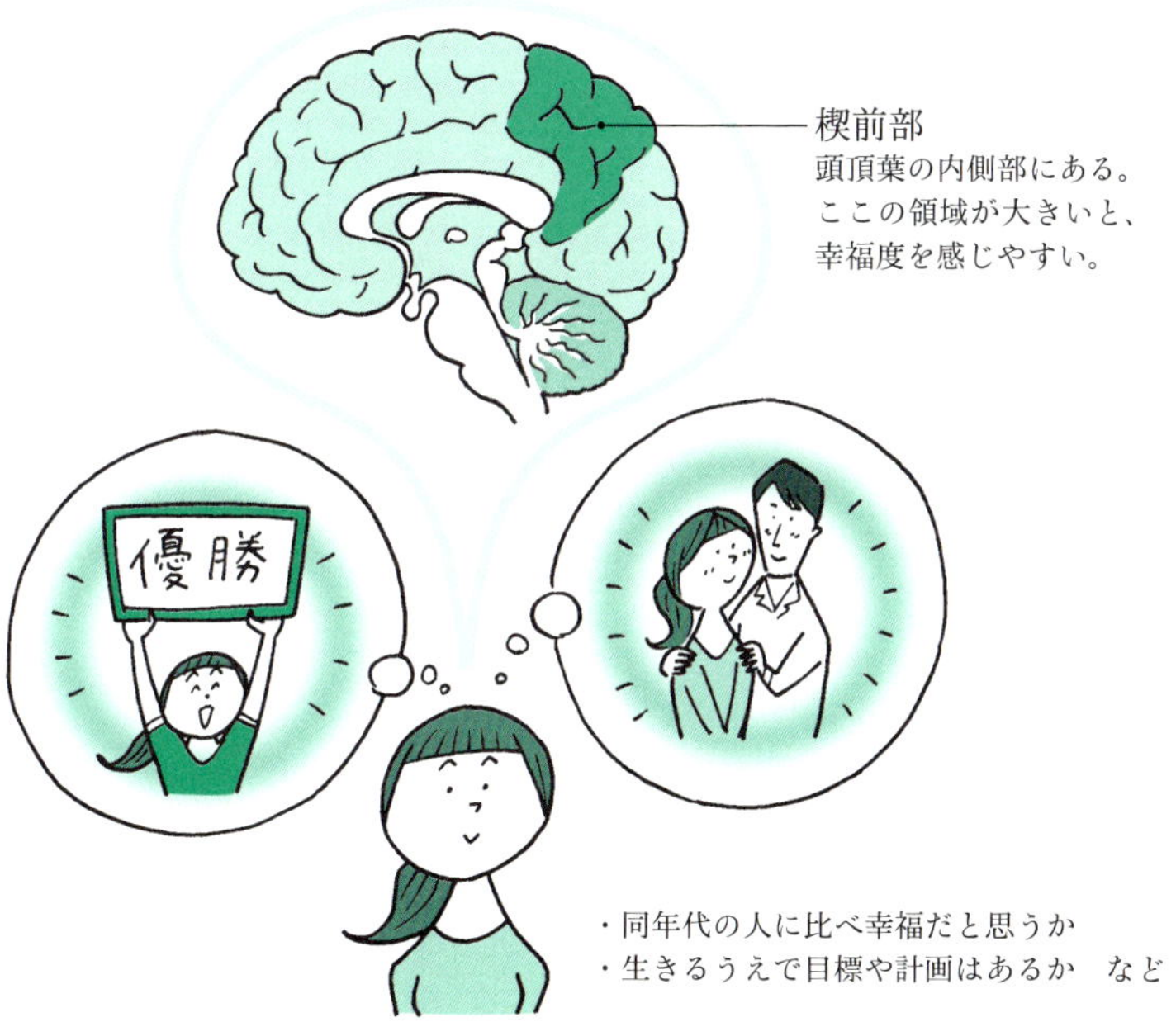
楔前部
頭頂葉の内側部にある。
ここの領域が大きいと、
幸福度を感じやすい。
優勝
・同年代の人に比べ幸福だと思うか
・生きるうえで目標や計画はあるか　など

結果 下のグラフのように右脳の楔前部の大きさと、主観的幸福感のあいだには相関性が見られた！

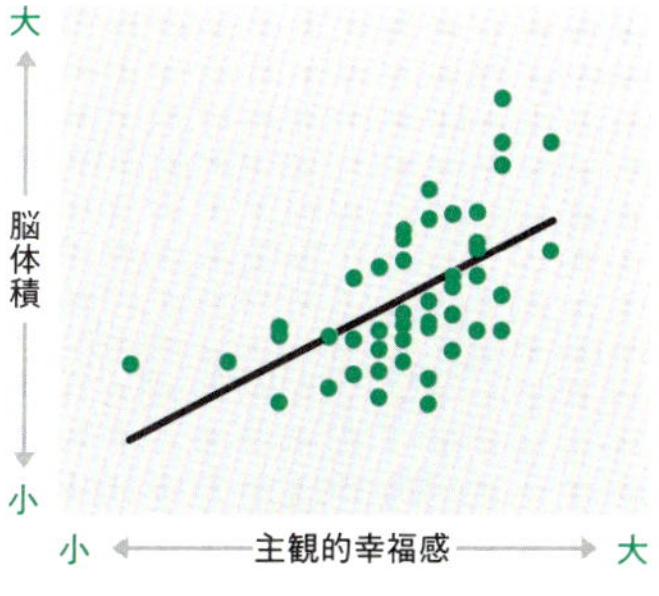
大
脳体積
小
小
主観的幸福感
大

楔前部の体積と
主観的幸福感の関係を示す散布図イメージ

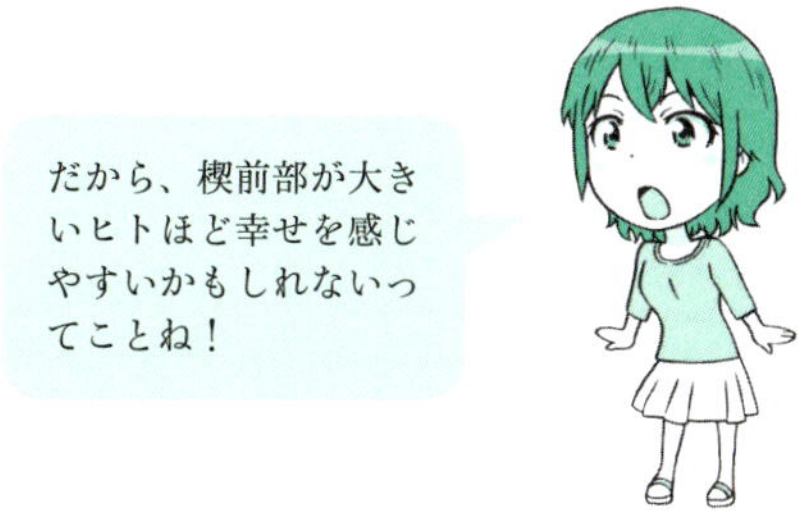
だから、楔前部が大きいヒトほど幸せを感じやすいかもしれないってことね！

＊ Wataru Sato et al Scientific Reports 2015

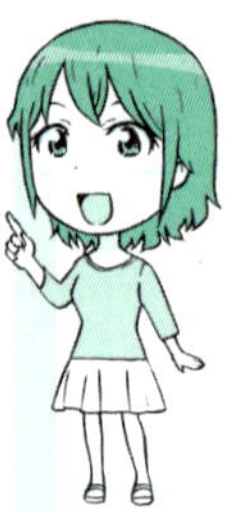

脳が感じるストレス
ストレス反応は身体を守るしくみ

ストレスは身体のバランスを失わせる

ヒトの身体には、ホメオスタシス（生体恒常性《せいたいこうじょうせい》）といって環境の変化にかかわらず、身体の状態を安定的に保持する機能が備わっています。自律神経、内分泌、免疫という3つのシステムがバランスよく働くことによって、ホメオスタシスは維持されます。これを妨害するのが、ストレスです。

ストレスを受けると、ヒトの身体の中ではストレス反応が起きます。ストレス反応は、危機を突破するための特別なしくみです。

たとえば、山でクマに遭遇したとき、とっさに出る「逃げる」「闘う」「身がすくむ」などの反応は、外からの刺激に対し、危機を乗り越えようと身体が瞬時に体勢を整えているのです。

自律神経と内分泌のルートに分かれる

外部刺激によるストレスは、まず大脳皮質《だいのうひしつ》でキャッチされます。その刺激が心配事や情動にかかわる扁桃体《へんとうたい》（※1）に伝わると、ストレスに対処するように警告を出します。それを受け取った視床下部《ししょうかぶ》（室傍核外側部《しつぼうかくがいそくぶ》）（※2）からは、副腎皮質《ふくじんひしつ》刺激ホルモン放出ホルモン（ＣＲＨ）が分泌されます。その後、ホメオスタシスにかかわる自律神経と内分泌のルートに分かれます。

内分泌のルートでは、下垂体《かすいたい》を介して副腎（※3）に指令が出され、副腎皮質からコルチゾールの分泌が促進されます。コルチゾールはストレスの強さに応じて分泌され、代謝活動や免疫機能を活性化して、身体をストレス状態から守るのです。

※1【扁桃体】アーモンドによく似た形をした器官で、記憶に関係する海馬の前方にある。

※2【視床下部（室傍核外側部）】間脳の視床下部を構成する神経核のひとつ。ストレス反応にかかわる。

※3【副腎】腎臓の上部にある内分泌臓器で、外側の皮質と内側の髄質から成る。体内環境を一定に保つためのホルモンを分泌する。

ストレス反応のメカニズム

ストレスを感じると扁桃体から視床下部へと、ストレスに対処するように指令が出される。視床下部（室傍核外側部）からの経路は、自律神経系と内分泌系のふたつに大きく分けられる。

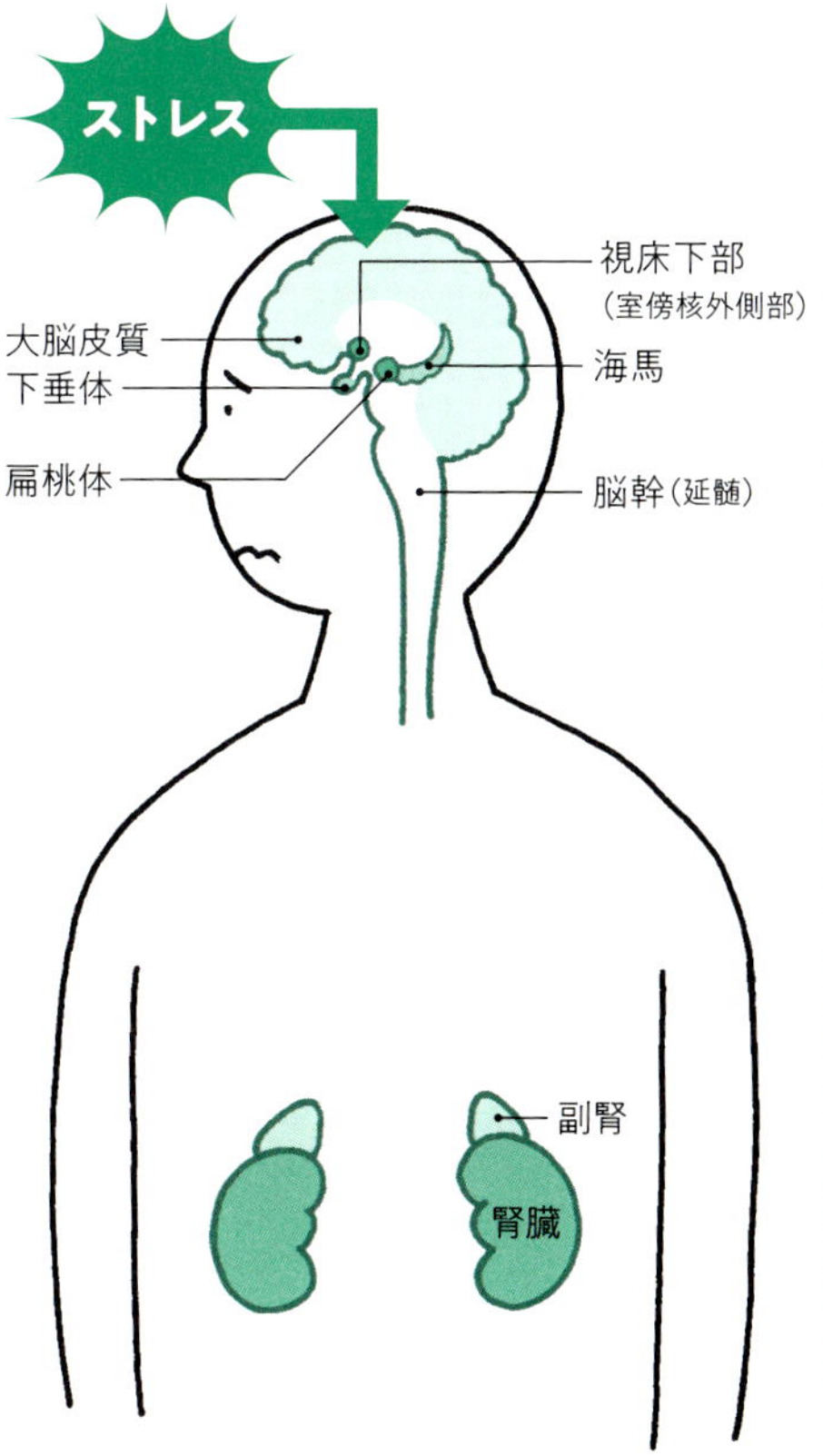

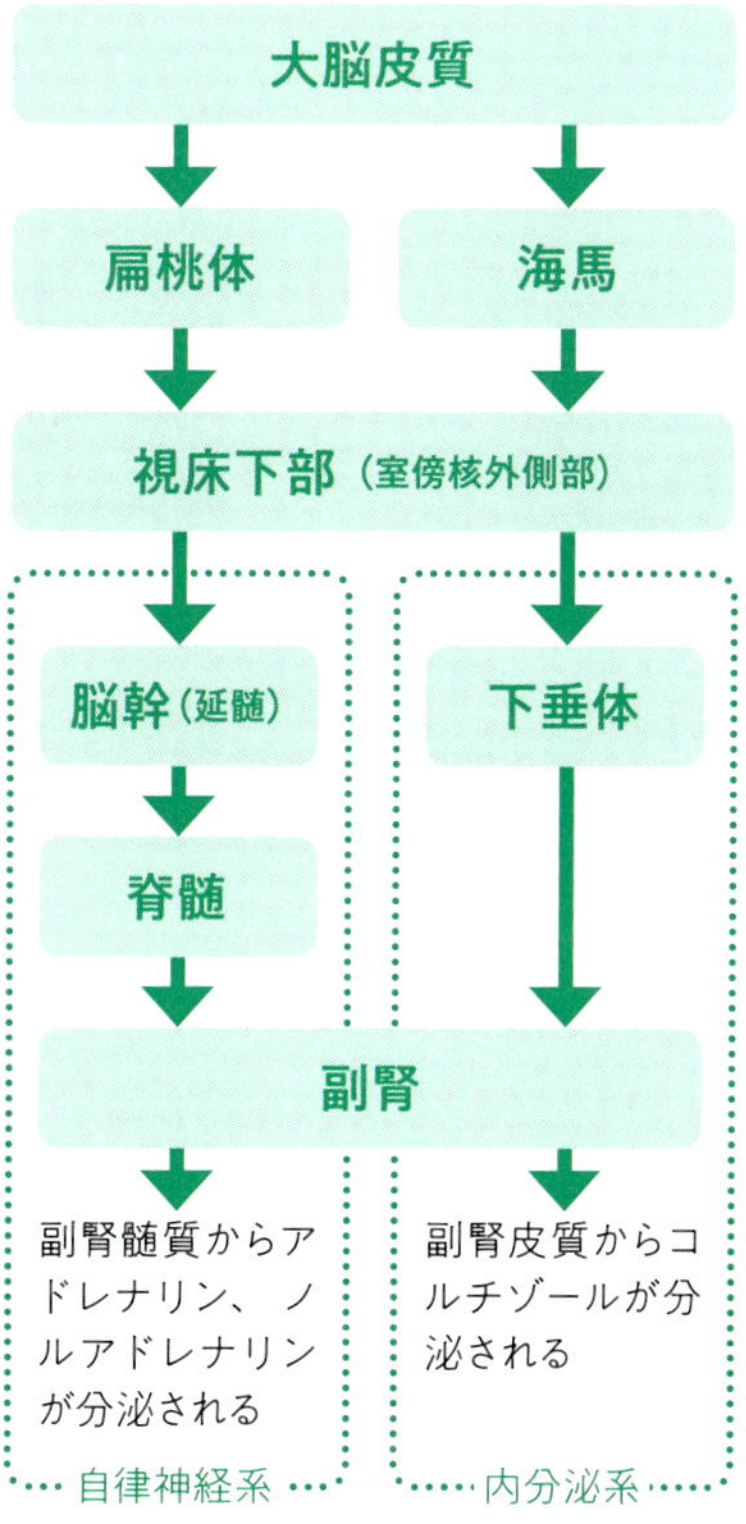

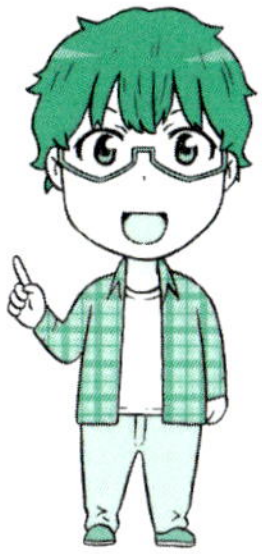

外部からの刺激は大脳皮質の感覚野や連合野などを経て、大脳辺縁系に到達する。刺激がストレスであると認識されると、視床下部（室傍核外側部）が活動を開始するんだ

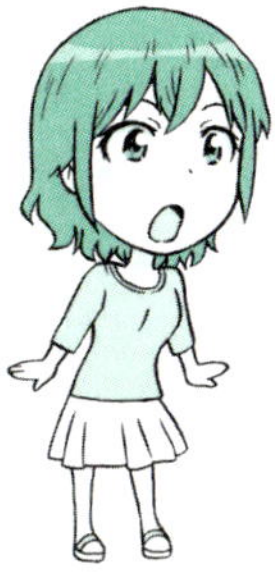

副腎の髄質と皮質で分泌されるホルモンが違うんだね

副腎の働き

副腎は腎臓の上部にあり、皮質と髄質から成る。
体温、血圧、水分・塩分量などの体内環境を一定に保つために
重要なホルモンを分泌する働きがある。

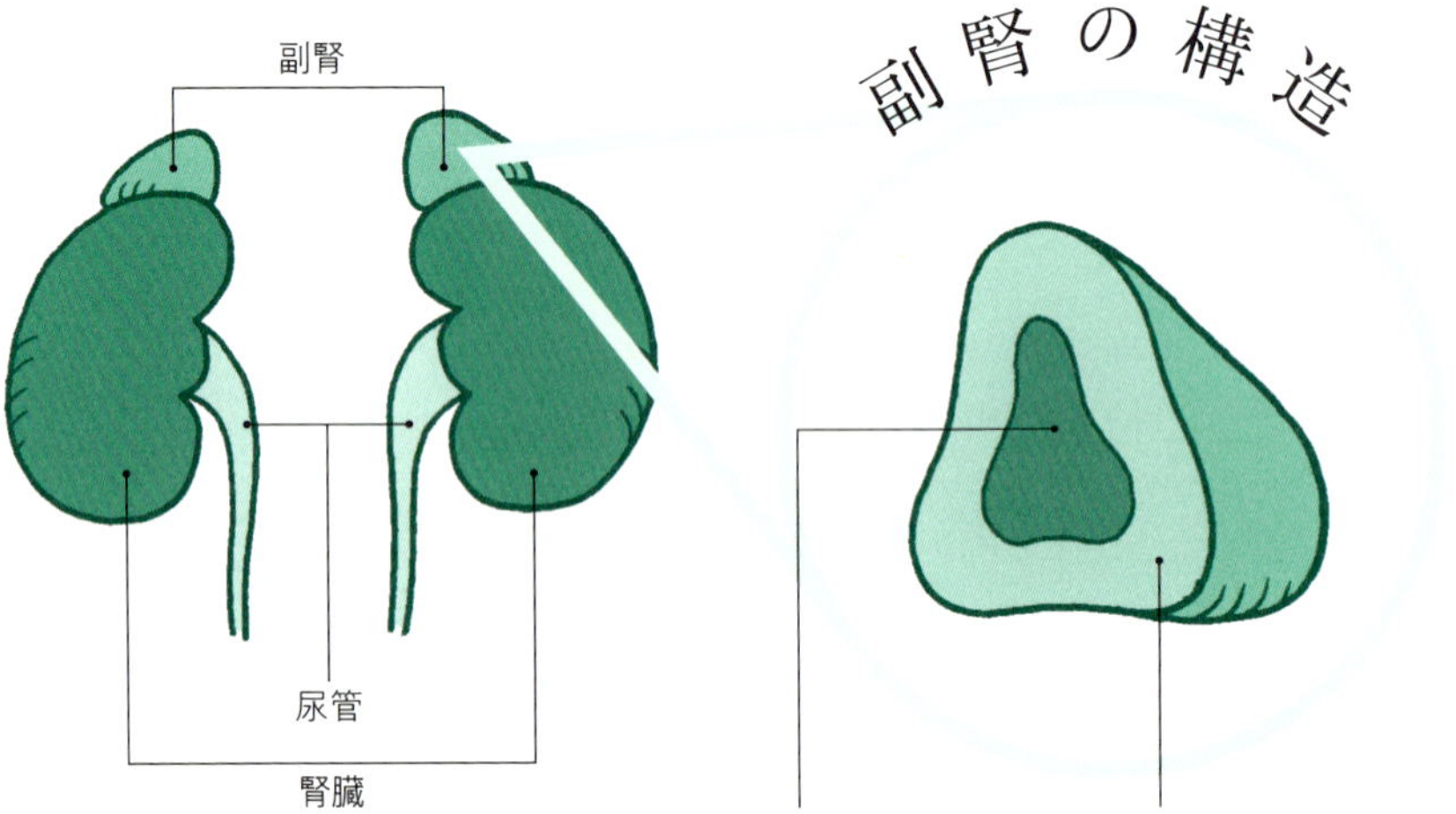

髄質
アドレナリン、ノルアドレナリンというホルモンを産生している。

皮質
コルチゾール、アルドステロン、DHEAなどのホルモンを産生している。

長く続くストレスで身体は変調をきたす

自律神経のルートでは、副腎皮質刺激ホルモン放出ホルモンCRHが延髄《えんずい》や脊髄《せきずい》を介して自律神経（交感神経）の活動を活性化します。それによって副腎《ふくじん》に指令が出され、副腎髄質《ふくじんずいしつ》からアドレナリン、ノルアドレナリンが分泌されます。とくにアドレナリンの分泌は、血管の収縮や血圧の上昇、心拍数の増加などを引き起こします。

ストレスが一時的なものであれば、コルチゾールは視床下部《ししょうかぶ》の活動を抑制するためにも働くので、ストレス反応は自然とおさまります。

ところが、ストレスが長く続くと、抑制のしくみが破たんし、それぞれのルートで過剰に分泌された物質によって免疫が抑制され、体調をくずしやすくなってしまうのです。

交感神経と副交感神経

自律神経には、交感神経と副交感神経がある。
交感神経は各器官と脊髄でつながり、一括でコントロールされている。
副交感神経は各器官と個別につながり、部分的にコントロールされている。

交感神経　　　　**副交感神経**

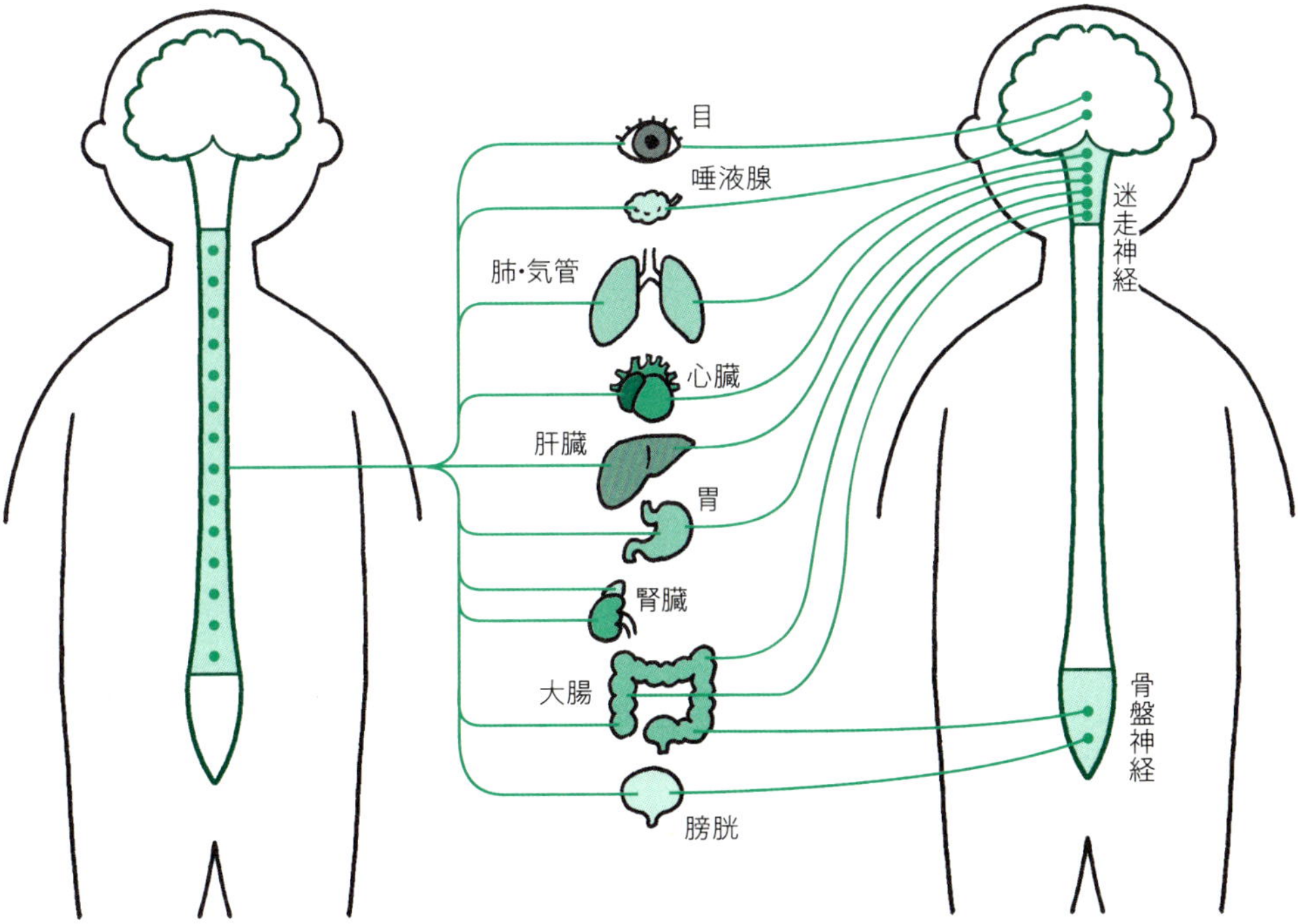

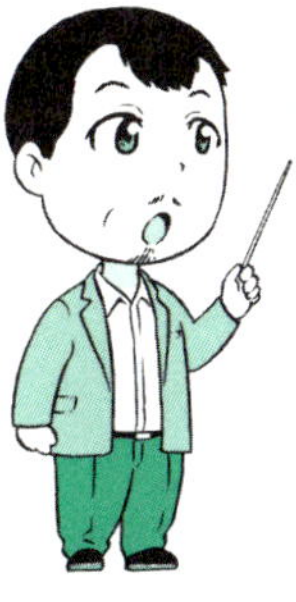

交感神経と副交感神経は、ひとつの臓器や器官に対して相反する働きを持っている。外部や体内環境の変化に合わせてスイッチを切り替えながら、うまくバランスを取っているんだ

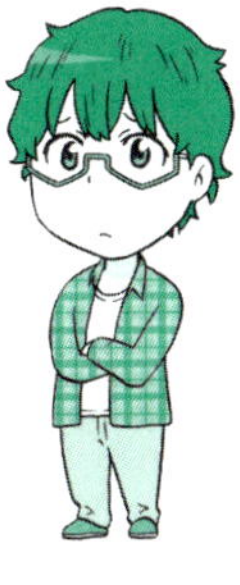

交感神経優位の活動モードが続くと、心身は疲れきってしまう。健康な心身を保つには、リラックスして副交感神経を優位にすることも必要なんだよ

COLUMN
3

揺れていないのに
揺れを感じる？

大きな地震などを経験すると、揺れていないのに揺れたような気がするということが起きる場合があります。スマートホンが振動していないのに、振動しているように感じることもあります。このような現象は、ファントム振動症候群（ファントム・バイブレーション・シンドローム）などと呼ばれます。

地震の揺れで起こる錯覚は、余震が繰り返されることで引き起こされていると考えられますが、心的ストレスとの関連性も指摘されています。つまり、振動がなくても揺れているように感じ、それが恐怖につながる——これにより、大きく揺れたときの感覚や恐怖がフラッシュバックしてしまうといったことが起きているのです。

聞くところによると、携帯電話の地震警報が頻繁に発生すると、その警報から地震の恐怖をよみがえらせてしまうこともあるそうです。本来は危機に備え、身の安全を守るための地震警報がストレス源になってしまうのです。スマートホンの振動でいえば、着信を気にしていると、着信がなくても脳が振動を予測してしまうのかもしれません。

最近のアメリカ・ブラウン大学の研究（＊1）で、慣れない場所で過ごすことになると、その最初の夜は左脳の眠りが浅く、外からの刺激で目覚めやすいとの報告がありました。

ただし、１週間後に再実験を行ったところ、この現象が見られなくなっていたそうです。ヒトには、慣れによって困難な状況にも順応していくことができるだけの力が備わっている、ともいえそうです。

（＊1）Masako Tamaki et al Current Biology 2016

第3章

脳とキオク

私たちは見たものや聞いたもの、体験したことの
すべてを覚えていることはできません。
では、残る記憶と、そうでない記憶には
どのような違いがあるのでしょうか。
「記憶」という脳の機能を掘り下げてみましょう。

残る記憶、忘れる記憶

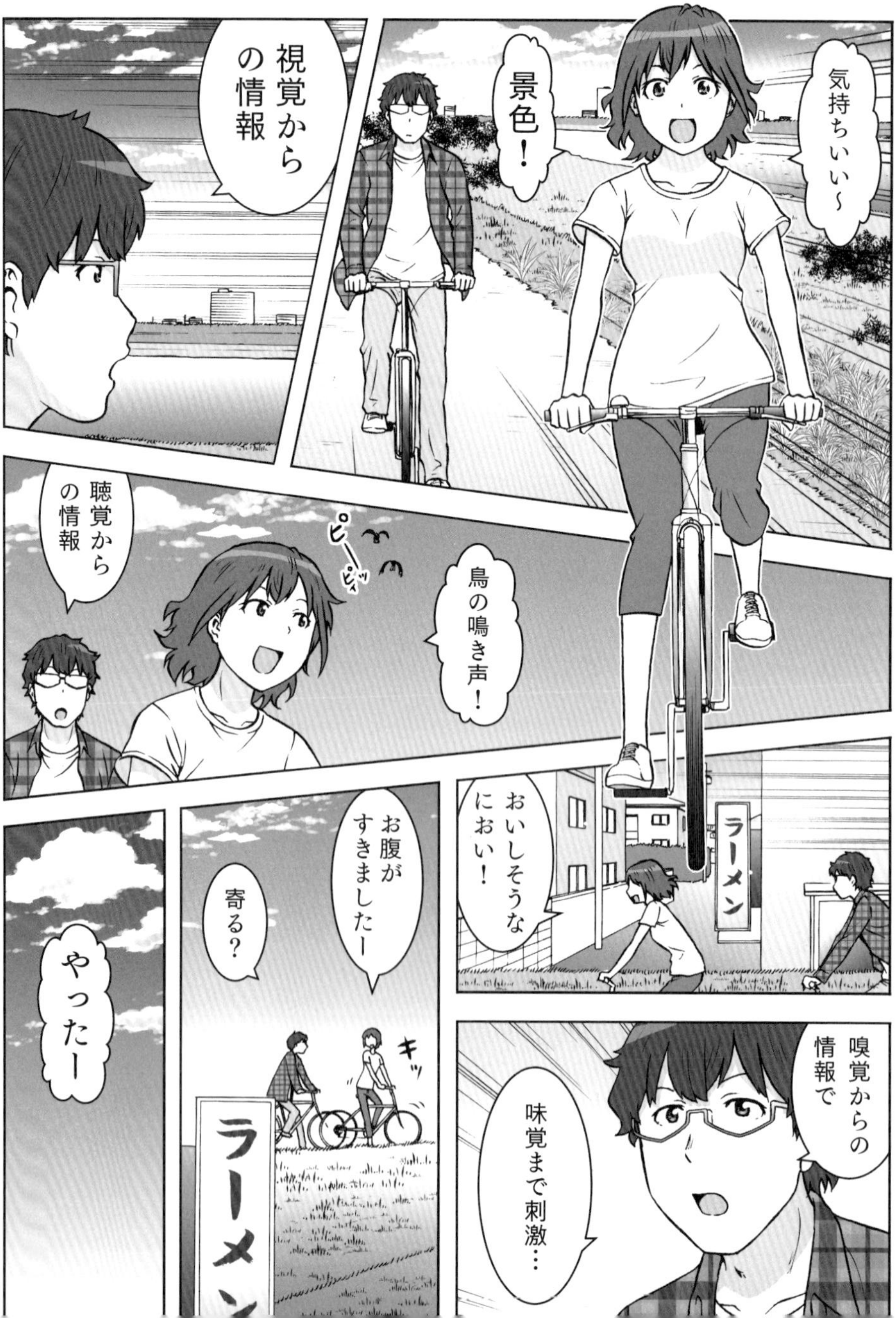
気持ちいい～
景色！
視覚からの情報
鳥の鳴き声！
ピーピィ
聴覚からの情報
おいしそうなにおい！
ラーメン
お腹がすきましたー
寄る？
キッ
ラーメン
やったー
嗅覚からの情報で
味覚まで刺激…

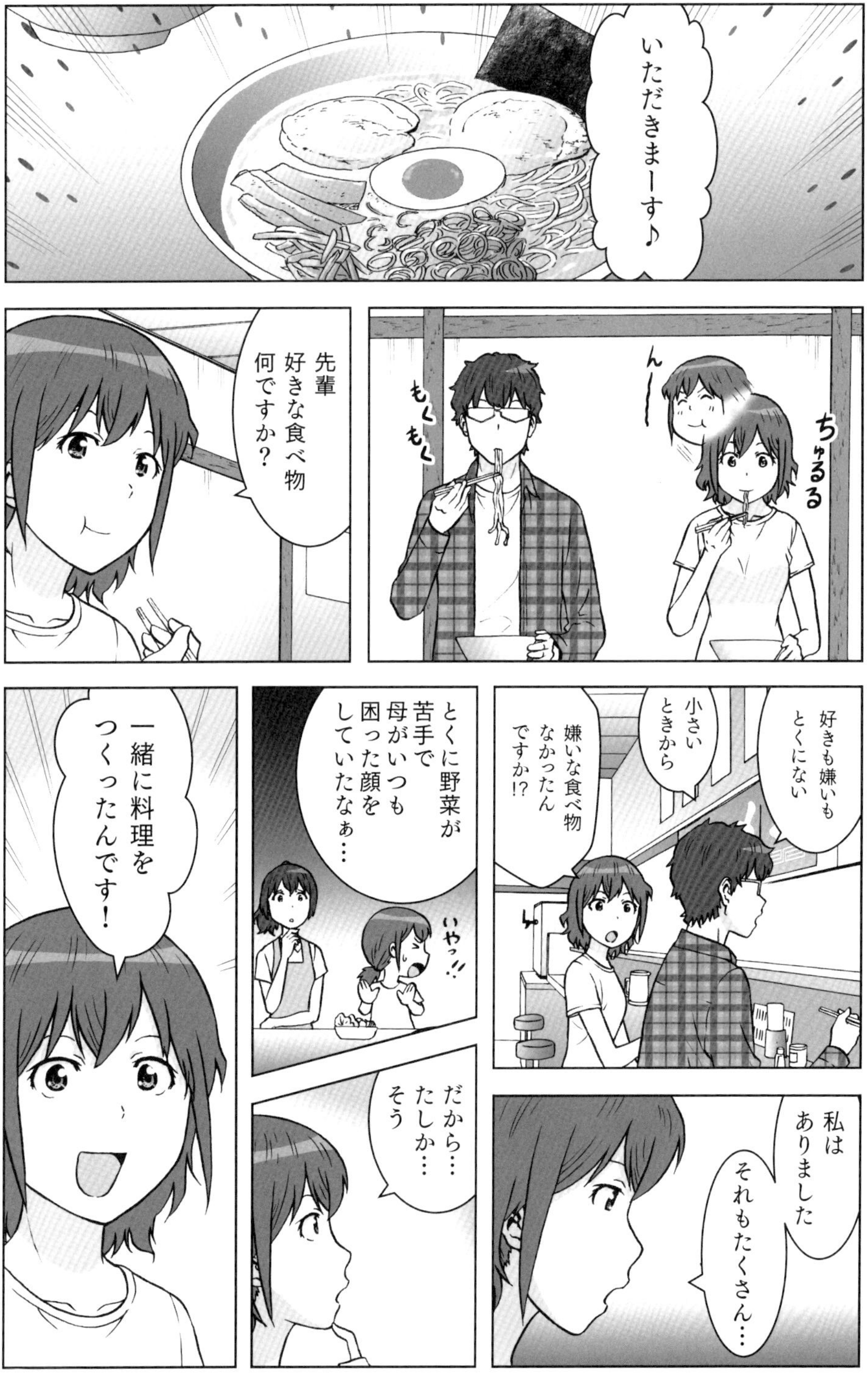
いただきまーす♪
ちゅるる
んー
もくもく
先輩
好きな食べ物
何ですか？
好きも嫌いも
とくにない
小さい
ときから
嫌いな食べ物
なかったん
ですか!?
私は
ありました
それもたくさん…
とくに野菜が
苦手で
母がいつも
困った顔を
していたなぁ…
いやっ!!
だから…
たしか…
そう
一緒に料理を
つくったんです！

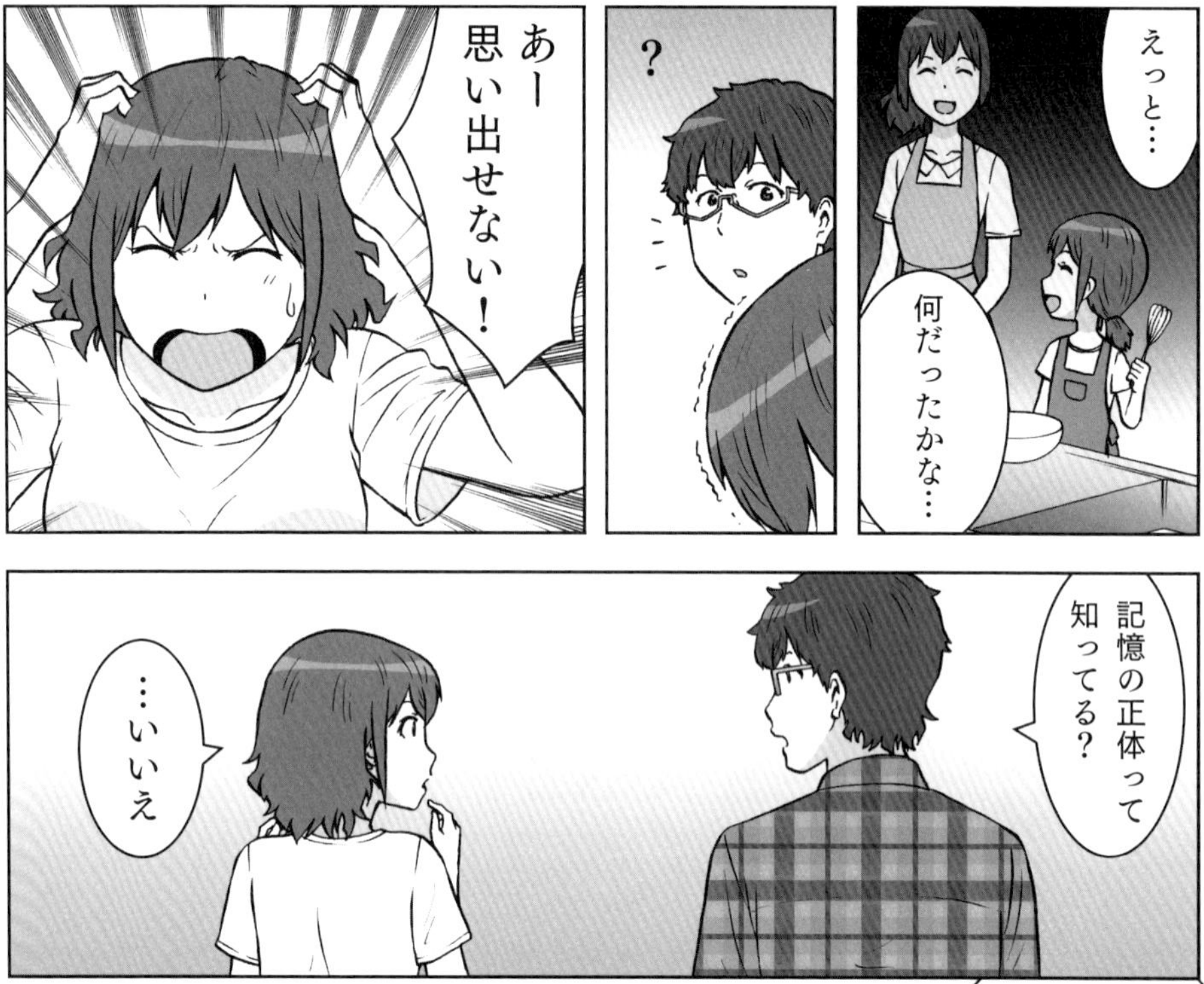
えっと…
何だったかな…
?
あー思い出せない!
記憶の正体って知ってる?
…いいえ

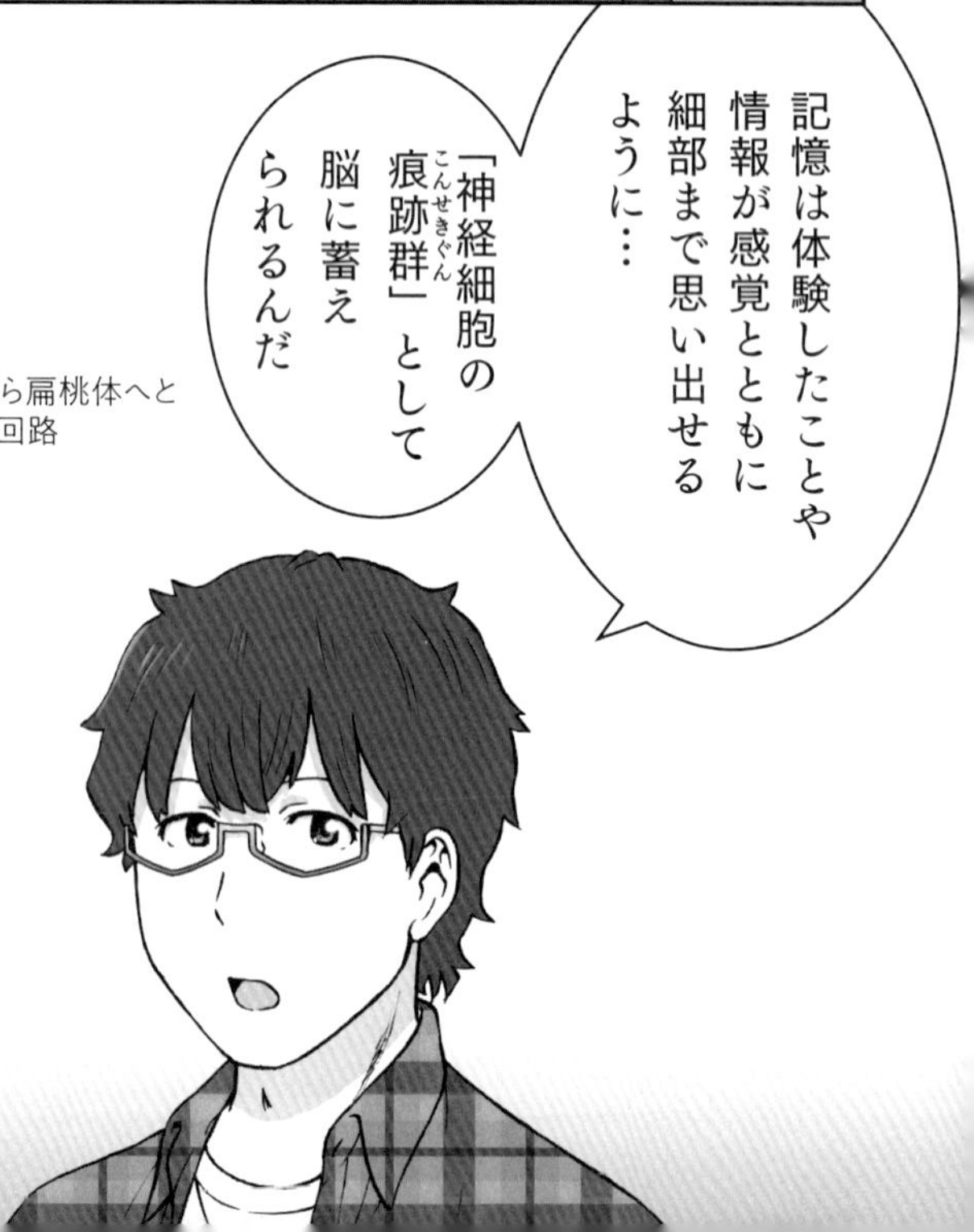
記憶は体験したことや情報が感覚とともに細部まで思い出せるように…
「神経細胞の痕跡群《こんせきぐん》」として脳に蓄えられるんだ

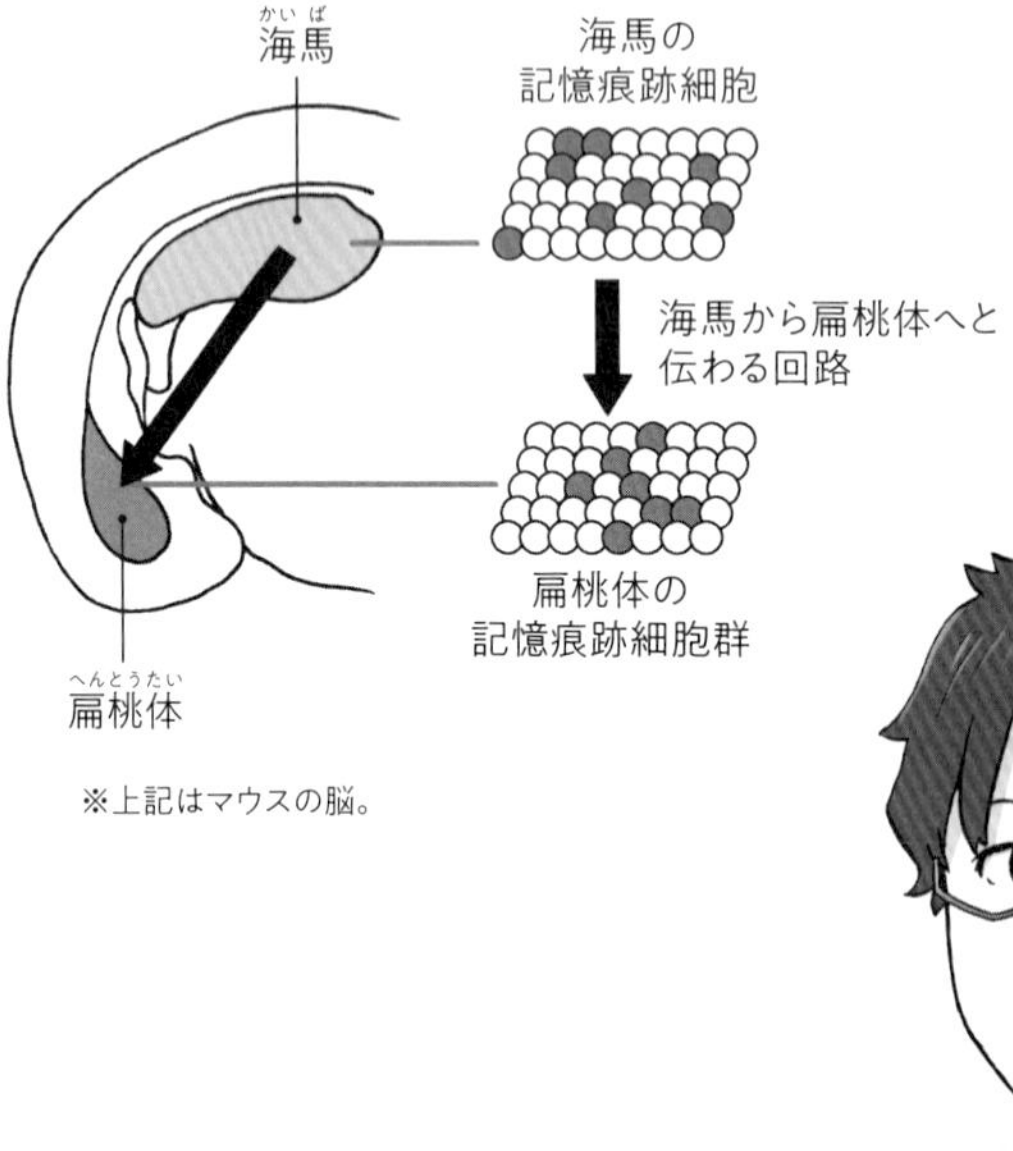
海馬《かいば》
海馬の記憶痕跡細胞
海馬から扁桃体へと伝わる回路
扁桃体の記憶痕跡細胞群
扁桃体《へんとうたい》

※上記はマウスの脳。

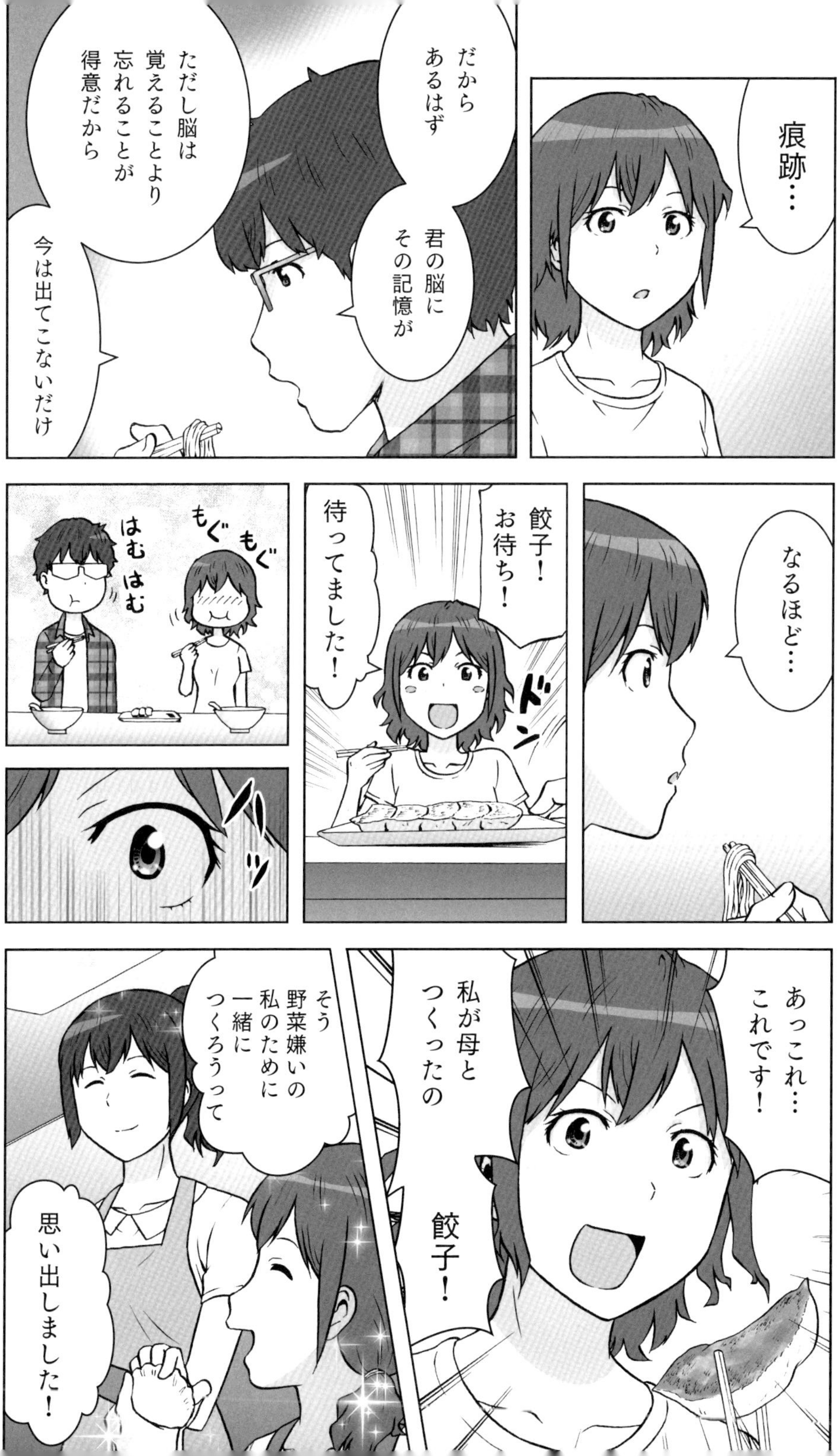

痕跡…
だから
あるはず
君の脳に
その記憶が
ただし脳は
覚えることより
忘れることが
得意だから
今は出てこないだけ
なるほど…
餃子!
お待ち!
待ってました!
ドン
もぐ もぐ
はむ はむ
ハッ
あっこれ…
これです!
私が母と
つくったの
餃子!
そう
野菜嫌いの
私のために
一緒に
つくろうって
思い出しました!

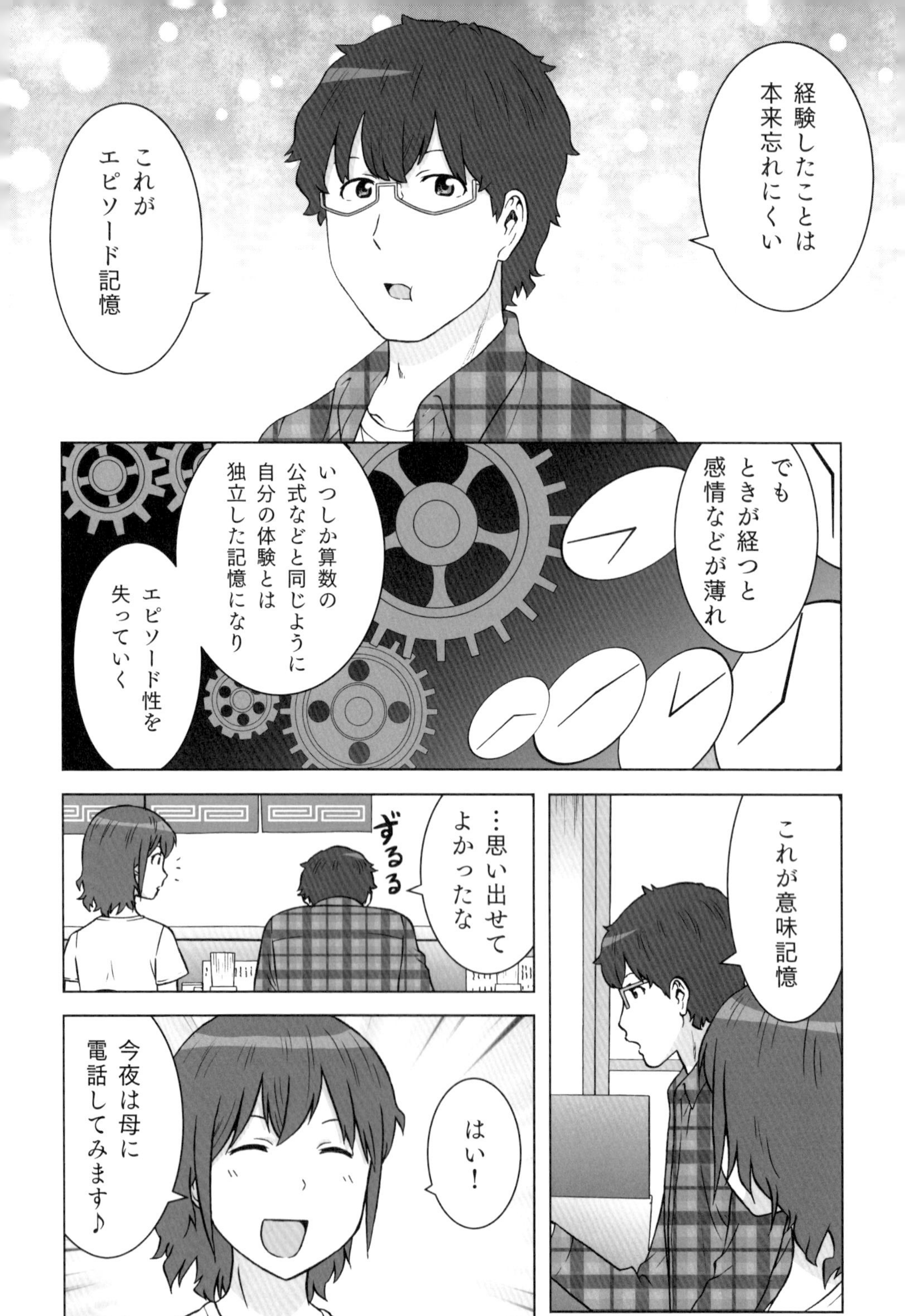
経験したことは本来忘れにくい
これがエピソード記憶
でもときが経つと感情などが薄れ
いつしか算数の公式などと同じように自分の体験とは独立した記憶になり
エピソード性を失っていく
これが意味記憶
ずるる
…思い出せてよかったな
はい！
今夜は母に電話してみます♪

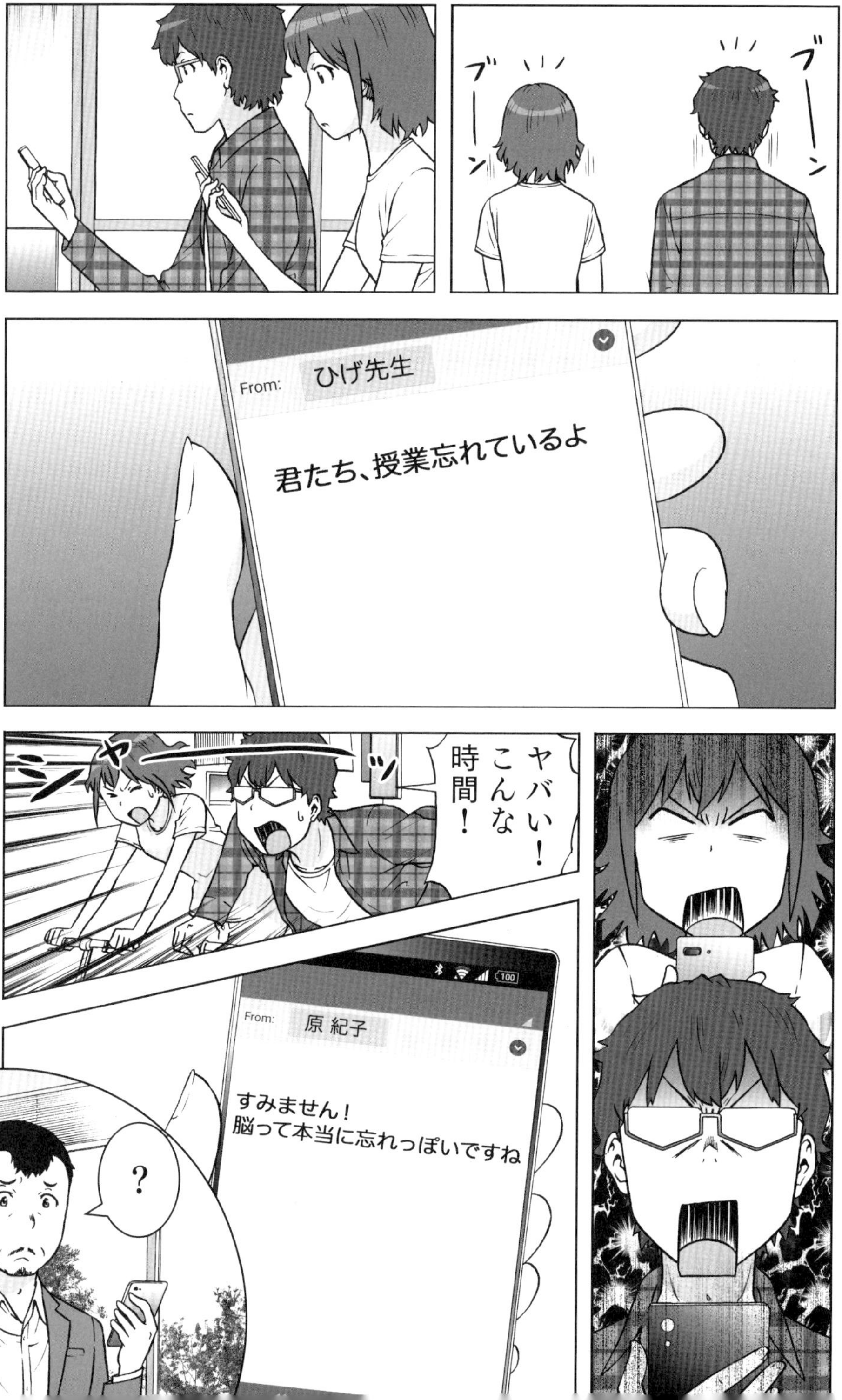
ブーン
ブーン
From: ひげ先生
君たち、授業忘れているよ
ヤバい！こんな時間！
シャーーーッ
100
From: 原 紀子
すみません！
脳って本当に忘れっぽいですね
？

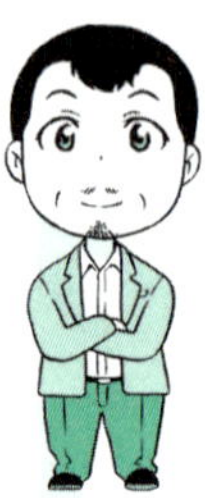

いろいろな記憶がある
忘れる記憶、ずっと覚えている記憶

保持される時間によって記憶は分類される

記憶は保持される時間の長さによって、感覚記憶、短期記憶、長期記憶という3つに大きく分けられます。

まず、外部から与えられた刺激は、各感覚器官に感覚記憶としてごく数秒だけ保持されます。目をつぶったとき、しばらく目の裏に像が残るのはこの記憶です。このとき、大脳辺縁系《だいのうへんえんけい》にある海馬《かいば》にも情報が送られ、短期記憶として蓄《たくわ》えられます。

また、電話番号を調べてからかけるまでなど、何かの作業をするあいだだけ覚えておいて、そのあとは忘れてしまうような記憶をワーキングメモリ（作業記憶）と呼びます。この記憶は海馬を経由せず、前頭前野《ぜんとうぜんや》（※1）で主に処理されます。

覚えておきたい記憶は大脳皮質に保存される

海馬に記憶をとどめておける時間は1分程度で、放っておけば時間の経過とともに、およそ90％が消失します。海馬は送られてきた感覚記憶のうち、必要なものだけを大脳皮質《だいのうひしつ》に転送します。大脳皮質に送られた情報は、長期にわたって貯蔵される長期記憶となります。

理研（※2）の研究チームによる実験では、学習1日後の思い出しでは海馬を経由する回路が使われ、2週間後には海馬を使わず、大脳皮質を経由する回路が使われるようになることが示されています（116ページの図参照）。

覚えておきたい記憶は、時間の経過とともに海馬から大脳皮質へ転送されるのです。

※1【前頭前野】
大脳皮質の前部分（おでこのあたり）。側頭連合野や頭頂前野から受け取った情報をもとに総合的に判断し、行動計画を立てる。ワーキングメモリ（作業記憶）にかかわる。

※2【理研】
国立研究開発法人理化学研究所の通称。日本で唯一の自然科学の総合研究所。国家戦略等に基づき、研究開発を推進する「脳神経科学研究センター」などがある。

記憶の種類と脳の保存領域

記憶は保持される時間によって分けられ、
それぞれ主に使われる脳の領域が異なる。

記憶の種類

心理学の領域では、記憶の保持時間によって次の3つに分けられる。

感覚記憶
もっとも保持期間が短い記憶で、各感覚器官に存在する。瞬間的に保持されるのみで意識されない。外界から入力された刺激情報は、まず感覚記憶として保持される。

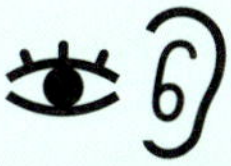

感覚器官

短期記憶
感覚記憶のうち、注意が向けられたものが短期記憶として保持される。短期記憶の保持期間は1分程度で、一度に保持される情報量にも限界がある。

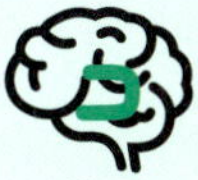

海馬

長期記憶
短期記憶に含まれる情報の多くは忘れられ、その一部が長期記憶として保持される。長期記憶は保持時間が長く、数分から一生にわたって保持される。

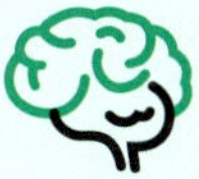

大脳皮質

ワーキングメモリ（作業記憶）

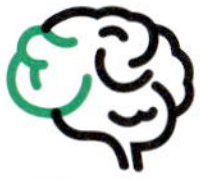

前頭前野

何かの作業をするあいだだけとどめておく記憶。短期記憶に含まれるが、使われる脳領域は前頭前野。

記憶にかかわる脳の領域

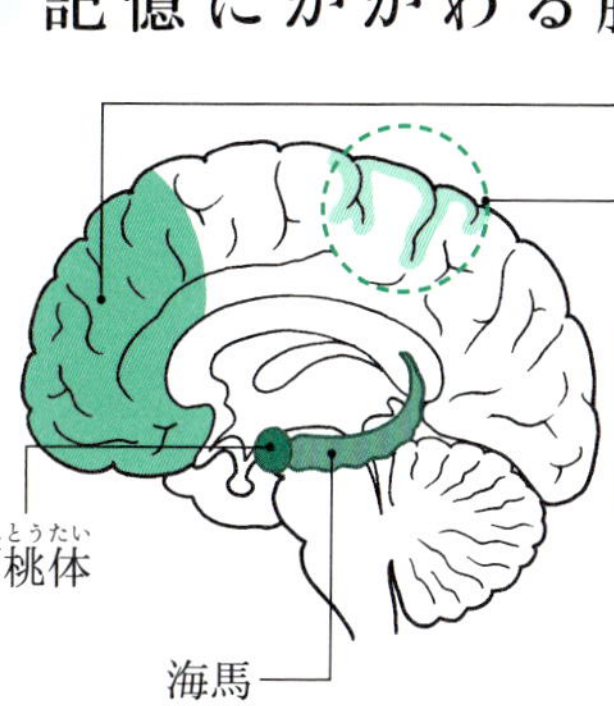

前頭前野
前頭葉の前部分。情報を総合的に判断し、行動計画を立てる領域。
➡ワーキングメモリ

大脳皮質
大脳の表面部分。知覚、思考、記憶など高次機能を司る。
➡長期記憶

扁桃体《へんとうたい》

海馬
大脳辺縁系にあり、タツノオトシゴのような形をしている。主に記憶にかかわる。
➡短期記憶

感覚記憶は、目や耳などの感覚器官に“とりあえず”保持される。その中から必要と判断されたものが、短期記憶として海馬に送られるんだよ

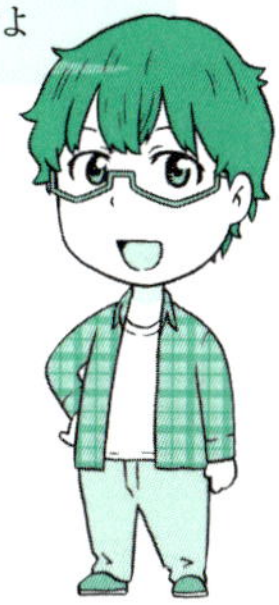

記憶の固定化のメカニズム

記憶は海馬から大脳皮質へ転送され、
最終的に大脳皮質に長期貯蔵される。
記憶の固定化にかかわる神経回路のメカニズムを見てみよう。

記憶は海馬から大脳皮質へ転送される

日常の出来事の記憶（エピソード記憶）が脳の中で時間経過とともに、どのようにして固定化されていくのか、その神経回路のメカニズムが発見された。

学習時

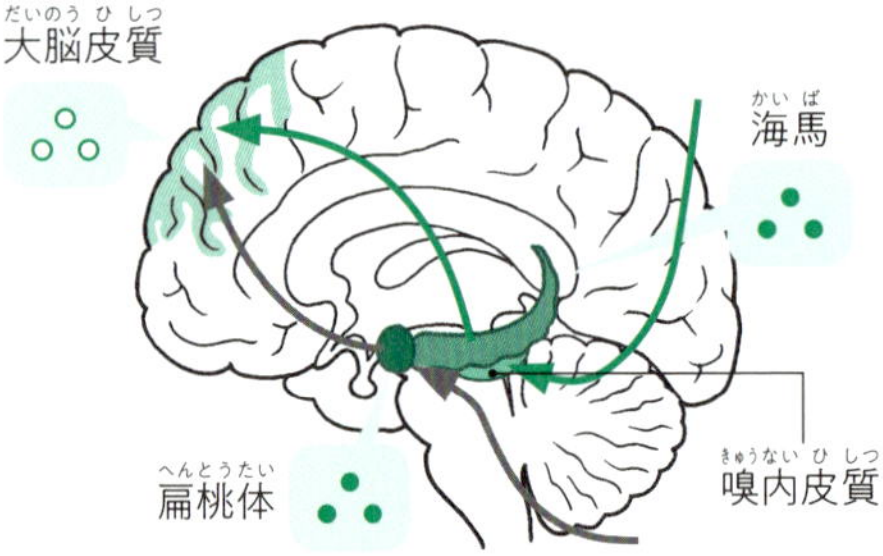
大脳《だいのう》皮《ひ》質《しつ》
海馬《かいば》
扁桃体《へんとうたい》
嗅内《きゅうない》皮《ひ》質《しつ》

● アクティブエングラム細胞
○ サイレントエングラム細胞
← 刺激が伝わる経路

エングラム細胞とは？

記憶を担う細胞のこと。記憶痕跡細胞とも呼ぶ。

- アクティブな状態とは、記憶の思い出しに使われる状態のこと。
- サイレントな状態とは、記憶情報は持っているけれども、すぐの思い出しには使えない状態のこと。

学習によって形成されたエングラム細胞は、まず海馬に、続いて大脳皮質、扁桃体に形成されていく。ただし、学習時点では、大脳皮質のエングラム細胞はサイレントな状態である。

学習後1日での記憶の思い出し

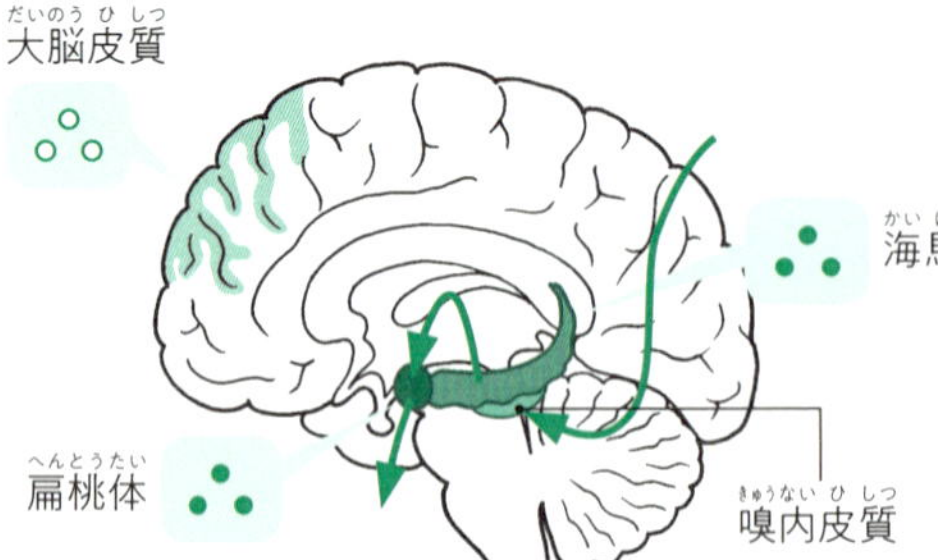
大脳《だいのう》皮《ひ》質《しつ》
海馬《かいば》
扁桃体《へんとうたい》
嗅内《きゅうない》皮《ひ》質《しつ》

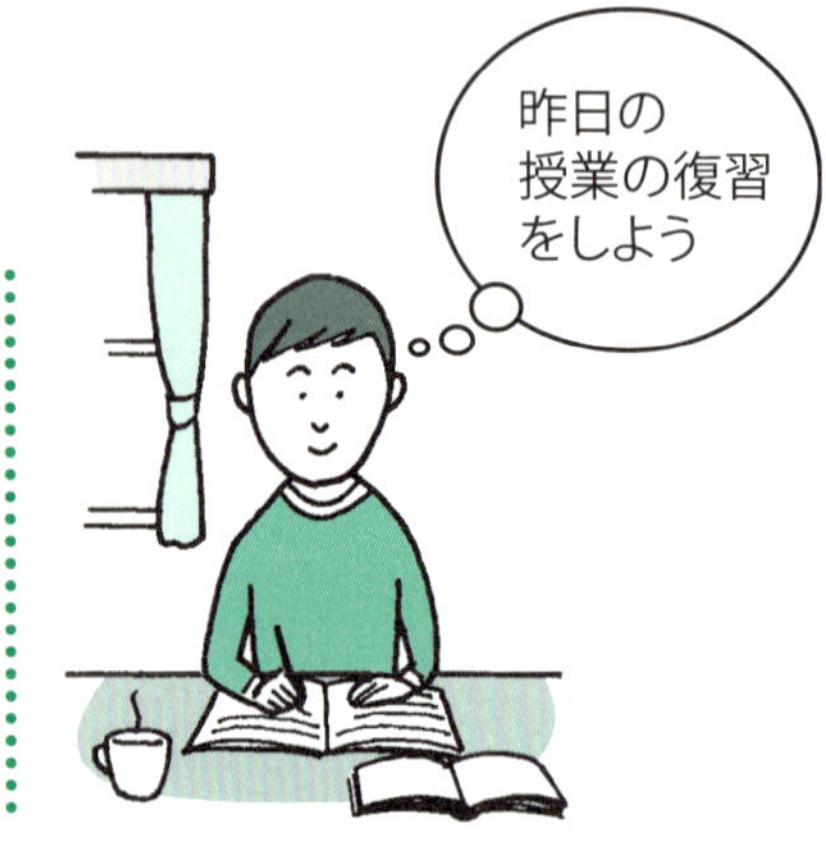
昨日の
授業の復習
をしよう

大脳皮質のエングラム細胞はサイレントなままであることから、大脳皮質は使われない。この時点での思い出しには、「海馬→（嗅内皮質）→扁桃体」の神経回路が使われる。

▶ **海馬と扁桃体のエングラム細胞がアクティブな状態**

学習後2～10日

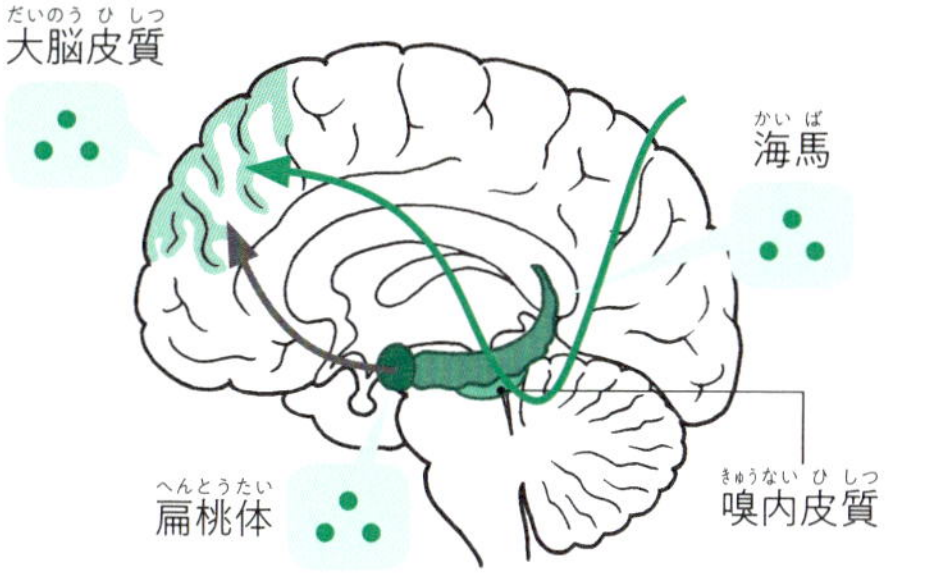
大脳《だいのう》皮質《ひしつ》
海馬《かいば》
扁桃体《へんとうたい》
嗅内《きゅうない》皮質《ひしつ》

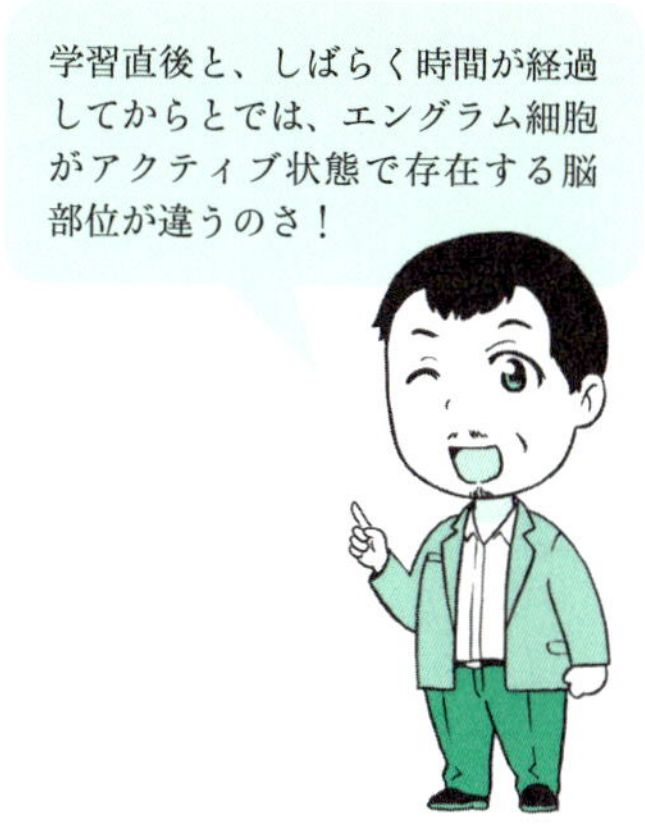
学習直後と、しばらく時間が経過してからとでは、エングラム細胞がアクティブ状態で存在する脳部位が違うのさ！

記憶は、数日かけて成熟される。サイレント状態だった大脳皮質のエングラム細胞が時間の経過とともに成熟し、アクティブな状態に移行する。逆に、海馬のエングラム細胞は、いずれサイレント化していく。扁桃体のエングラム細胞は、時間の経過にかかわらずアクティブ状態が続く。

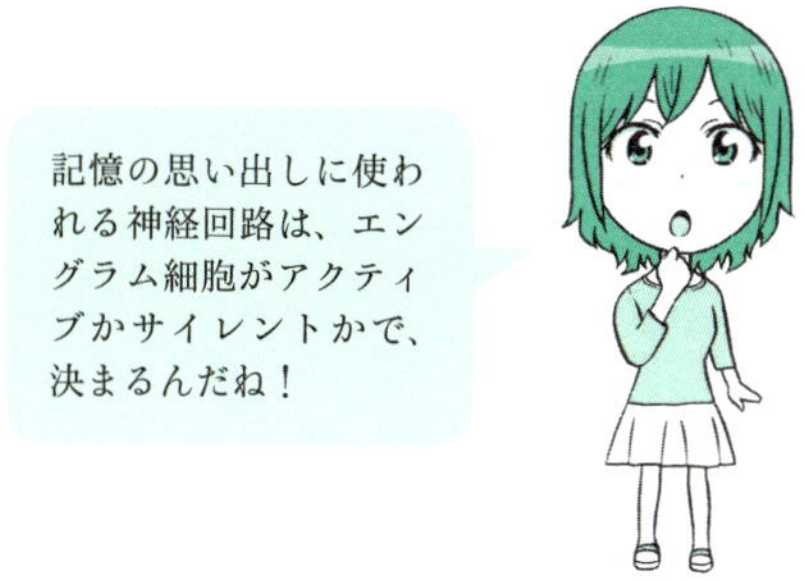
記憶の思い出しに使われる神経回路は、エングラム細胞がアクティブかサイレントかで、決まるんだね！

嗅内皮質とは？
大脳皮質と海馬のあいだにある領域で、記憶の入出力のほとんどはここを介して行われる。

学習後2週間以降での思い出し

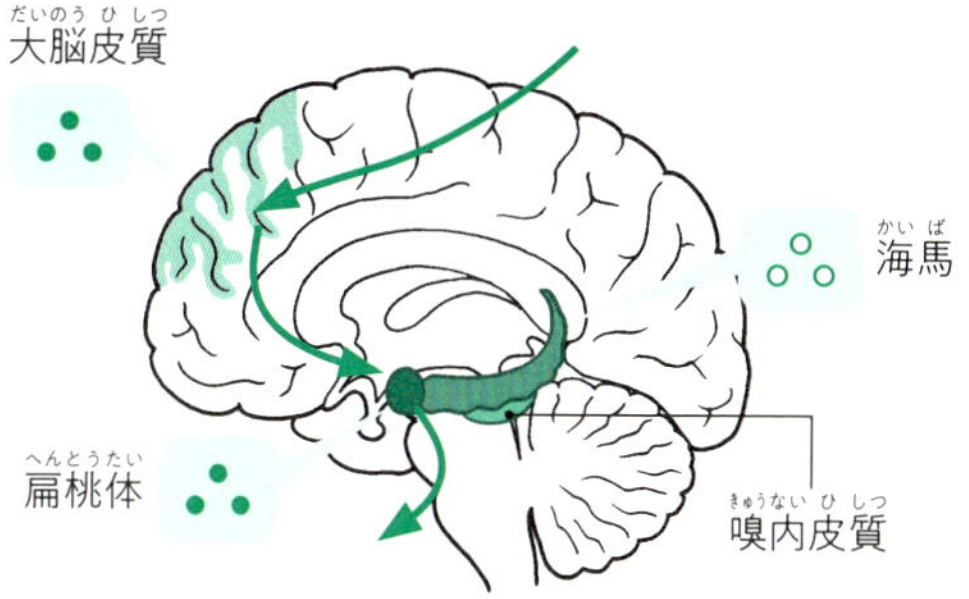
大脳《だいのう》皮質《ひしつ》
海馬《かいば》
扁桃体《へんとうたい》
嗅内《きゅうない》皮質《ひしつ》

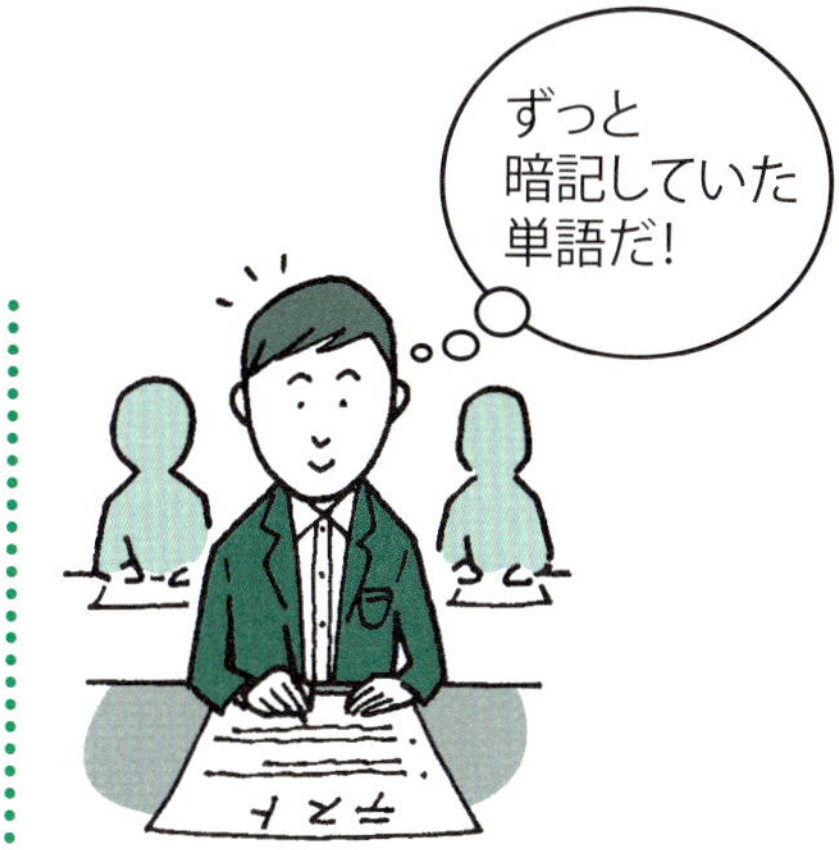
ずっと
暗記していた
単語だ!

海馬のエングラム細胞がサイレント化しているので、海馬は使われない。成熟期間を経てからの思い出しでは、「大脳皮質→扁桃体」の神経回路が使われる。

▶ **大脳皮質と扁桃体のエングラム細胞がアクティブな状態**

＊理研（理化学研究所）利根川進らの研究チームによるマウスでの実験を、ヒトでも当てはまるものとして作図。
：Susumu Tonegawa et al Science 2017

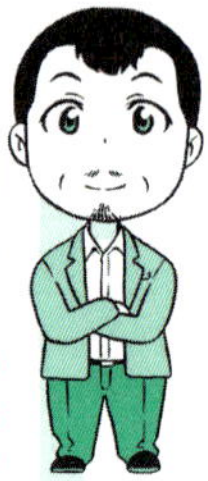

脳が記憶するしくみ
記憶はどこに保存されるのか

記憶は神経細胞のつながりにある

記憶は光遺伝的な手法を使うことで、細胞同士のつながりとして脳に保持されていることが実証されています。記憶は過去に体験したことを、細部まで思い出せるように「記憶の痕跡《こんせき》（エングラム）」として脳に蓄えられると考えられています。

記憶の痕跡は、記憶を担う神経細胞（エングラム細胞）とその細胞群がつくるつながり（ネットワーク）の中にあるとされ、記憶が長期的に保持されるには、神経細胞同士のつながりを強めるシナプス増強（※1）が必要不可欠とされてきました。ところが最近の研究で、シナプス増強がなくても、エングラム細胞には記憶が安定的に保持されることが実証的に示されたのです（左ページ参照）。

忘れないためには脳に送り続ける

古典的なエビングハウス（※2）の実験によると、ヒトは記憶したことを20分後には4割以上、1日後には7割以上を忘れてしまうといいます。つまり、何もせずに放っておけば、その日のうちに大半の記憶が消滅してしまうというのです。

そもそも脳は、「覚える」ことよりも「忘れる」ことのほうを得意としています。それで、忘れたくないことは、何度も繰り返し脳に送り続けることが必要です。繰り返し送ることで、脳にその情報が重要な情報であると思わせるのです。

ただし、脳はインプットよりアウトプットした情報を記憶に残す傾向があるので、復習時は一度覚えたことを思い出すようにすると、より効率的です。

※1【シナプス増強】
神経細胞同士をつなげるシナプスにおいて、一方の神経細胞が活動した直後に、もう一方の神経細胞の活動が起きることが繰り返されると、そのシナプスは増強されるという現象。

※2【エビングハウス】
ヘルマン・エビングハウス（1850-1909）はドイツの心理学者。無意味な音節を記憶し、時間とともにどれだけ忘れるかを数値化した「エビングハウスの忘却曲線」で知られる。

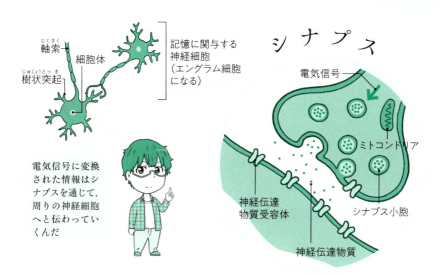

記憶のネットワーク

記憶が蓄えられる神経細胞（エングラム細胞）同士がつながって
ネットワーク（神経回路）をつくっている。

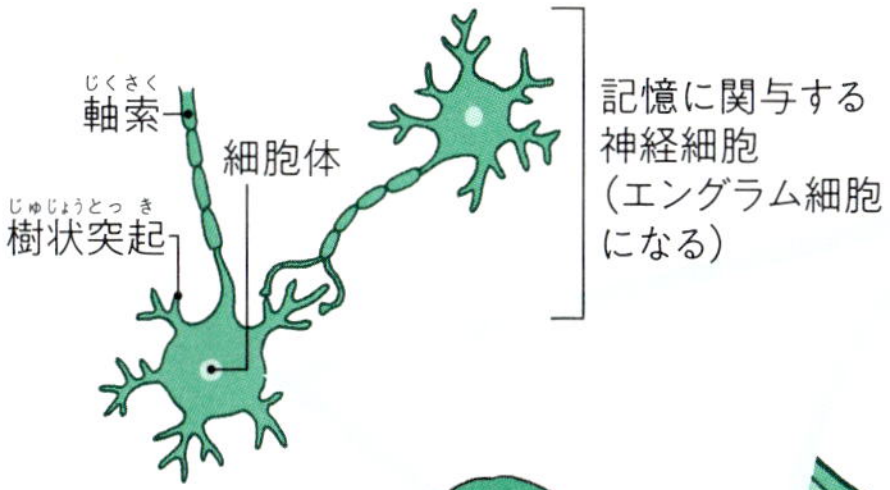

電気信号に変換された情報はシナプスを通じて、周りの神経細胞へと伝わっていくんだ

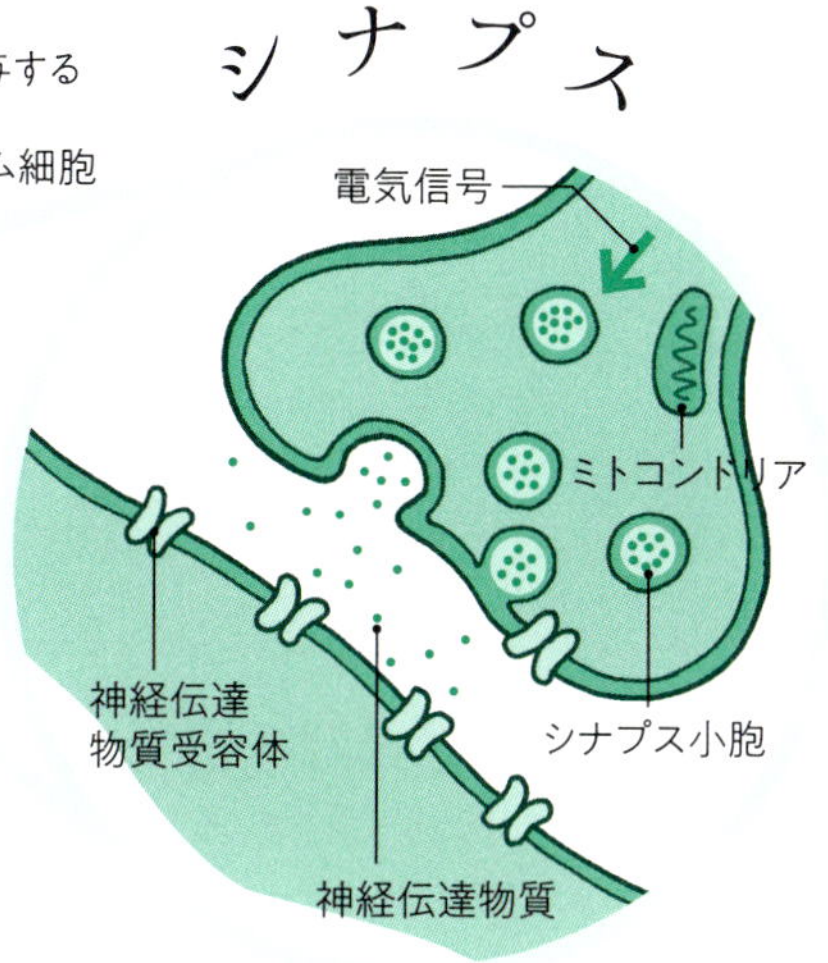

記憶の痕跡

シナプス増強が起こらないようにしたマウスを使って、
記憶痕跡細胞同士のつながりを調べた。その結果、シナプス増強がなくても、
記憶が痕跡細胞の中に安定的に蓄えられていることがわかった。

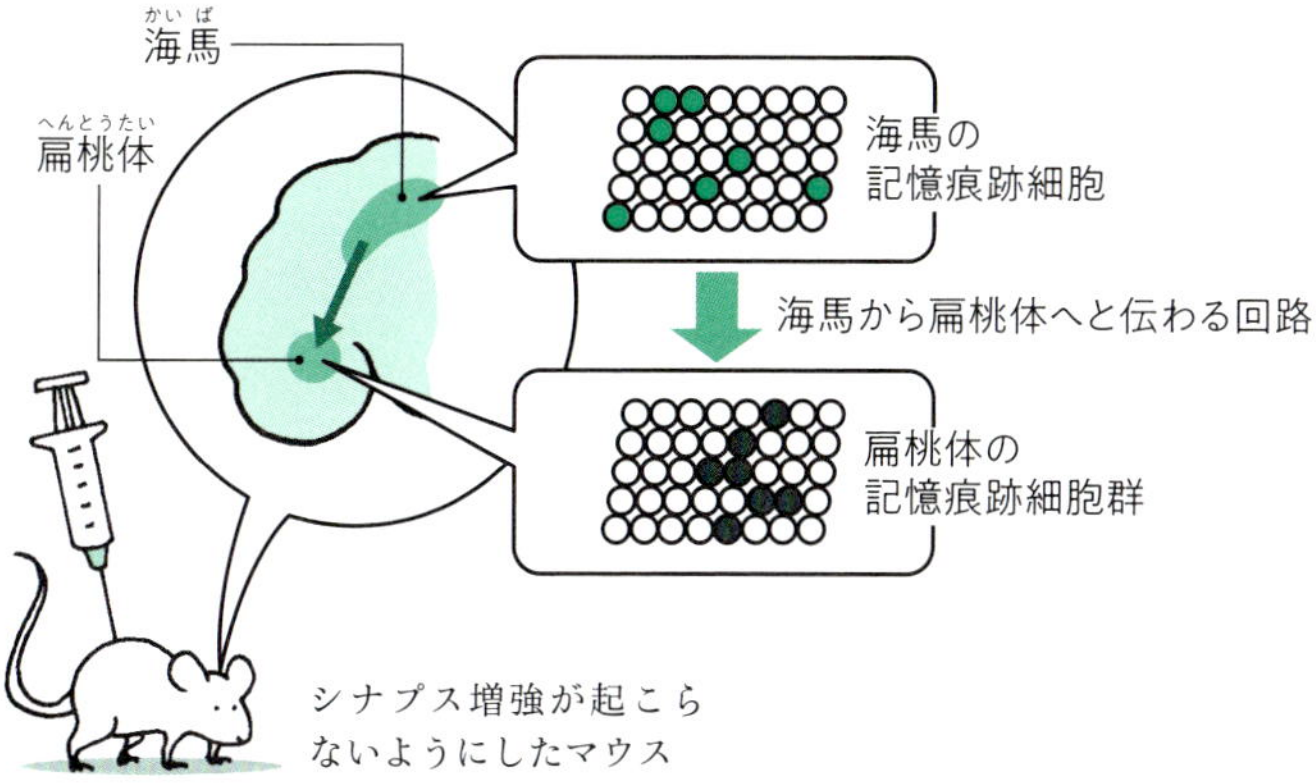

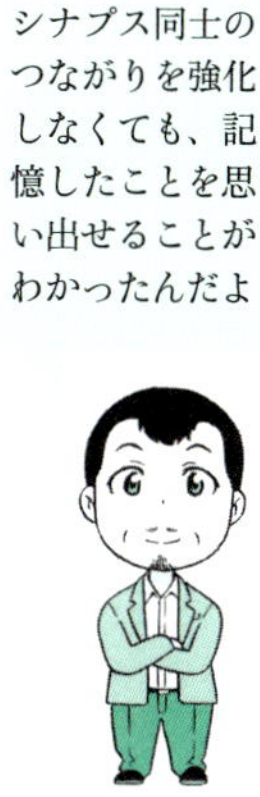
シナプス同士のつながりを強化しなくても、記憶したことを思い出せることがわかったんだよ

＊ Susumu Tonegawa et al Science 2015

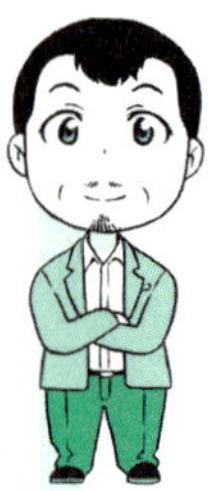

脳にメモする機能
一度に覚えられるのは3つか4つ

作業をしているあいだだけ覚えておく記憶

ワーキングメモリとは、何かの作業をするために必要な情報を、ちょっとのあいだだけ記憶しておく脳のメモ機能のこと。作業記憶ともいわれます。

入ってきた情報は、脳内に一時的にメモされます。そのメモした情報を整理し、対応すべき情報かどうかを判断し、行動に移します。ただ、脳内にメモできる量は限られているため、不要なものがあれば、どんどん削除していくことも必要となります。

たとえば、私たちは会話のたびに、「相手の話を聞く（脳にメモ）→その内容を読み取りながら返答する」という作業を行っています。つまり、ヒトはワーキングメモリを使った情報処理を、日常的に行っているのです。

ワーキングメモリは前頭前野《ぜんとうぜんや》と頭頂連合野《とうちょうれんごうや》という部位が司っています。前頭前野は意思決定や行動抑制などを中心として、ヒトらしく生きることに深くかかわっている領域でもあります。

一度に扱える量は決まっている

ヒトが一時的に扱える情報のまとまりの量は、だいたい決まっています。意味を持ったかたまり（チャンク）であれば、「あのこと」「このこと」「そのこと」のせいぜい3つ、ないしは4つ程度です。携帯電話番号は11桁《けた》の数字ですが、3つのまとまりに分けていることで覚えることができると考えられます。また、意味のない数字であれば7±2個、単語なら5±2個が一度に記憶できる限界の数とされ、マジカルナンバー（※1）と呼ばれます。

※1【マジカルナンバー】1956年、アメリカの心理学者ジョージ・ミラーによって発表された論文タイトル"The Magical Number Seven, Plus or Minus Two: Some Limits on Our Capacity for Processing Information"（マジカルナンバー7±2：人間の情報処理の容量）に由来する。

ワーキングメモリのしくみ

複数のことを同時に処理する際に使われる脳のメモ機能。
脳内にメモできる情報のまとまりの量は限られているため、
必要な情報は長期記憶として保存され、不要な情報は削除される。

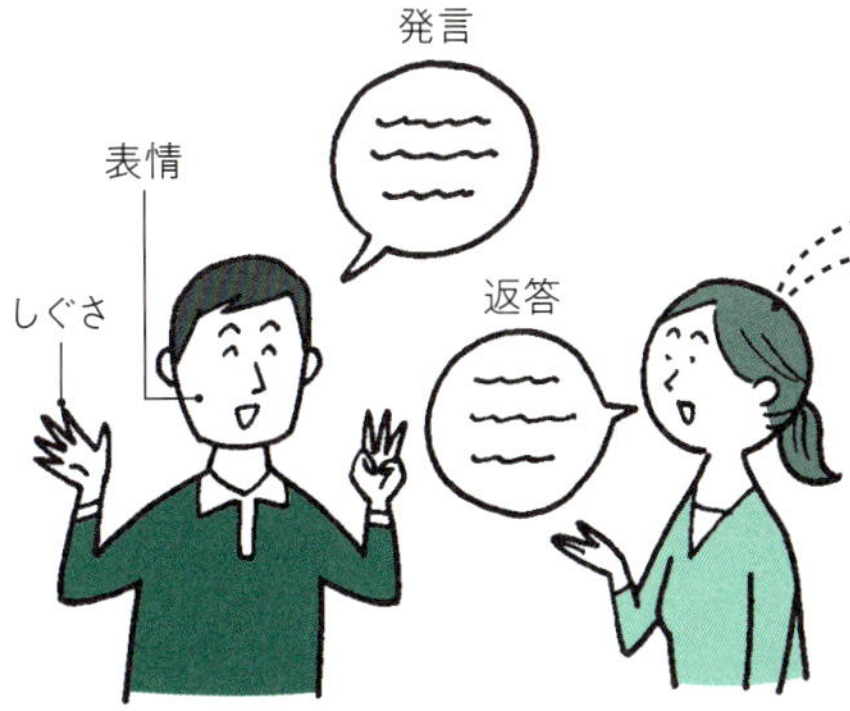

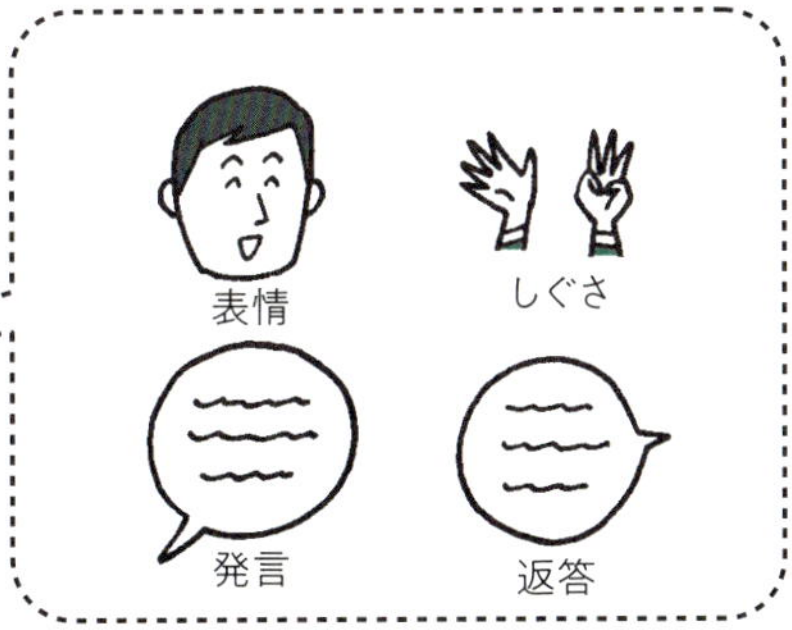

相手の発言を聞いて返答するときも、相手の表情、しぐさ、発言を脳内にメモし、自分の返答を考えたうえで行っている。

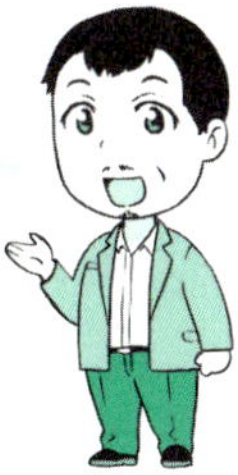

簡単な会話をするのにも、多くの情報を瞬時に保存・削除する作業が、脳内で行われていることがわかったかな？

ワーキングメモリの例

会話

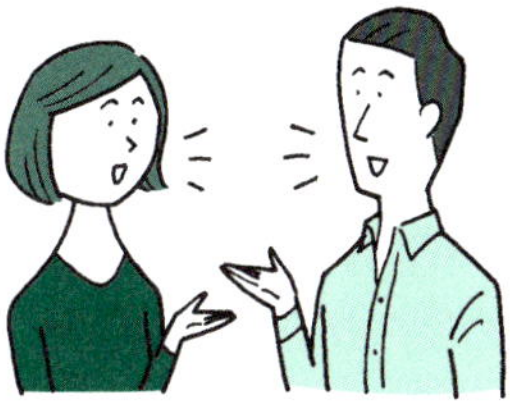

会話の流れは覚えているが、言葉のひとつひとつはすぐに忘れる。

電話番号

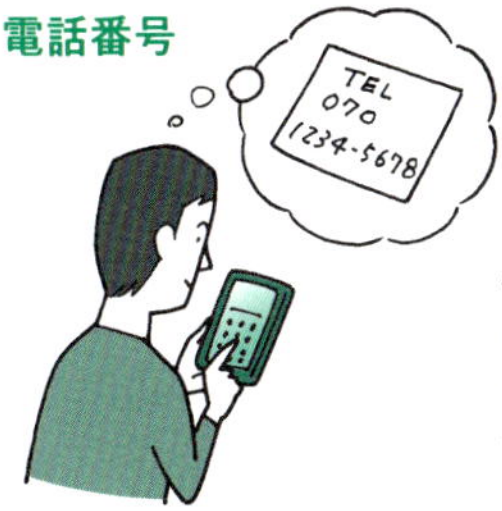

電話をかけ終わったら、暗記していた番号はすぐ忘れる。

計算

25+67−48=?

25+67=92
92−48=44

44！

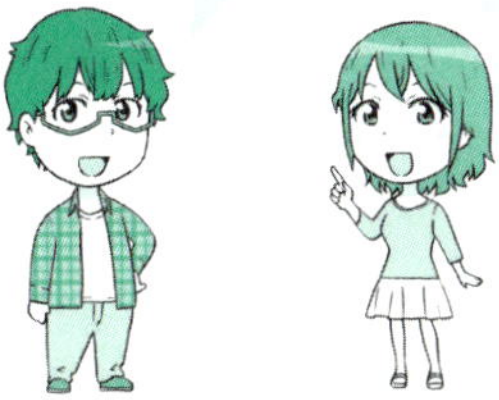

「25＋67」の計算を終えたら、脳にメモされていた「25」と「67」は削除される。「92−48」を終えたら「92」と「48」は削除され、「44」のみが脳に残る。

身体で覚える記憶

自転車の乗り方は一生忘れにくい

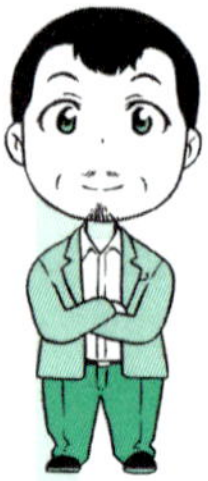

身体の動きは大脳と小脳で覚える

長期記憶には、記憶内容を言葉で表現できるような「宣言的《せんげんてき》（陳述《ちんじゅつ》）記憶《きおく》」と、身体で覚える「手続き記憶」があります。手続き記憶は、技の記憶とも呼ばれます。自転車の乗り方や泳ぎ方などといった身体の動かし方の手順の記憶や、楽器の演奏など技術的な手順を伴う記憶のことを指します。

手続き記憶にかかわる脳の領域は、小脳《しょうのう》（※1）と大脳基底核《だいのうきていかく》（※2）、前補足運動野《ぜんほそくうんどうや》などです。

大脳基底核は身体の動きを調整し、小脳は筋肉の動きをコントロールすることで、スムーズに身体を動かしています。前補足運動野は運動の指令を筋肉に伝えています。ヒトは繰り返し技を練習することで、正しい身体の動きを記憶しているのです。

身体で覚えた技の記憶は消えにくい

一度、正しい記憶の痕跡《こんせき》（エングラム細胞による記憶）ができあがると、「手をここまであげて」とか、「そのあとで足を踏み込む」といったことをいちいち考えなくても、自動的に身体を動かすことができるようになります。

手続き記憶は繰り返すことで身に付き、いったん身に付くと自動的に機能し、長時間保持されます。しかし、身体の変化や神経細胞の代謝などに伴って、技の記憶の痕跡も変化します。一流選手であるほど、その技は高度なバランスの上に成り立っており、高度に無意識化しています。そのため、重心位置や筋力の変化など、身体の変化に脳が対応しきれないと、技がくずれていくことが起きるのです。

※1【小脳】
脳の下方に位置し、橋や延髄と接している。全身の筋肉の動きや運動の調整を司る。身体の平衡や姿勢などもコントロールし、スムーズな動きに関与している。知的活動にもかかわる。

※2【大脳基底核】
大脳皮質と視床・脳幹を結び付けている神経核の集まり。線条体・淡蒼球・黒質・視床下核から成る。身体を動かすことにかかわり、筋肉の調節や記憶に基づく行動制御なども司る。

手続き記憶のメカニズム

手続き記憶は、正しい身体の動かし方を繰り返すことによって身に付いていく。身体の動きの調整を大脳基底核が、細かい筋肉の動かし方などを小脳が記憶する。

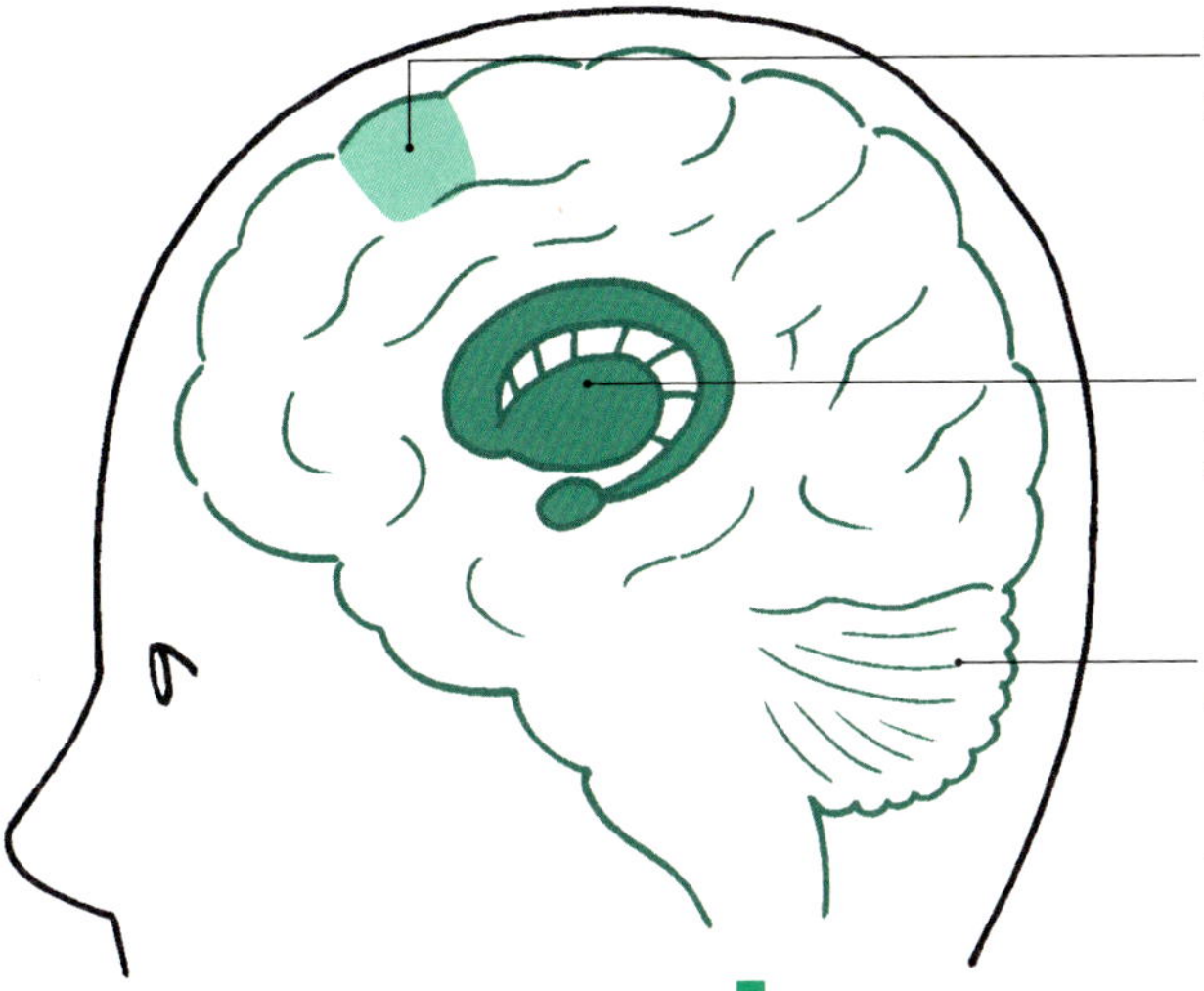
前補足運動野
大脳皮質にあり、新しく連続動作を学習するときにかかわる。
大脳基底核
小脳とともに、技の記憶のネットワークをつくる。
小脳
何度も繰り返し練習することで、「どの筋肉を、どの程度、どの順で動かせばよいか」ということを記憶する。

手続き記憶が働くと…

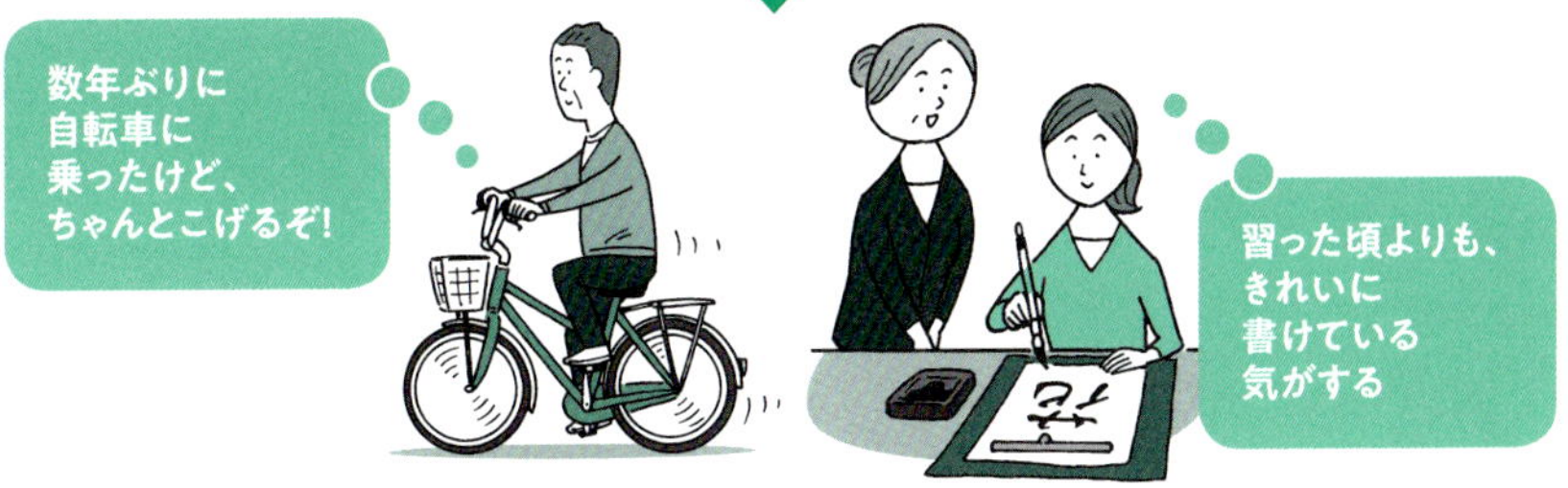
数年ぶりに自転車に乗ったけど、ちゃんとこげるぞ!
習った頃よりも、きれいに書けている気がする

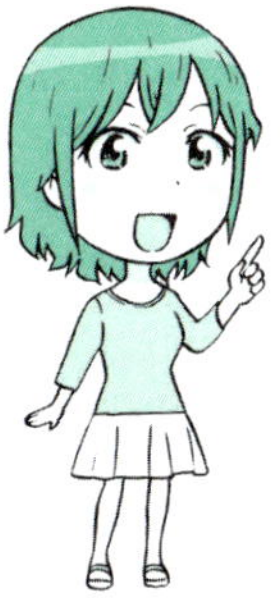

つまり、ちょっと練習しただけで、上手にスポーツができるヒトは、手続き記憶のネットワークと身体との連係が優れているってこと？

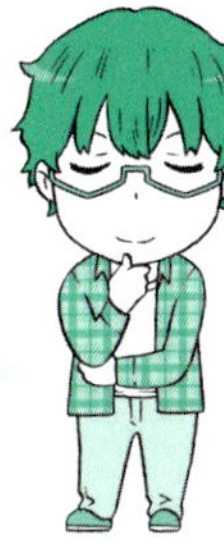

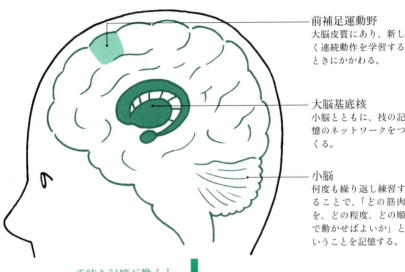

そうだね。あとはヒトの動きを写し取るミラーニューロンの働きや筋肉の細かな動きのコントロールにかかわる小脳の働きがよいとも考えられるよ

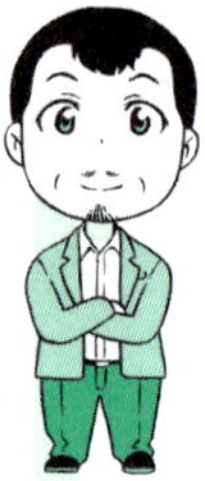

エピソードで記憶する 体験したことは忘れにくい

いつ、どこで何があったのか

長期記憶のひとつである「宣言的《せんげんてき》（陳述《ちんじゅつ》）記憶《きおく》」とは言葉にできる記憶のことで、「意味記憶」と「エピソード記憶」に分けられます。

意味記憶は、学校で学んだことや本から得た知識などの記憶です。暗記力や記憶力がよいというときの対象は、この記憶を指します。いったん覚えても反復しなければ忘れてしまいやすいうえに、何かきっかけがないと思い出しにくい記憶でもあります。

一方、エピソード記憶は自分が体験した記憶のことです。思い出となった出来事とともに、「いつ」という時間的な情報や、「どこで」という空間的な情報、さらにはそのときの感情も一緒に記憶され、物語のように思い出すことができます。

意味記憶をエピソード記憶に変える

エピソード記憶は意味記憶よりも忘れにくく、思い出しやすいとされています。しかも、繰り返し思い出すことによって、記憶エングラム（※1）が活性化し、印象深いエピソード記憶として残ります。

ただ、もともとエピソードを伴っていた記憶も、時間が経つにつれて、個別性や時間性などが薄れていき、いつしか意味記憶となってしまう場合があります。このような記憶は、さらに時が経てば、自然と忘れていきます。

反対に、暗記による意味記憶であっても、何らかの体験や感情を加えるようにすると、エピソード記憶となります。忘れにくくなるだけでなく、いつでも引き出して使える記憶として残るのです。

※1【記憶エングラム】
記憶の痕跡を含む神経細胞のことを、エングラム細胞という。その細胞群のことを記憶エングラムと呼ぶ。

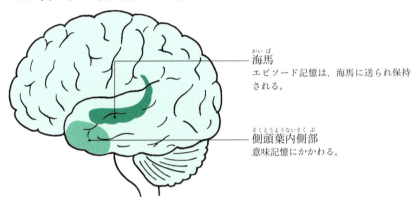

宣言的（陳述）記憶とは

宣言的（陳述）記憶は、覚えたあとで言葉や図形で表現できる記憶のこと。
そのうち、体験したことはエピソード記憶として、
学習したことや知識として覚えたことは意味記憶として保存される。

宣言的（陳述）記憶にかかわる領域

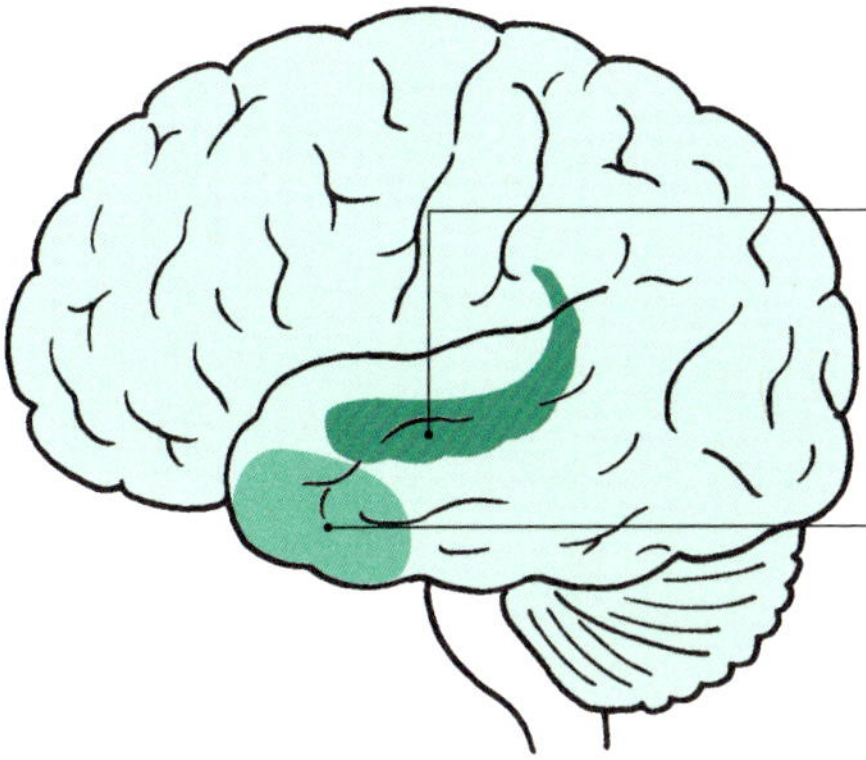

海馬《かいば》
エピソード記憶は、海馬に送られ保持される。

側頭葉内側部《そくとうようないそくぶ》
意味記憶にかかわる。

エピソード記憶と意味記憶

エピソード記憶
個人的な体験に関する記憶。

意味記憶
客観的な事実。知識として覚えていること。

学習
英単語や年号と歴史上の事件を覚えた。

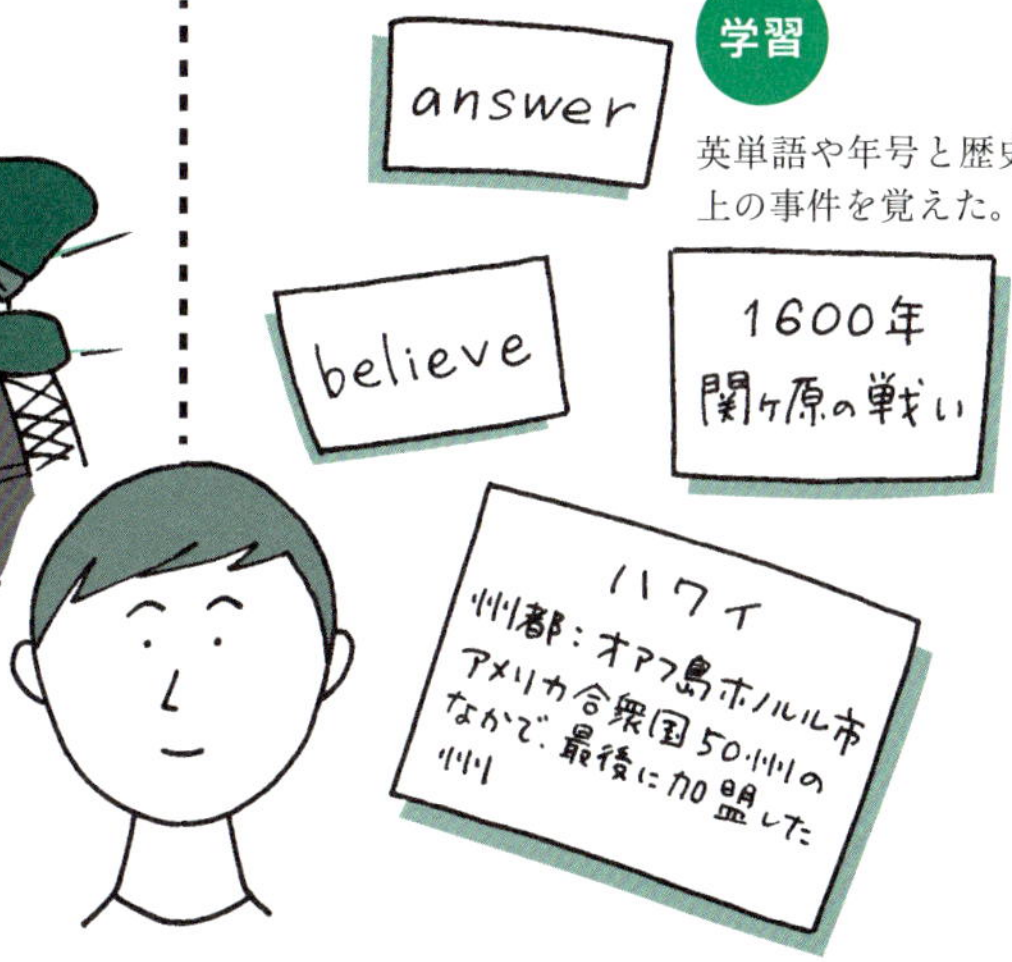
answer
believe
1600年
関ヶ原の戦い
ハワイ
州都：オアフ島ホノルル市
アメリカ合衆国50州のなかで、最後に加盟した州

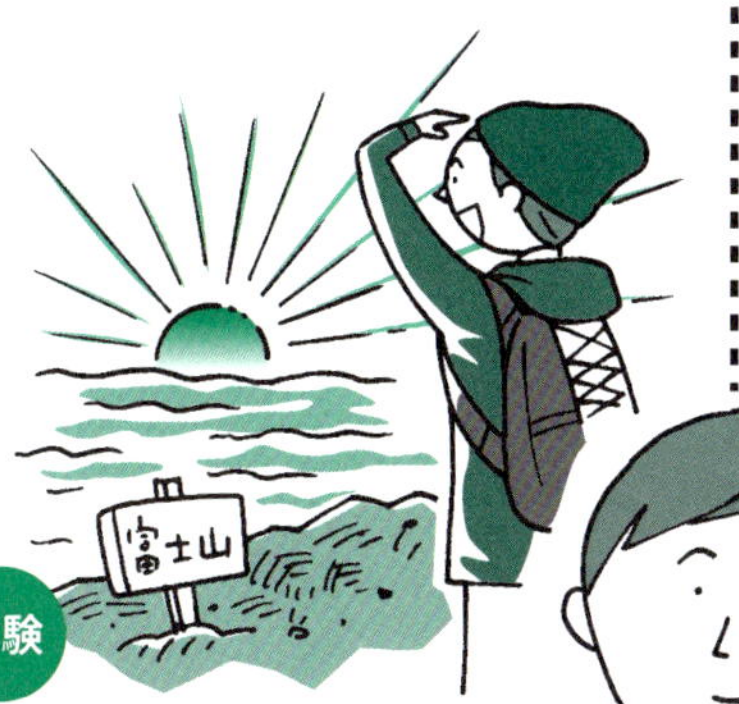
富士山

体験
冬に富士山に登って、きれいな日の出を見た。

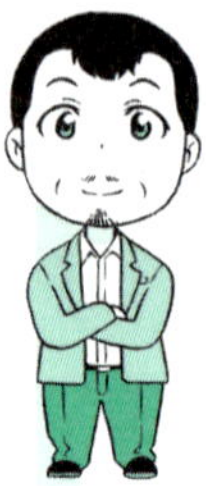

細胞が場所を記憶する 脳内で地図を描くことができる

脳には空間を認識する領域がある

心理学者エドワード・トールマンによるラットの実験から、脳には視覚や聴覚にかかわる感覚野があるように、空間を認識する領域があることがわかっています（左ページ上図参照）。

実験では、まずラットにスタート場所からエサのある場所までのルートを、繰り返し学習で覚えさせます。しっかり学習させたあとで、放射状に複数の通路をつくり、覚えさせた道だけを行き止まりにします。すると、そのラットはエサのある場所にもっとも近い通路を選んで進んでいったのです。

この結果から、ラットはエサまでの道筋を手続きとして覚えているのではなく、「エサのある方向」を絶対空間で覚えていると推測できるのです。

場所細胞とグリッド細胞がある

オキーフ博士（※1）は実験で、ラットが部屋の中を自由に動き回っているときの海馬《かいば》における脳活動の様子を調べました。その結果、「右の隅」「左寄りの中央」など、ある特定の場所に来たときに発火する神経細胞（ニューロン）があることを発見。これを場所細胞と名付けました。ラットが移動するにつれて異なる細胞が順々に発火し、発火したことを記憶しながら空間内を把握していたのです。

その後の研究で、海馬に隣接する嗅内《きゅうない》皮質《ひしつ》（※2）にも、海馬の場所細胞とは違うしくみで自分の位置を認知する細胞が存在することが示されました。この細胞は、格子《こうし》状《じょう》に配置されていることから、グリッド（格子）細胞といわれます。

※1【オキーフ博士】
ジョン・オキーフ（1939-）。神経科学者。ノルウェー科学技術大学のモーザー博士夫妻とともに「空間把握のメカニズム研究」を発展させたことで、2014年ノーベル生理学・医学賞を受賞。

※2【嗅内皮質】
側頭葉にある皮質領域で、海馬に隣接する。海馬への情報の入出力は、ここを介して行われる。

場所を把握する脳のメカニズム

脳には、自分が空間内のどこにいるかを把握するためのしくみがある。
海馬に多数存在する場所細胞と嗅内皮質のグリッド細胞が、
どのようにして場所についての情報を得ているのかを見てみよう。

実験

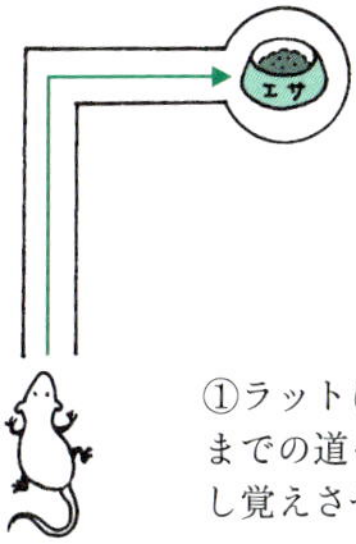

①ラットに、エサまでの道を繰り返し覚えさせる。

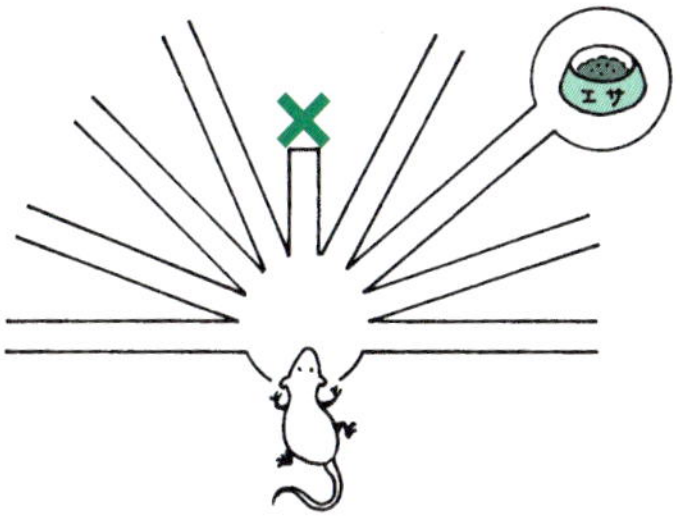

②覚えさせた道（スタートからまっすぐ行く道）を行き止まりにし、新たな通路を放射状につくり、ラットがどのように進むのかを観察。

結果 ラットは直線距離でエサのある場所にもっとも近い通路を選んで、進み始めた！

＊ E. C. Tolman 1948

場所細胞とグリッド細胞

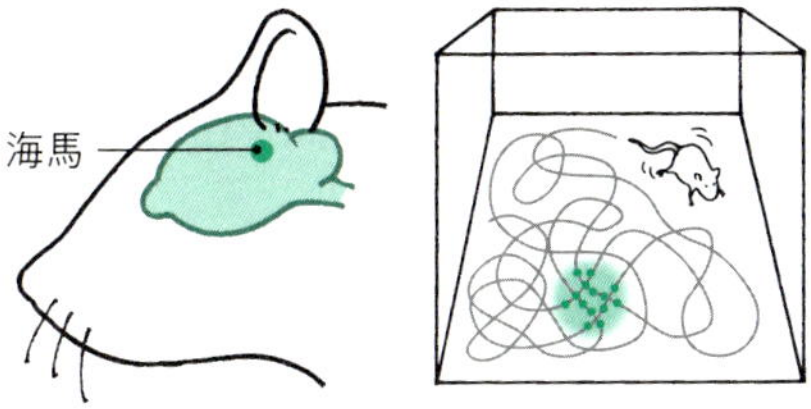

場所細胞
海馬の中に多数存在し、空間内の特定の場所を通り抜けたときに、それぞれ別の場所細胞が反応する。

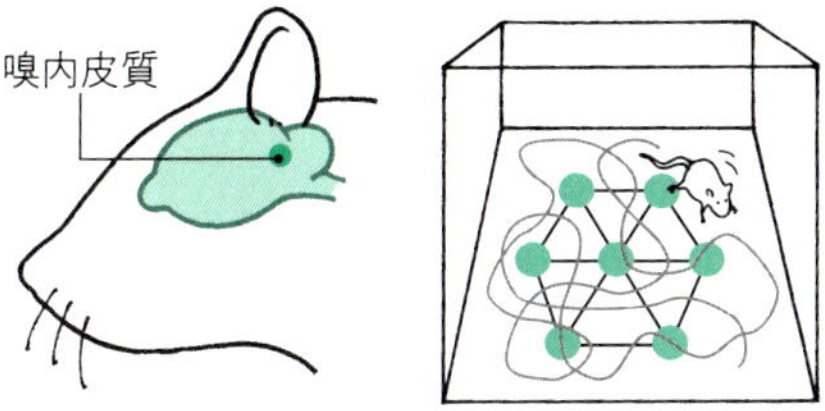

グリッド細胞
嗅内皮質内に存在する細胞で、正三角形の格子のすべての頂点に配置されている。格子を形成する複数の細胞で距離を感知し、空間を把握している。

グリッド細胞が獲得した位置情報を海馬の場所細胞に送ることによって、現在地を特定しているんだ。海馬の中に空間を表現する「地図」があるようなもの、といえるね

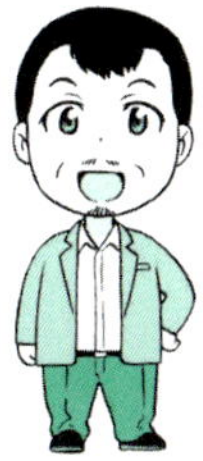

＊ O'Keefe, J. et al Brain Res. 1971／Fyhn, M. et al Science 2004

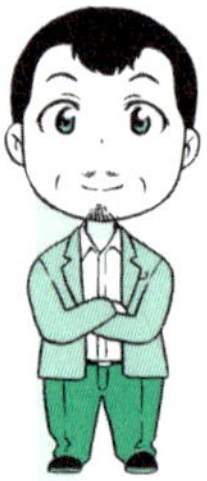

感情を伴う記憶 好き嫌いが結び付いて記憶される

情動的な出来事ほど忘れにくい

ある状況で楽しい体験や嫌な体験が繰り返されると、その体験は周囲の環境と強く結び付いて記憶されます。そのため、同じ状況に再度遭遇すると、これから起こる結果を予測し、対応しようとします。

中でも、怖いと感じた体験はいつまでも鮮明な記憶として残ります。これは、次に同じような危険に遭遇したときに回避できるようにしておこうという本能が働くからです。

快・不快を司るのは、大脳辺縁系《だいのうへんえんけい》の下のほうにある扁桃体《へんとうたい》（※1）です。ここで好き嫌いが判断されると扁桃体の嗅内溝《きゅうないこう》が開き、情報を海馬《かいば》に送りやすくするのです。心をゆさぶるような情動的な出来事ほど、いつまでも記憶にとどめられるわけです。

わくわく、ドキドキが記憶力を増す

また、扁桃体は空間を認識する場所細胞とも強く結び付いています。「怖いから嫌い」「楽しいから好き」といった感情が起こることで、その場所の記憶も忘れにくくなるのです。

一方、海馬ではγ《ガンマ》波（※2）とθ《シータ》波（※3）が発生しています。これらふたつの脳波がつくるリズムに、細胞の活動が同期することで記憶力が増すということが知られています。

とくに、興味や好奇心を持ったときに出るθ波が大きくなると、記憶力が持続するとの報告もあります。そのため、どんなことも、強く興味を持って、わくわく、ドキドキしながら覚えるようにすることが記憶力を高めるコツといわれます。

※1【扁桃体】
大脳辺縁系の下のほう、海馬のとなりにあり、快・不快や好き嫌いを判断する場所。

※2【γ波】
γ波は30～100Hzの脳波パターンで、主に行動しているときに出現し、知覚認知と関連する。

※3【θ波】
θ波は動物が動き出すと、主に海馬や大脳皮質嗅内野で4～8Hzの脳波パターンとして出現し、記憶にかかわる。

好き嫌いが記憶にかかわる

好き・嫌いを司る扁桃体は、記憶を海馬から大脳皮質に送り、
長期保存するかどうかにかかわっている。

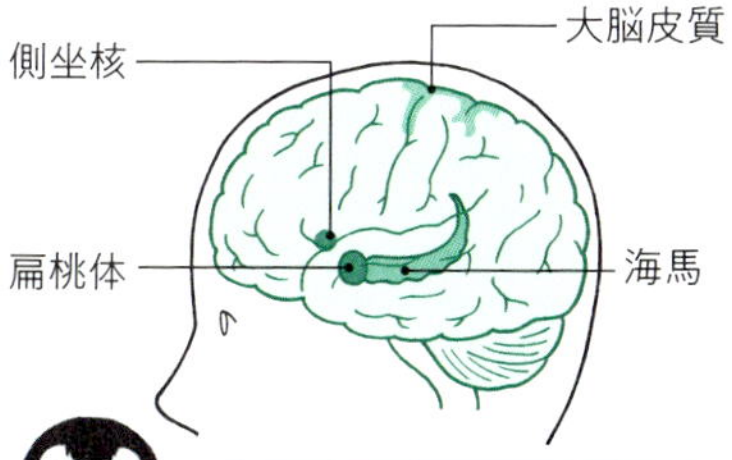

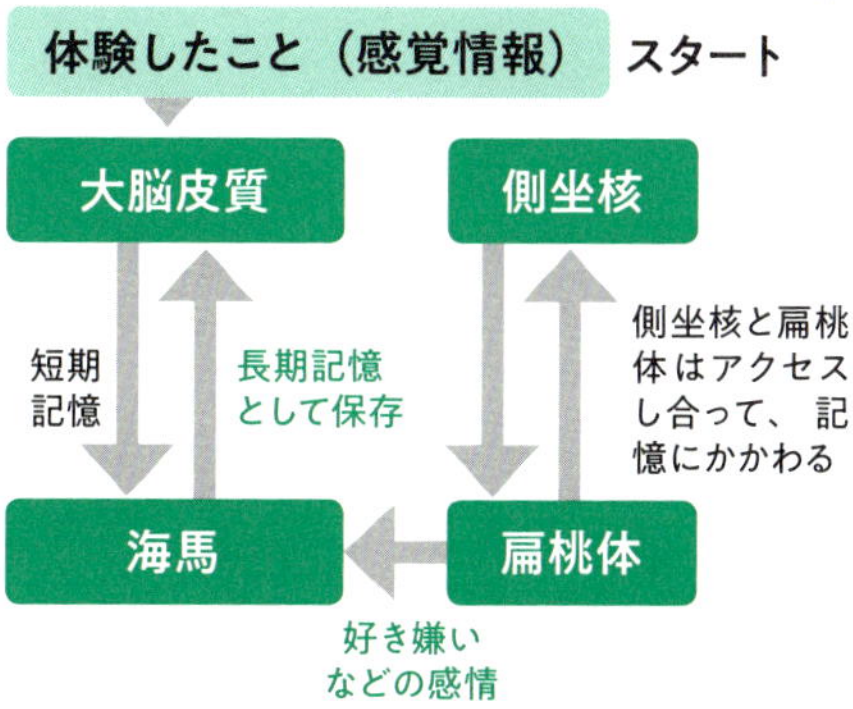

怖い体験が記憶に刻み込まれるしくみ

理化学研究所のジョシュア・ジョハンセンらの研究チームは、ラットを使った実験で、恐怖体験の記憶形成に、扁桃体での神経細胞の活動とノルアドレナリンの活性化がカギとなっていることを示した。

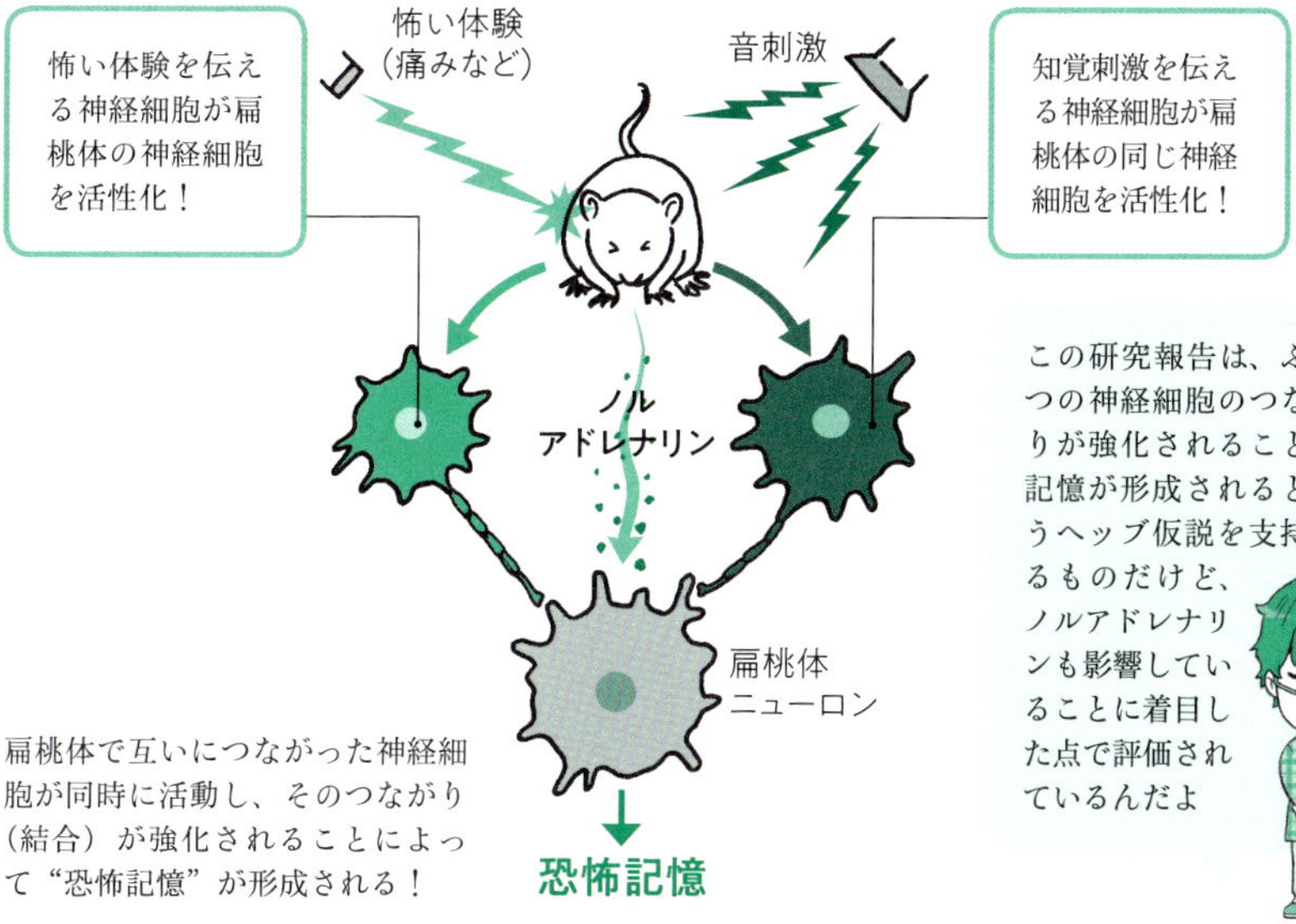

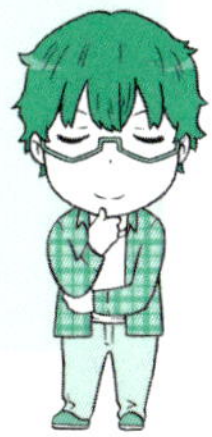

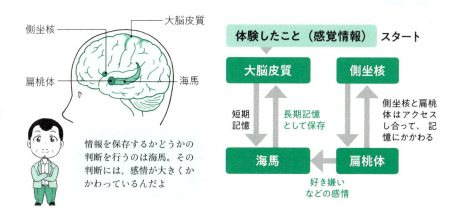

＊ Joshua P. Johansen and Joseph E. LeDoux et al PNAS 2014

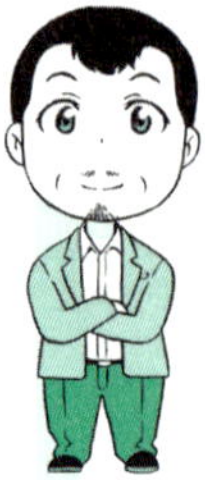

プライミング記憶

記憶は都合よく塗り替えられる

間違っていることに気づかない

サッカー、カヌー、サーフィン、テニス、バドンミトン、フェンシング――ひとつだけ間違っているのですが、わかりましたか。実は、「バドミントン」が「バドンミトン」となっています。

スポーツ競技が並んでいるのだなと思いながら読んでいると、間違いに気が付かないことがあります。「バドンミトン」という、本来は何の意味も持たない言葉であるにもかかわらず、文脈からスポーツ競技だろうという予測が働き、知っている言葉と紐《ひも》付けて「バドミントン」と読んでしまっているのです。このような現象はプライミング効果（※1）が働いたことによって起きています。こうしてつくられる記憶を、プライミング記憶といいます。

先入観が働くと勘違いを生みやすい

プライミング記憶とは、以前に入力された情報が、そのあとの情報に無意識のうちに影響を与えるような記憶のことです。「入れ知恵記憶」とも呼ばれます。プライミング効果が働くと、それまでの会話の流れや文脈から、記憶を頼りに先を読むため、素早い状況判断などに役立ちます。一方、思い込みや勘違いを生みやすくなります。

あらかじめ果物の話をしておくと、「黄色」という言葉から「バナナ」や「パイナップル」を連想しやすくなるのも、自分で書いた文章の誤字・脱字がなかなか発見できないのも、プライミング効果によって先入観が強く働いてしまっているためと考えられます。

※1【プライミング効果】先行する刺激（プライマー）の処理によって、後続刺激（ターゲット）の処理が促進されるような効果のこと。

プライミング記憶＝先入観

脳はもともと持っている情報（記憶）を使って、状況を判断したり、推測したりしている。プライミング効果を働かせることは、勘違いや思い込みの原因となる。

日本人には読めないフォント!?

ELECTROHARMONIX
A FAKE JAPANESE
MONSTROSITY

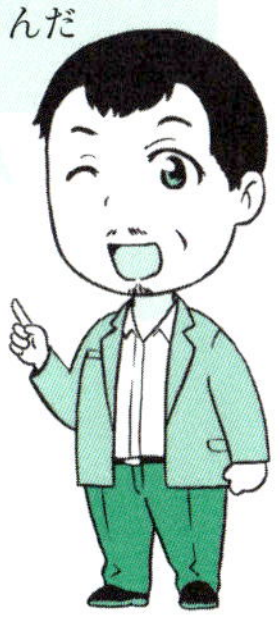
暗号のような文章だけど、読めるかな？　このフォントは、日本語を母国語とするヒトには、プライミング効果が働き、どうしても読めない文章になるんだ

フォントを変えると……

ELECTROHARMONIX
A fake JAPANESE MONSTROSITY

日本語訳

エレクトロハーモニクス
まったくひどい偽物の日本語だ

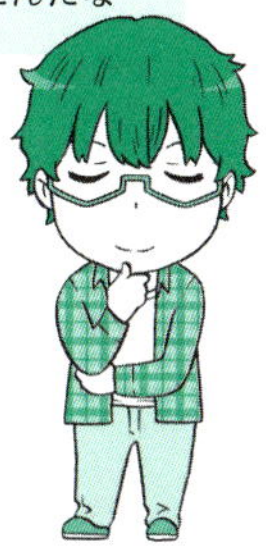
実は英語なんだ。脳が勝手にカタカナに置き換えて理解しようとしてしまうため、英語であるとわからなくなっていたんだな

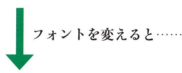

カナダ出身、名古屋在住のレイ・ララビィ (Ray Larabie) 氏によって制作され、無料公開されている欧文フォント［Electroharmonix］。日本語のカタカナやひらがながモチーフとなっている。

※ http://typodermicfonts.com/electroharmonix/

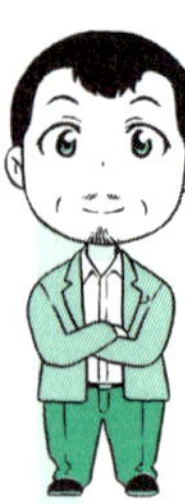

脳の機能低下は加齢のせいだけではない

年齢を重ねるほど向上する能力もある

知能は、流動性知能（※1）と結晶性知能（※2）のふたつに分けられます。

流動性知能とは、計算力や暗記力、集中力、ＩＱ（知能指数）など、いわゆる受験テクニックに反映されるような知能のことです。新しい情報を取り入れる力のことをいいます。一方、結晶性知能とは、知識や知恵、判断力、応用力などのことです。経験とともに蓄積されていく知能のことをいいます。

一般に流動性知能は18～25歳頃を頂点に徐々に落ちていき、結晶性知能は年齢を重ねるほど伸びていくとされています。ハーツホーン（※3）の調査は、ピークを迎える年齢は能力によってばらつきがあることが示されています（左ページ参照）。

「年齢のせい」だと思っていることがよくない

加齢とともに衰《おとろ》えていくとされてきた知能も、トレーニングをすれば伸ばしていくことができます。しかも、「やればできる」と思っている人ほど能力は伸び、反対に「どうせできない」と思っていると、本当にできなくなってしまいます。

実際、「年齢とともに記憶力は落ちる」という理詰めの講義を受けてから記憶力テストを受けると、本来、年齢の影響を受けないはずのテスト内容でさえ、成績が悪くなるという実験結果も出ています。

できないという思い込みが、能力を低下させてしまうのです。「いくつになっても、やればできる」とポジティブに思っているほうが、脳にとってはいいのです。

※1【流動性知能】計算力・暗記力・集中力・処理スピード力など、新しいことを覚えて、取り入れていく力。

※2【結晶性知能】言語能力・理解力・洞察力・判断力・社会適応力など、知識や経験をもとに蓄積されていく知能。

※3【ハーツホーン】ジョシュア・ハーツホーン。マサチューセッツ工科大学（MIT）の認知科学研究者で、「加齢に伴う知能の変化」に関する研究を率いる。

加齢による知能の変化

マサチューセッツ工科大学（MIT）の認知科学研究者ハーツホーンは、
幅広い年代のヒトを対象にさまざまな能力を測るテストを実施。
能力によって、ピークを迎える年代が異なることを発見した。

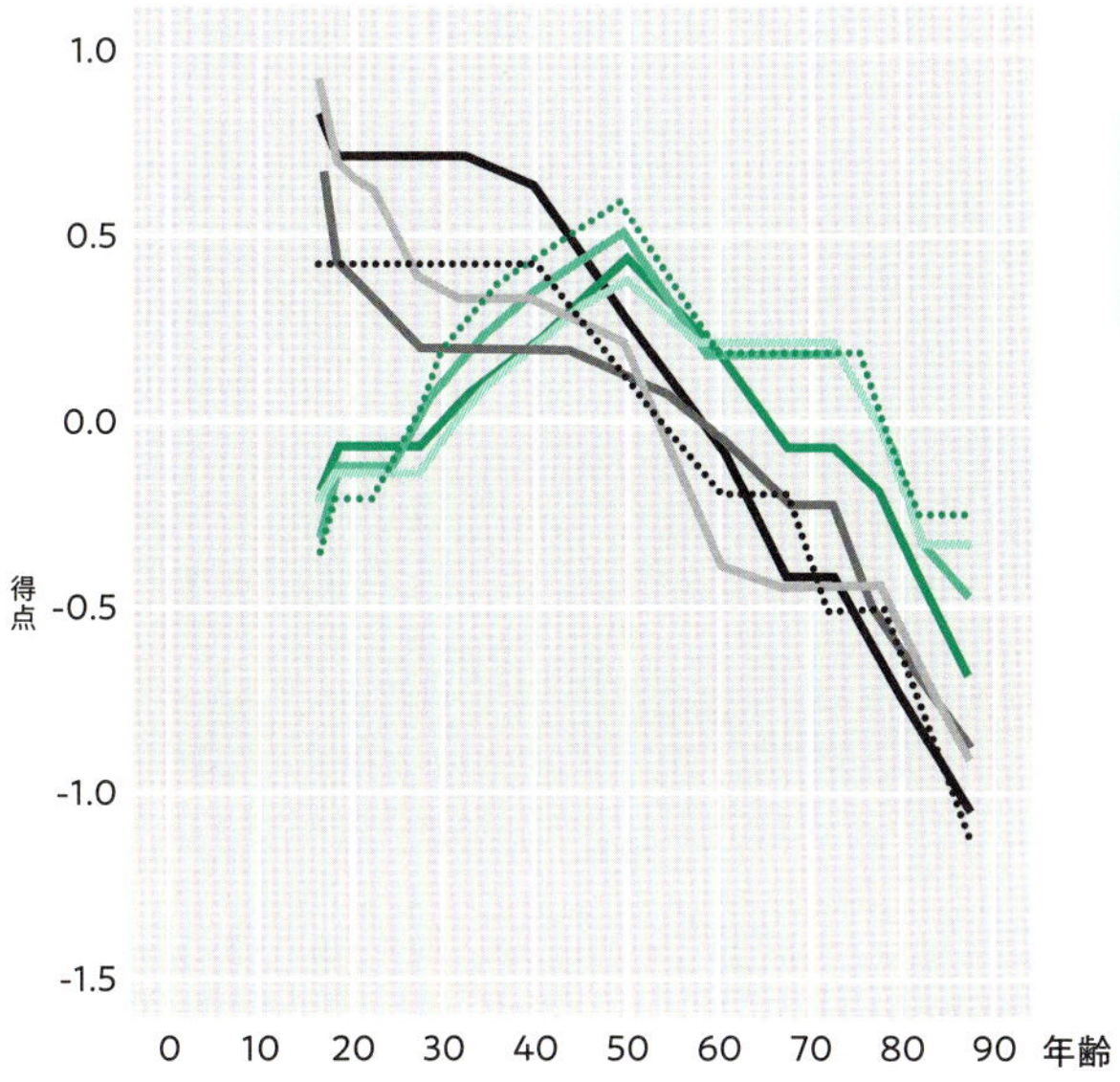

これは流動性知能と結晶性知能をいくつかの項目に分けてテストし、まとめたグラフだよ

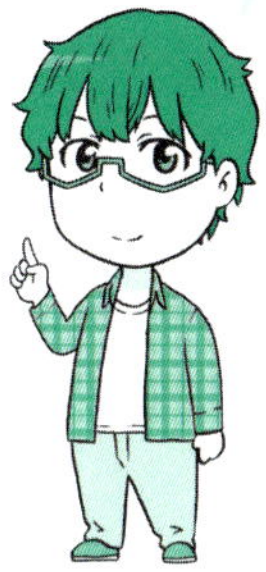

＊グラフは研究発表のグラフをもとに作図。
：Hartshorne J.K, Germine L.T. Psychol Science 2015

- 【流動】計算
- 【結晶】理解
- 【結晶】情報処理
- 【流動】短期記憶：家族写真
- 【流動】短期記憶：物語
- 【流動】短期記憶：単語ペア
- 【結晶】語彙
- ワーキングメモリ：文字・数・順番

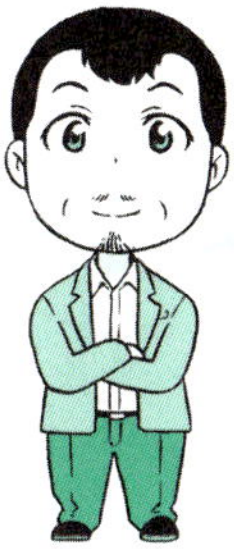

ワーキングメモリや短期記憶のように新しいことを覚える力は、20代をピークに徐々に低下している。でも、流動性知能に分類される計算力のピークは50歳！　ハーツホーンの研究では、50歳前後は新しいことを学ぶのに適している年齢といえそうだね

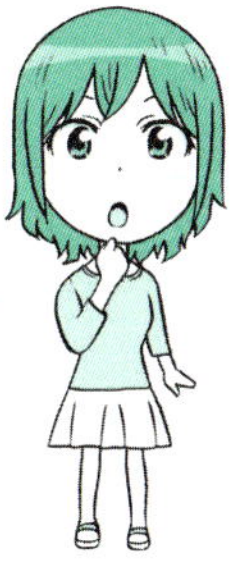

理解力や語彙力などの結晶性知能は、やはり年代が上がるほど伸び、50代にピークを迎えているわ。年齢を重ねたほうが輝く能力もあるのね！　上記とは別のウェブ調査では、語彙力のピークは67歳だったそうよ！

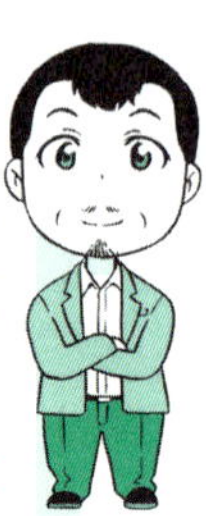

記憶の仕方

子どもと大人では、得意な記憶が違う

子どもの脳と大人の脳は記憶の仕方が違う

大人になると丸暗記がむずかしくなるのは、加齢とともに流動性知能が低下するため、ある程度は致し方のないことといえます。

そもそも子どもの脳と大人の脳では記憶の仕方が異なっており、その変化は思春期の頃に起こります。子どもの脳は「単純記憶型」で、数字や文字の並びをそのまま覚えようと思えば、わりと簡単に覚えられます。ところが、思春期以降、記憶の仕方は「自我密接型」へと変わっていきます。自分が納得できることや、役に立つことが優先的に頭に入ってくるようになるのです。

つまり、大人になるにつれて丸暗記する意味記憶よりも、筋道立って理解するエピソード記憶のほうが得意になっていくのです。ちなみに、ＩＱ（※1）の高いヒトはこの発達が遅れていて、丸暗記できる期間が通常より長いともいわれています。

成長とともに得意な記憶も変化する

これまで、記憶には手続き記憶、意味記憶、エピソード記憶などがあり、成長するにつれて得意とする記憶が変わっていくと述べました。

このことから、大人が効率よく記憶するためには、意味のない細切れの情報を詰め込むのではなく、物事の背景やストーリーを重視したり、自らの体験と結び付けたりすることが有効といえるでしょう。

また、手続き記憶も、子どものほうが得意とされています。大人になって自転車の乗り方を覚えようとすると時間がかかるのは、このためです。

※1【IQ】
知能指数（Intelligence Quotientの略称）。知能の発達の程度を示す尺度。精神年齢（知能年齢）と暦年齢（実年齢）との差を基準として求める。アメリカの心理学者L・M・ターマンのスタンフォード・ビネー検査において算出されたのが最初。精神年齢＝暦年齢の場合は100で、ターマンは140以上を天才または準天才とした。

子どもと大人の記憶の仕方

意味記憶や手続き記憶は子どものほうが得意で、
エピソード記憶は大人のほうが得意である。

子どもが得意	意味記憶	知識や言葉の意味など、丸暗記によって覚えるような記憶。
子どもが得意	手続き記憶	繰り返しによって、身体で覚える技の記憶。いったん覚えると忘れにくい。
大人が得意	エピソード記憶	個人の体験と、そのときの環境や感情などが関連付けて記憶される。

大人は丸暗記では、10歳の子どもにかなわない。ただし、大人は脳を総合的に使っていくことができるので、これまでの経験や知識をうまく絡めながら、物語をつくるなどして覚えるようにすれば、子どもにも劣らない記憶力を発揮できるんだ

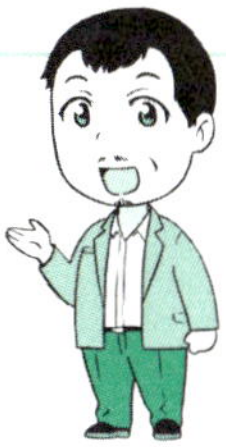

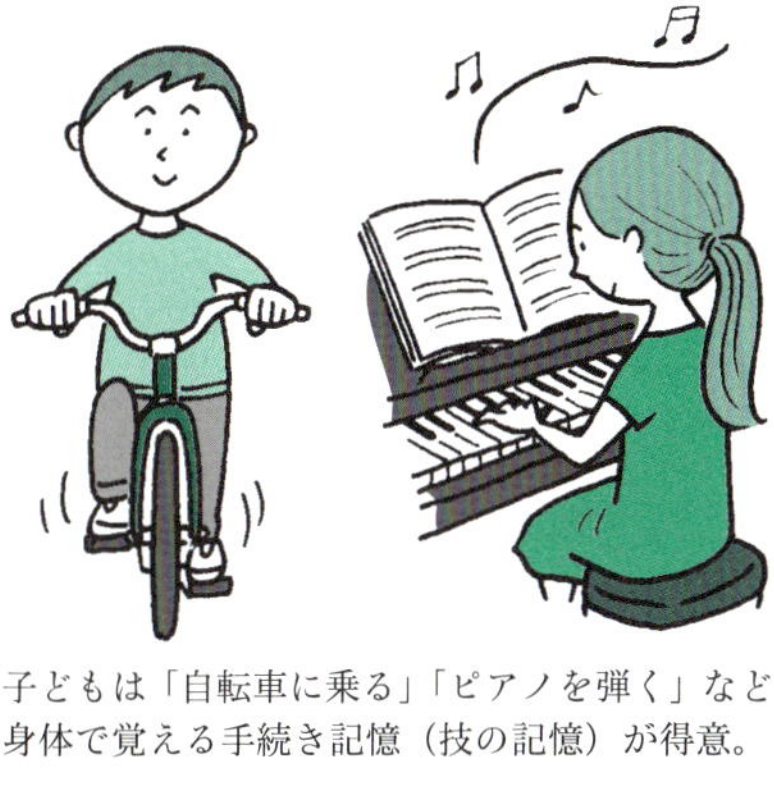

子どもは「自転車に乗る」「ピアノを弾く」など、身体で覚える手続き記憶（技の記憶）が得意。

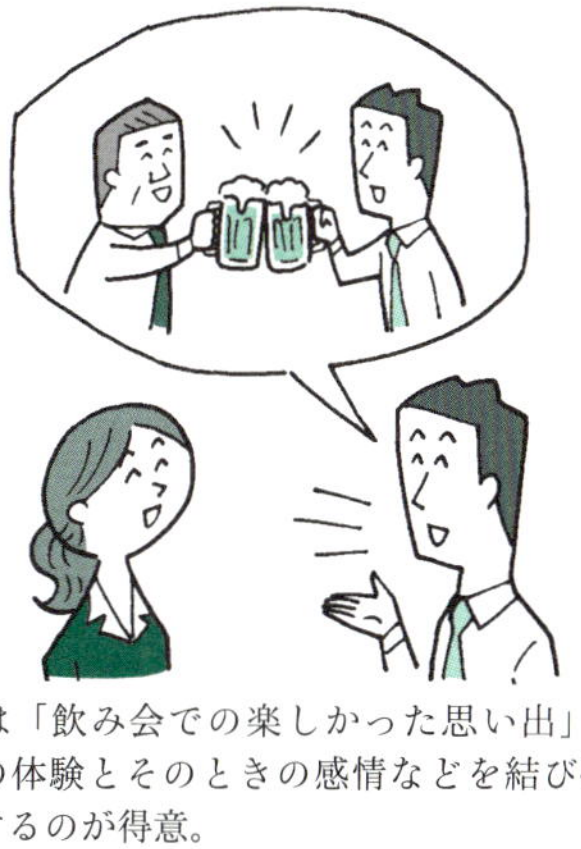

大人は「飲み会での楽しかった思い出」など、自分の体験とそのときの感情などを結び付けて記憶するのが得意。

COLUMN

4

夜型は頭こそいいけど、幸せではない？

起床時間や入眠時間、活発な活動時間帯から、よく「朝型」や「夜型」という表現が使われます。

こうした活動時間のタイミング傾向は、クロノタイプ(＊1)という指標で示すことができます。睡眠中央時間が午前３時～午前５時ならば昼型、それより早いと朝型、遅いと夜型になります。睡眠中央時間は、仕事や学校のない日の「入眠時刻＋平均睡眠時間÷２」で調べます。たとえば、「入眠時刻が午後10時で、平均睡眠時間は８時間」という人の場合、「午後10時＋８時間÷２」＝「睡眠中央時間は午前２時」となり、朝型と判断されます。

クロノタイプは体内時計に強く影響されていると考えられ、双子研究によると、クロノタイプの50％は遺伝的な影響で説明できることが示されています。

受験では朝型への転換を進めるのが定番ですが、10代の若者およそ1000人を調査したマドリッド大学の研究(＊2)によれば、早寝早起き型に比べて、遅寝遅起き型は全般的知能、創造性、高給と関連する知能指標・帰納推理の力が高いそうです。一方、学業成績は朝型のほうが８％ほど高いという結果も出ています。これは、学校の活動時間が朝型だからではないかと分析されています。

こうした調査結果から、夜型は頭こそいいが、学校での成績は低く見積もられがちで、幸せではないといった報告もあります(＊3)。すべてにおいて朝型をよしとするばかりでなく、夜型を大事にすることも社会資源を活かす道のひとつかもしれません。実際、高校の開始時間を遅らせたところ、学業成績が向上したことも報告されています。

(＊1)ミュンヘンクロノタイプ質問紙(https://mctq.jp/)
(＊2)INDEPENDENT on line
(＊3)Biss RK, Hasher L. Emotion. 2012

第4章

脳とビョウキ

認知症やうつ病、PTSD、あるいは発達障害など、
脳機能に何かしらの不具合が生じて
発症する障害があります。原因や治療法について
今なお研究が続いていますが
それぞれの基礎知識と最新情報を紹介します。

それって心の病気？
脳の病気？

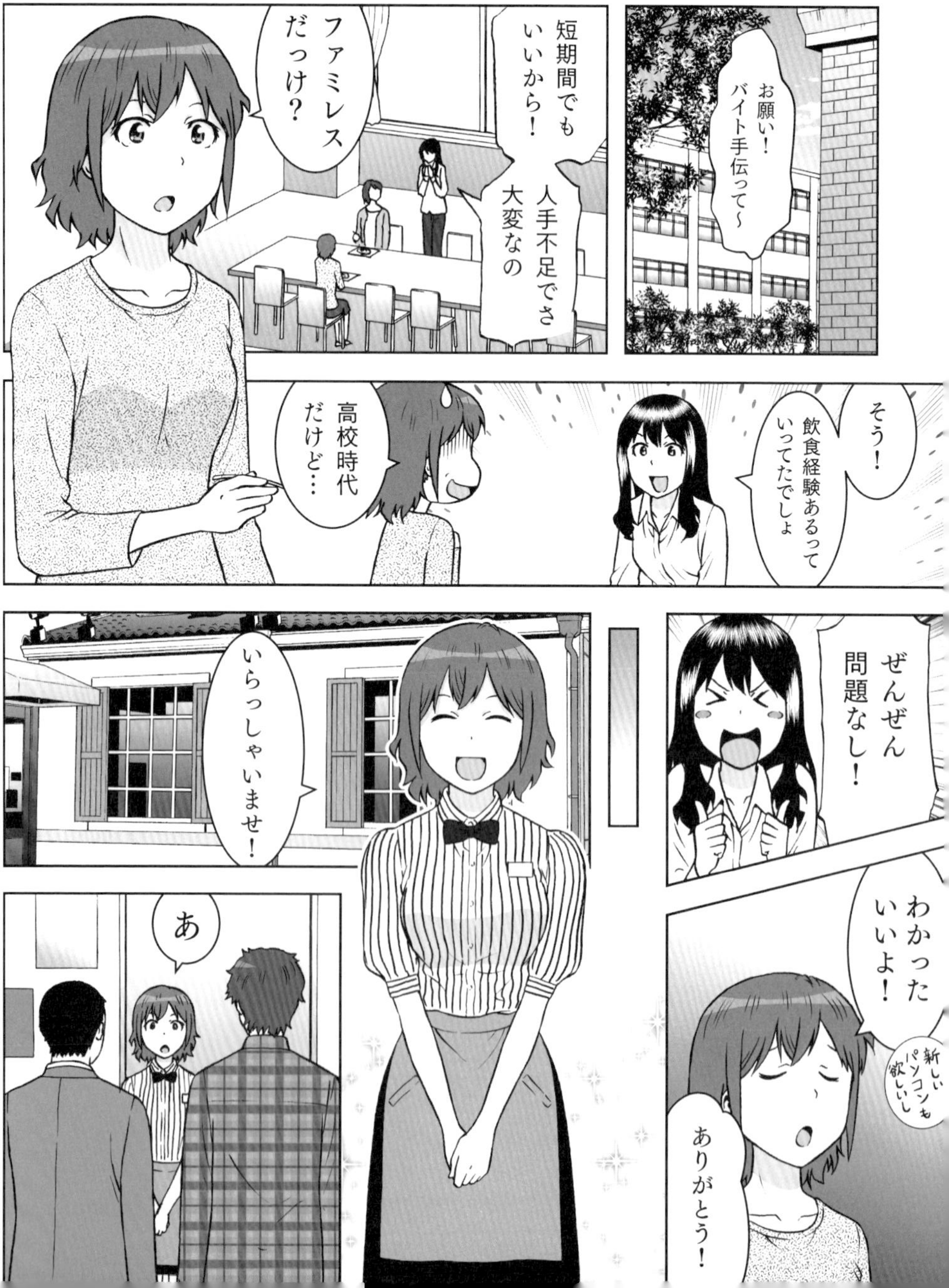
お願い！
バイト手伝って〜
短期間でも
いいから！
人手不足でさ
大変なの
ファミレス
だっけ？
そう！
飲食経験あるって
いってたでしょ
高校時代
だけど…
ぜんぜん
問題なし！
わかった
いいよ！
新しい
パソコンも
欲しいし
ありがとう！
いらっしゃいませ！
あ

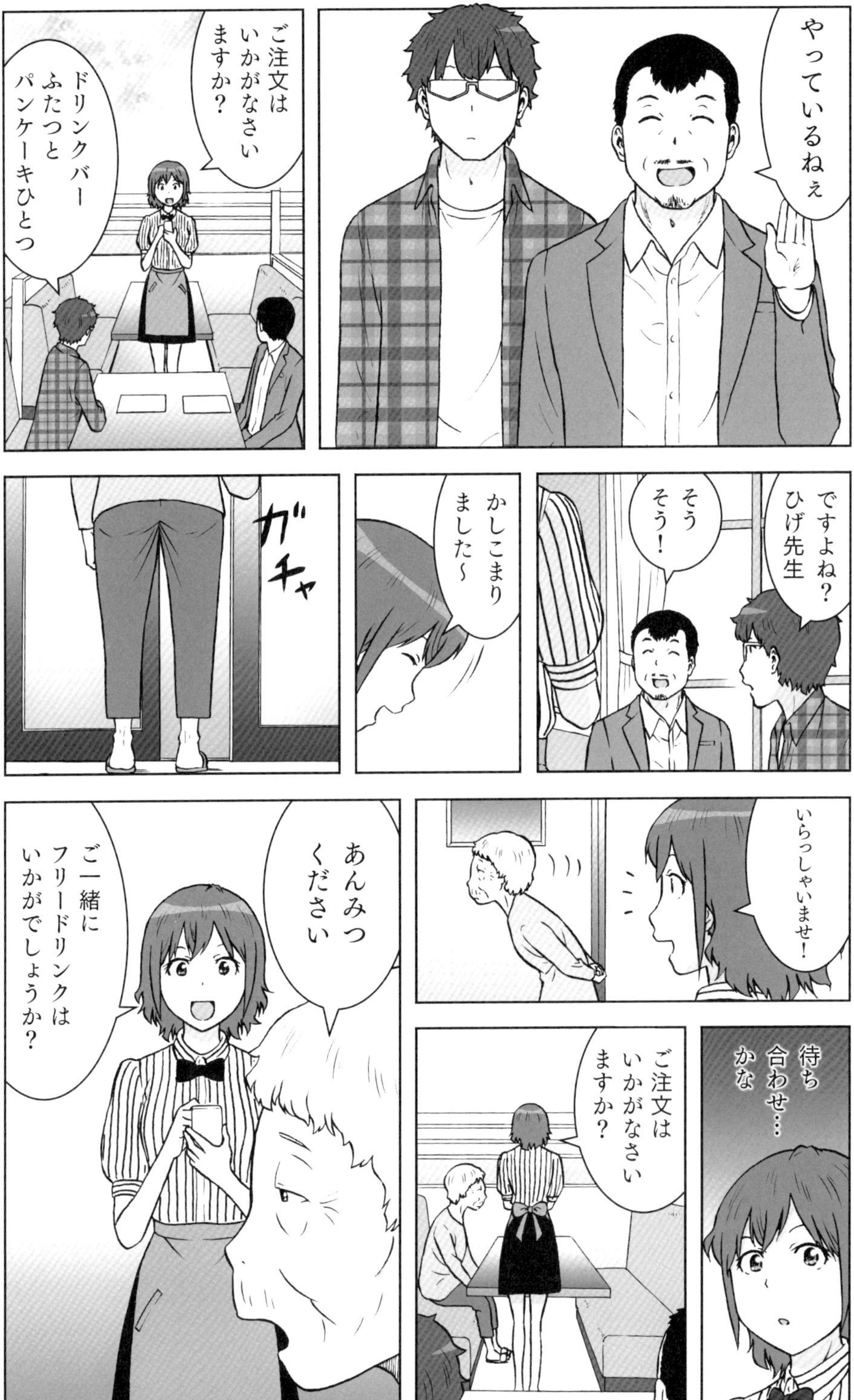
やっているねぇ
ご注文はいかがなさいますか？
ドリンクバーふたつとパンケーキひとつ
ですよね？ひげ先生
そうそう！
かしこまりました〜
ガチャ
いらっしゃいませ！
待ち合わせ…かな
ご注文はいかがなさいますか？
あんみつください
ご一緒にフリードリンクはいかがでしょうか？

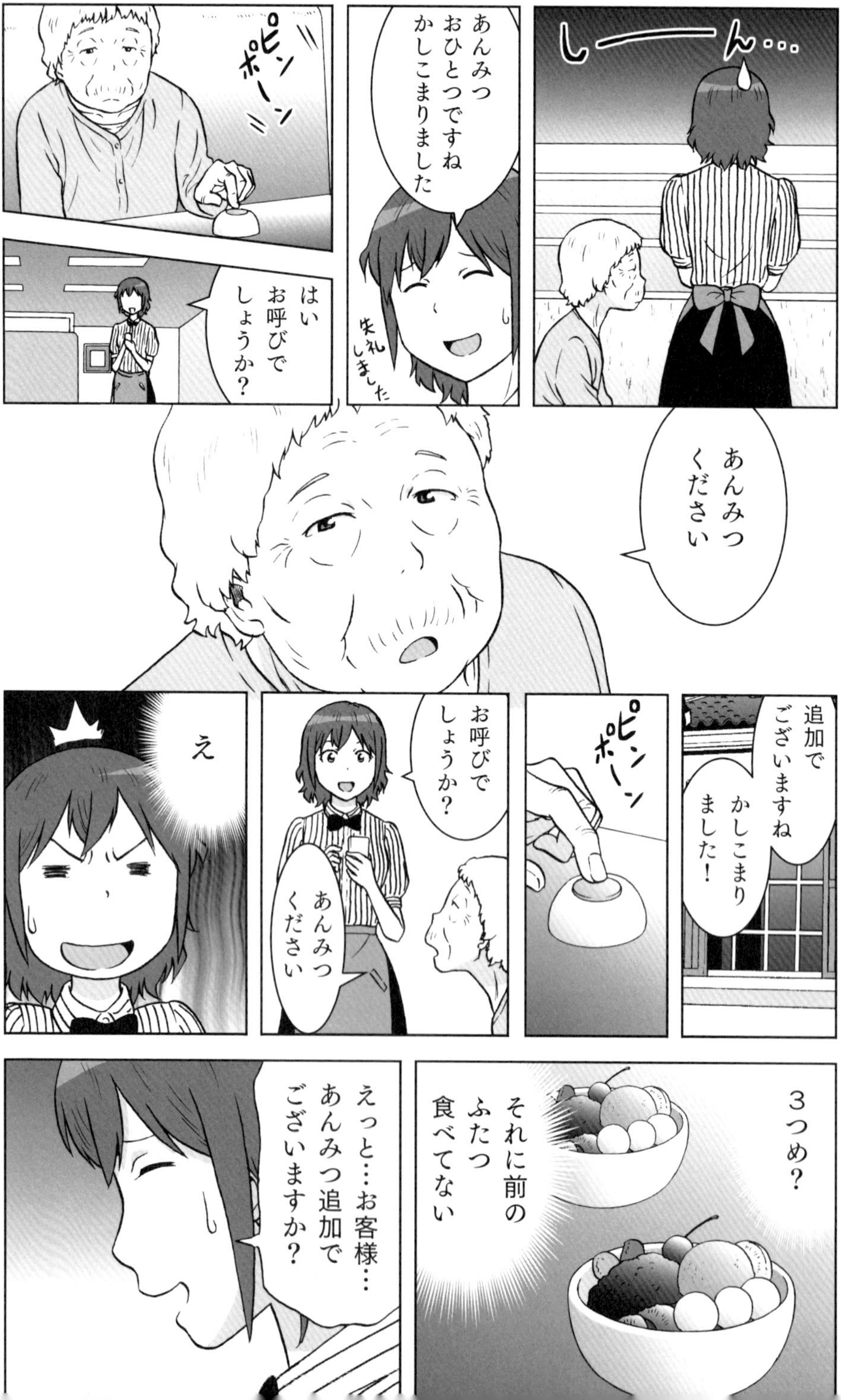
しーーん…
あんみつ おひとつですね かしこまりました
失礼しました
ピンポーン
はい お呼びでしょうか？
あんみつ ください
追加でございますね
かしこまりました！
ピンポーン
お呼びでしょうか？
あんみつください
え
3つめ？
それに前のふたつ食べてない
えっと…お客様…
あんみつ追加でございますか？

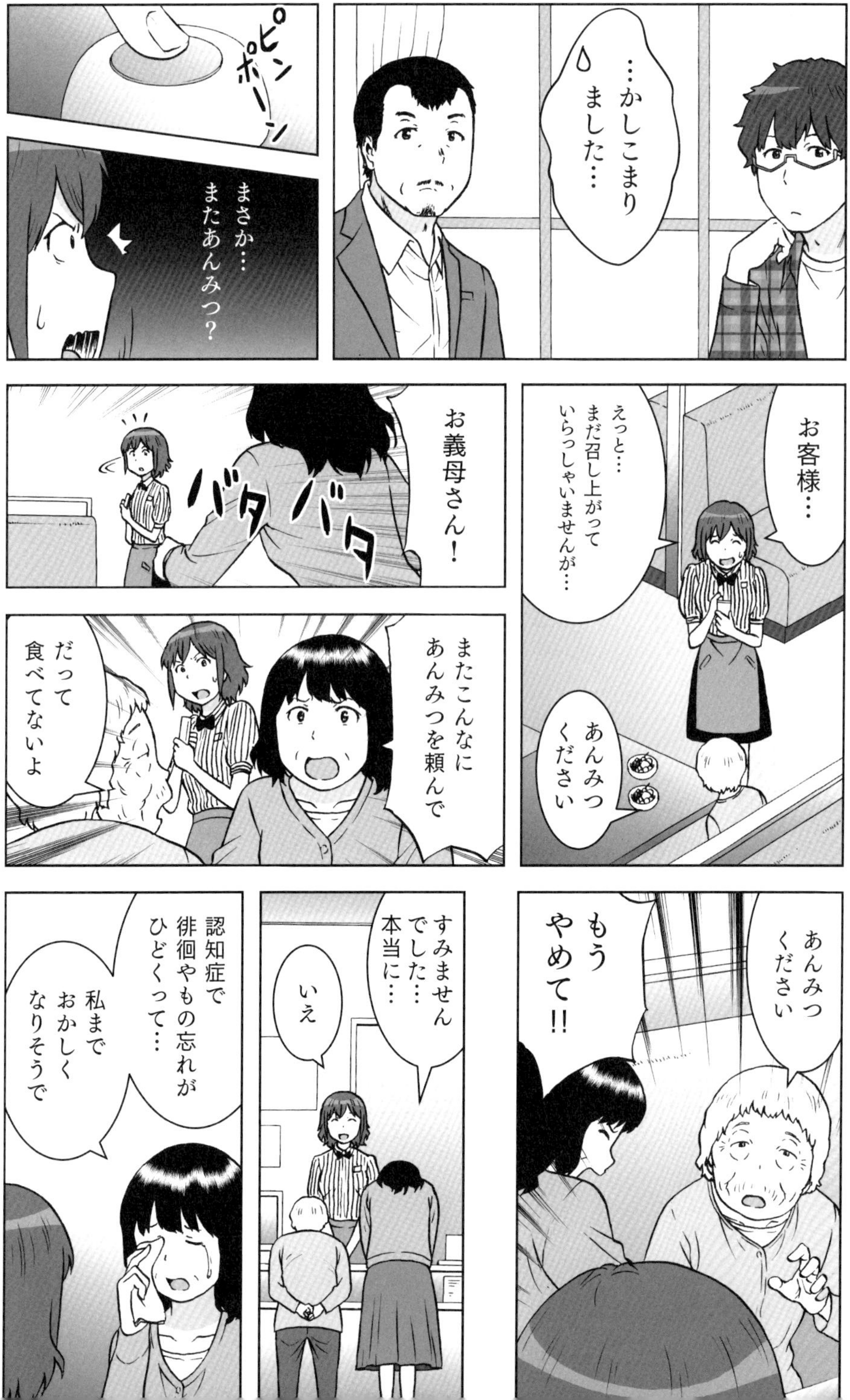
…かしこまりました…
ピンポーン
まさか…またあんみつ？
お客様…
えっと…まだ召し上がっていらっしゃいませんが…
あんみつください
お義母さん！
バタバタ
またこんなにあんみつを頼んで
だって食べてないよ
あんみつください
もうやめて!!
すみませんでした…本当に…
いえ
認知症で徘徊やもの忘れがひどくって…
私までおかしくなりそうで

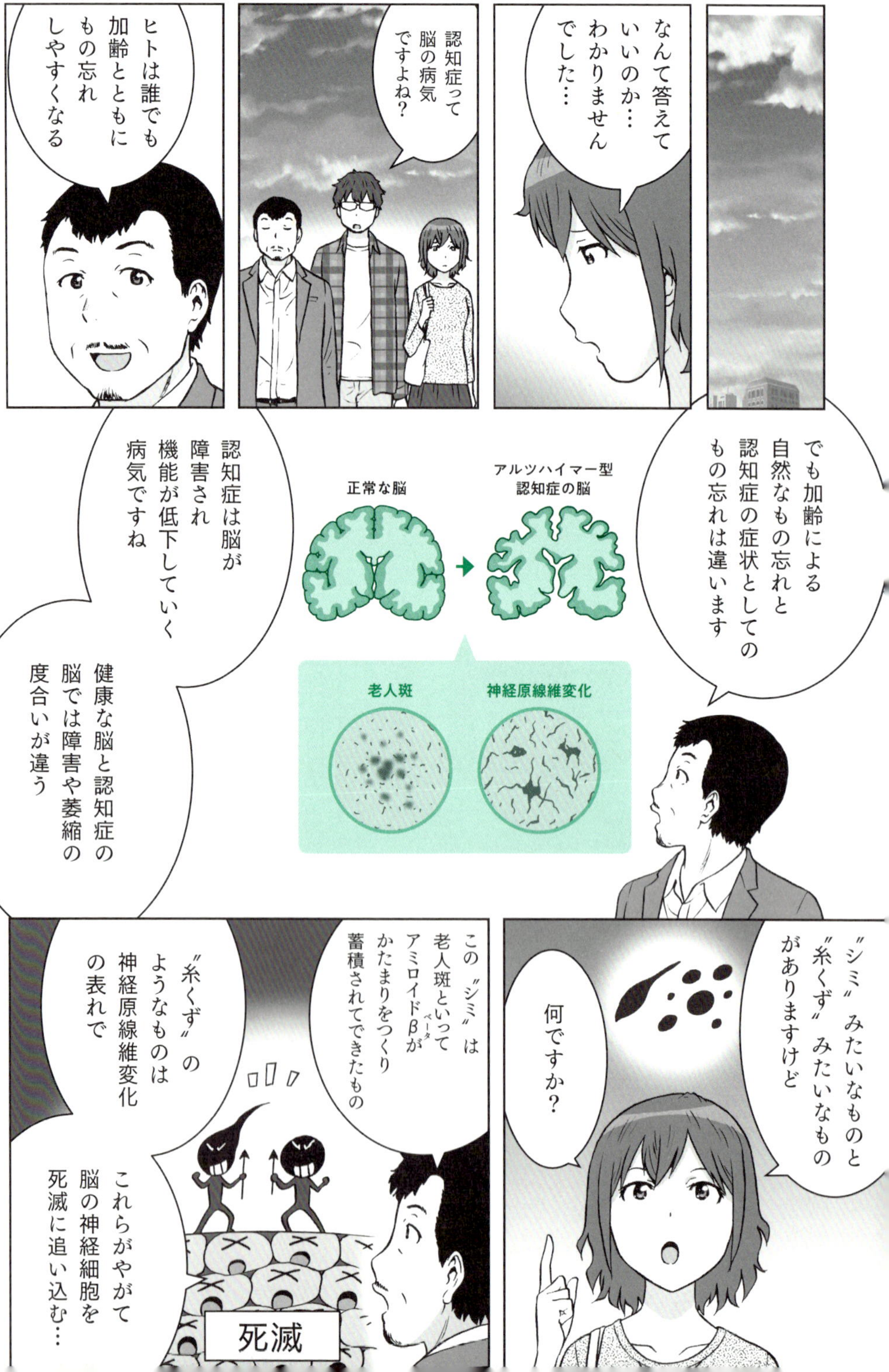

なんて答えていいのか…わかりませんでした…
認知症って脳の病気ですよね?
ヒトは誰でも加齢とともにもの忘れしやすくなる
でも加齢による自然なもの忘れと認知症の症状としてのもの忘れは違います
アルツハイマー型認知症の脳
正常な脳
神経原線維変化
老人斑
認知症は脳が障害され機能が低下していく病気ですね
健康な脳と認知症の脳では障害や萎縮の度合いが違う
〝シミ〟みたいなものと〝糸くず〟みたいなものがありますけど
何ですか?
この〝シミ〟は老人斑といってアミロイドβ《ベータ》がかたまりをつくり蓄積されてできたもの
〝糸くず〟のようなものは神経原線維変化の表れで
これらがやがて脳の神経細胞を死滅に追い込む…
死滅

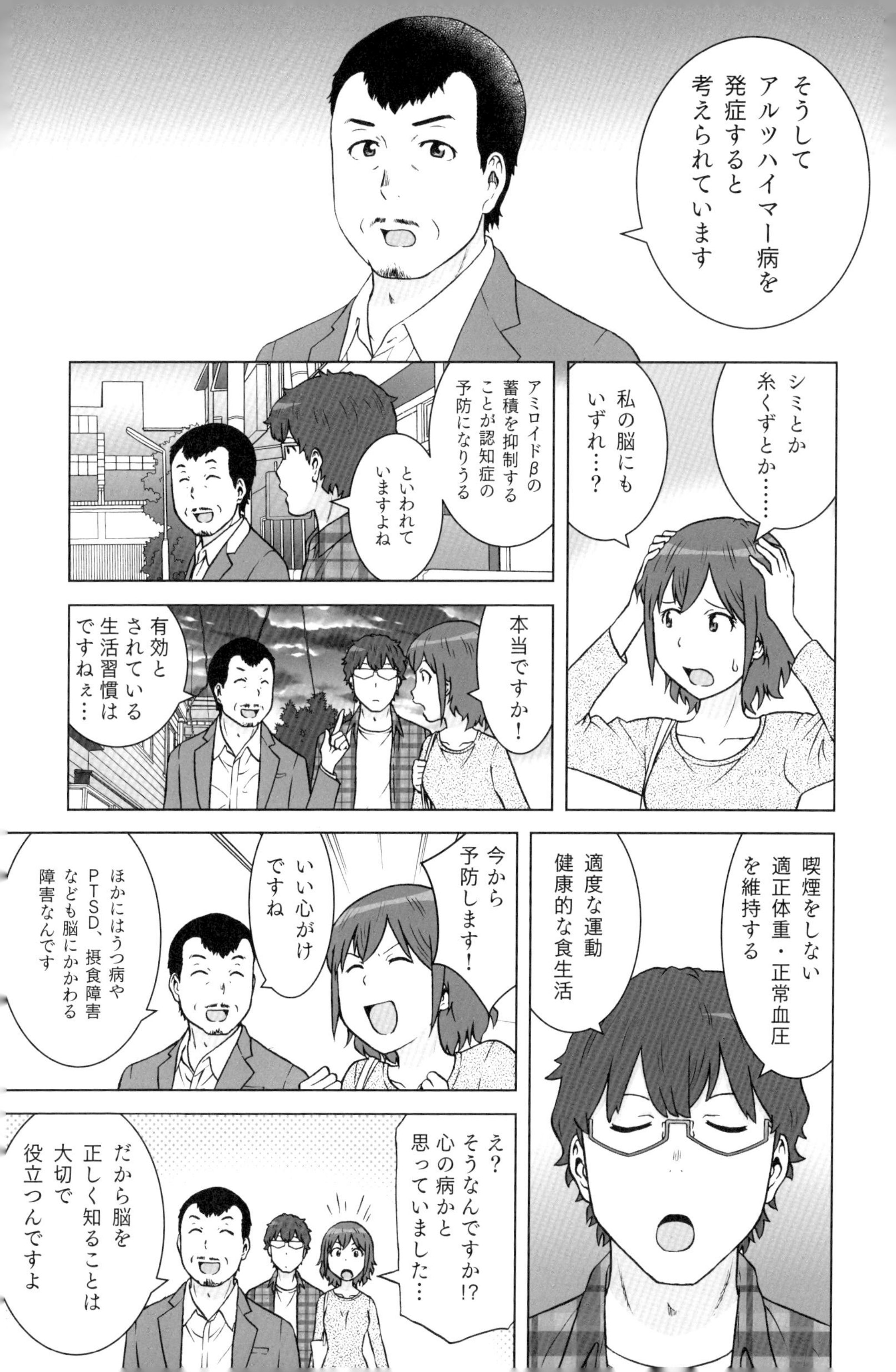
そうして アルツハイマー病を 発症すると 考えられています
シミとか 糸くずとか……
私の脳にも いずれ…？
アミロイドβの 蓄積を抑制する ことが認知症の 予防になりうる
といわれて いますよね
本当ですか！
有効と されている 生活習慣は ですねぇ…
喫煙をしない 適正体重・正常血圧 を維持する
適度な運動 健康的な食生活
今から 予防します！
いい心がけ ですね
ほかにはうつ病や PTSD、摂食障害 なども脳にかかわる 障害なんです
え？ そうなんですか!? 心の病かと 思っていました…
だから脳を 正しく知ることは 大切で 役立つんですよ

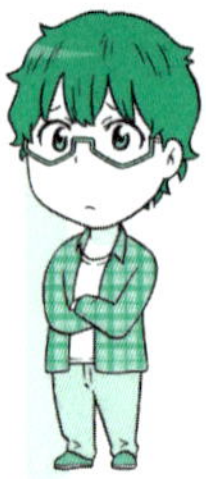

脳が萎縮していくアルツハイマー型認知症

加齢によるもの忘れとは違う

認知症は加齢によるもの忘れとは違い、脳が障害され、その機能が低下していく病気です。

認知症の診断では、健康状態、日常活動を行う能力や人格の変化、記憶能力、計算力および言語能力などを問診等によって検査するとともに、血液や尿の検査、CT・MRI（※1）などによる脳画像検査を行います。正常圧水頭症《せいじょうあつすいとうしょう》（※2）や甲状腺機能低《こうじょうせんきのうてい》下症《かしょう》（※3）などの疾患が原因の場合は、アルツハイマー型認知症を除外していく除外診断が重要です。

しかし実際には、アルツハイマー型認知症か、そのほかの認知症か、認知症のように見えるがほかの疾患なのかというチェックは、案外されないまま治療が行われているともいわれています。

アミロイドβの蓄積で異常が促進

現在、アルツハイマー型認知症は、死後の剖検《ばいけん》によってのみ確定診断が可能となっています。しかし、生物学的な指標から定義しようという試みもあります。その指標となるのが、アミロイドβ《ベータ》（タンパク質）です。

アミロイドβとは、脳活動によって生まれる老廃物で、脳内に蓄積《ちくせき》されると老人斑《ろうじんはん》が出現します。また、神経細胞の中では、タウタンパク質（※4）が凝集された神経原線維変化も見られるようになり、やがて神経細胞が死滅し、発症すると考えられています。ただし、最近は老人斑があっても認知機能の低下が見られないケースもあることから、この仮説が間違っている可能性も指摘されています。

※1【CT・MRI】
CTはコンピュータ断層撮影法のことで、X線を使って身体の断層画像を撮影する。MRIは磁気共鳴画像診断法のことで、強い磁石と電磁波を使って体内の状態を断面画像として描写する。

※2【正常圧水頭症】
髄液が脳室にたまり、脳室が拡大することで脳が圧迫されて起こる病気。認知症の原因となる。外科手術で治療ができる。

※3【甲状腺機能低下症】
甲状腺の働きの低下で、甲状腺ホルモンの分泌量が不足して起こる病気。認知症の原因となる。甲状腺ホルモンの補充で改善する。

※4【タウタンパク質】
脳内の神経細胞の中に存在し、神経細胞そのものを死滅させてしまう物質。

アルツハイマー型認知症の脳

アミロイドβが排出されずに蓄積され、脳の神経細胞が少しずつ
死滅していき、やがてアルツハイマー型認知症を発症すると考えられる。

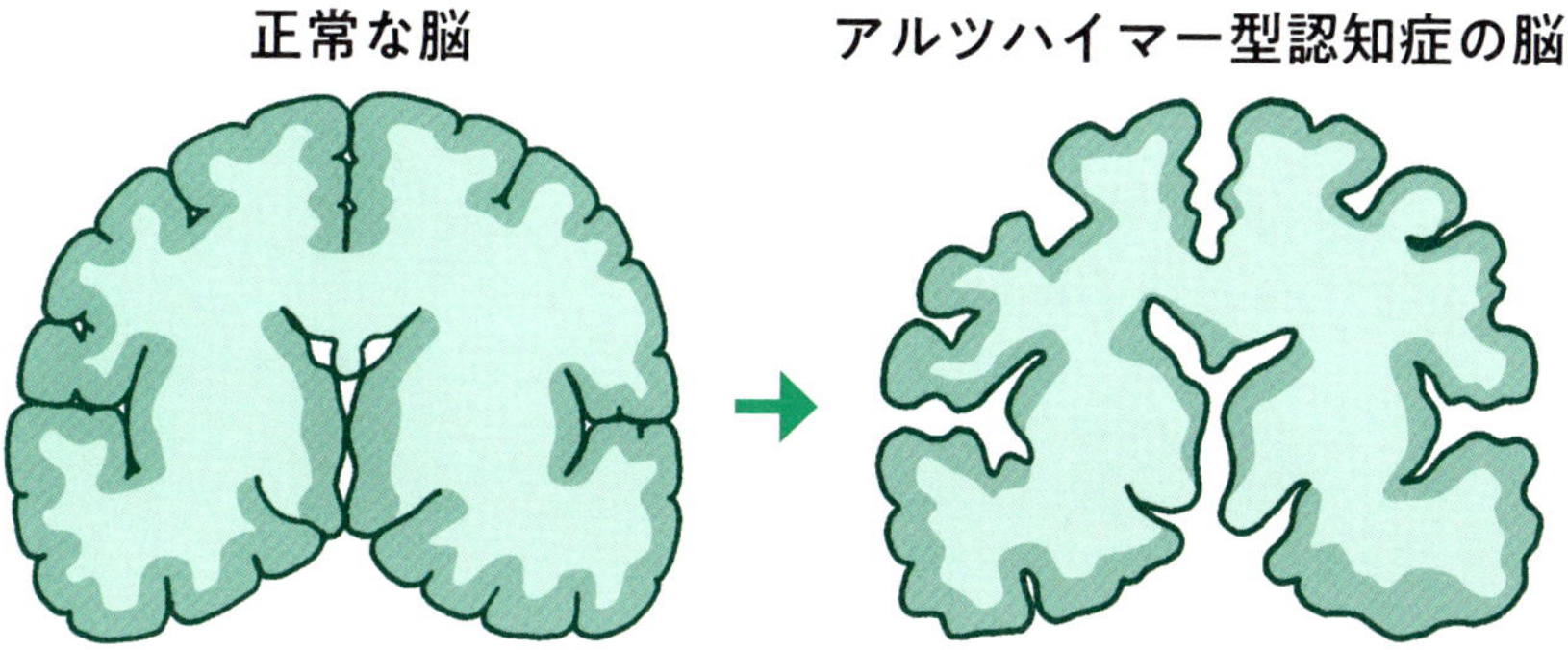

徐々に神経細胞が死滅し、脳が萎縮していく。脳の萎縮は海馬などから始まり、大脳皮質全体へと広がっていく。

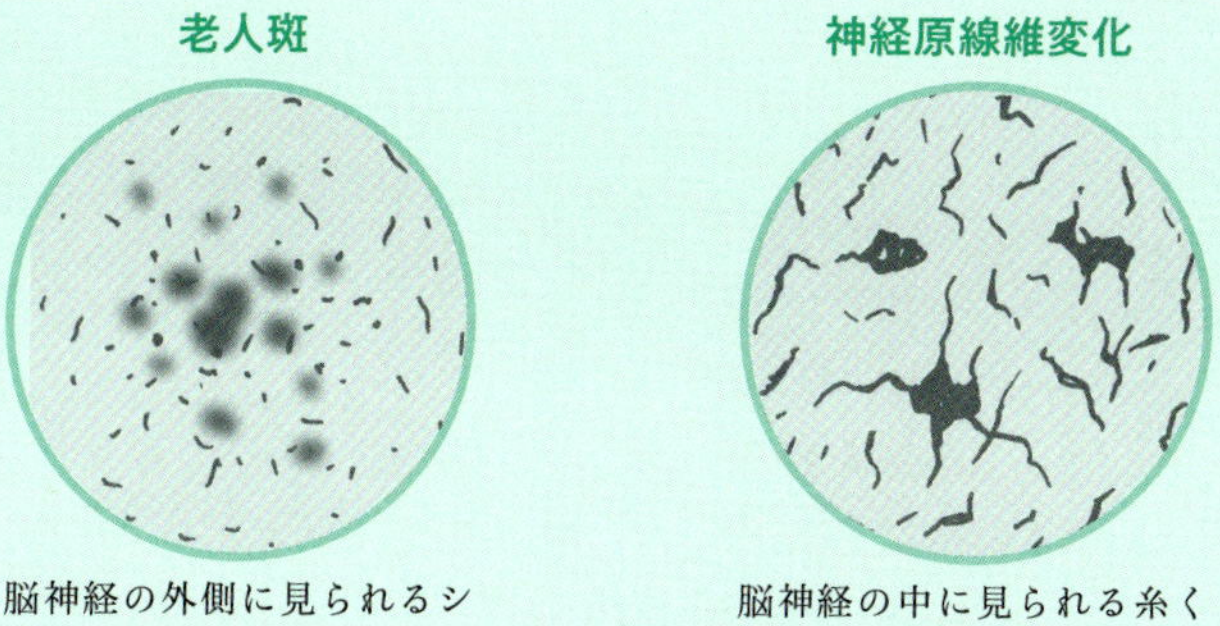

脳神経の外側に見られるシミのようなもの。

脳神経の中に見られる糸くずのようなもつれ。

アミロイドβが蓄積して老人斑ができたり、
タウタンパク質が凝集された神経原線維変化が出現したりするようになる。

脳が活動したときに生まれる老廃物＝アミロイドβの蓄積は、発病のおよそ20年ほど前から始まるんだよ

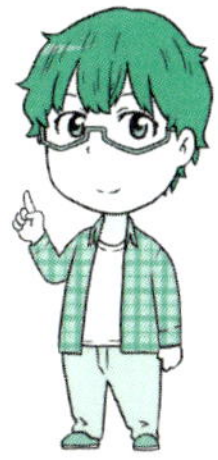

単純な もの忘れ

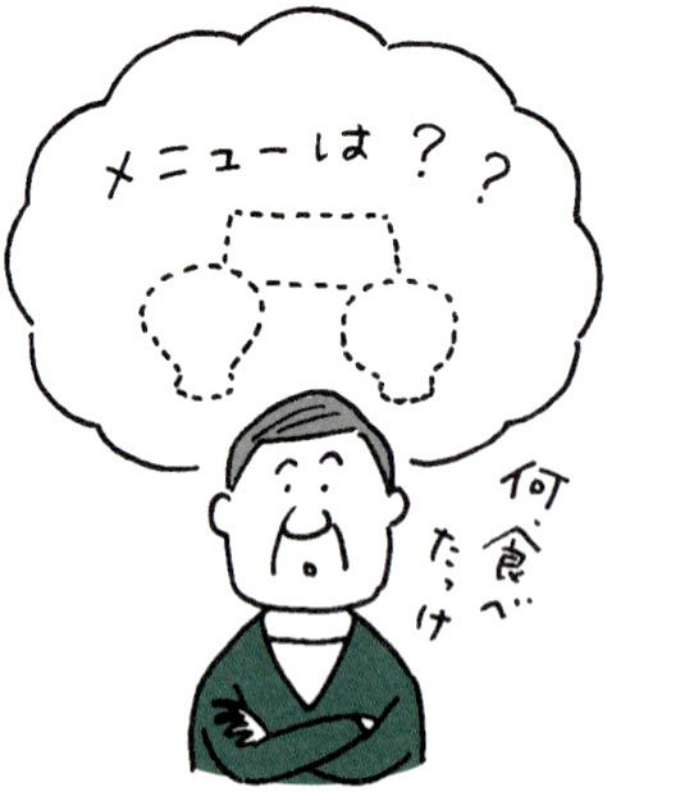

メニューは？？
何食べたっけ

朝食を食べたことは覚えているが、何を食べたかは忘れてしまった。

認知症による もの忘れ

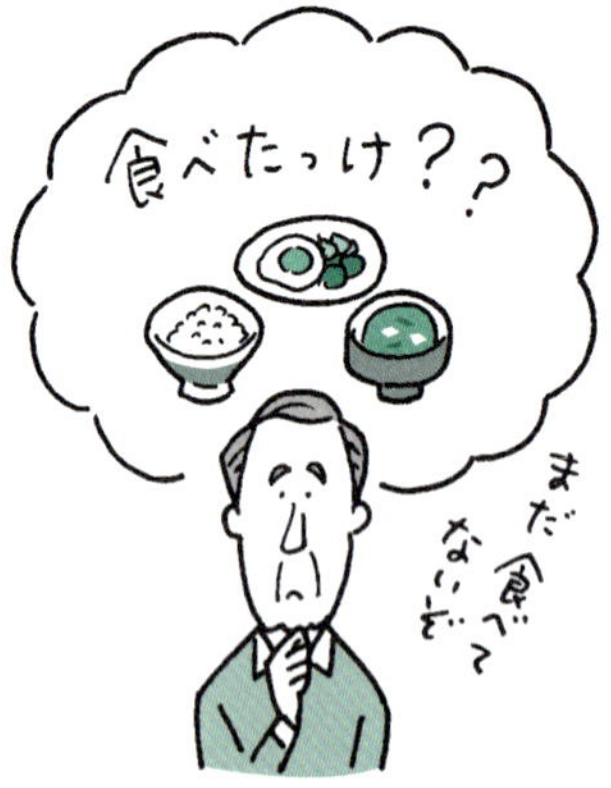

食べたっけ？？
まだ食べてないぞ

朝食を食べたこと自体を忘れてしまった。

認知症かどうかは、スクリーニングテストや血液検査、尿検査、脳画像診断などで除外診断を行って、診断していくんだよ

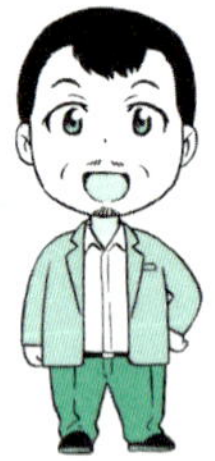

アミロイドβの蓄積は予防できる

アミロイドβ《ベータ》は、脳内でつくられたタンパク質が分解されたもので、40個前後のアミノ酸からできています。アミロイドβが蓄積《ちくせき》されるメカニズムについて、まだ完全には解明されていません。加齢などにより、排出がうまくいかなくなることによって、たまり始めるといわれています。

ラットを使った研究から、アミロイドβの蓄積が高脂肪食で促進し、ローカロリー食で抑制されることが明らかにされています。さらに、有酸素運動や迷路学習に抑制効果があることもわかっています。

このことから、ヒトも食事に気を付けてしっかり運動し、学習的なチャレンジを続けることで、アミロイドβの蓄積はある程度なら抑制できるといえそうです。さらに、アルツハイマー型認知症のマウスに一定周期（40Hz）で点滅する光を浴びせ続けたところ、脳内のアミロイドβが減少し、記憶障害が解消したとの報告もあり（*）、ヒトでの効果も期待されています。

* Anne Trafton MIT News Office 2016

認知症予防に有効な生活習慣

いくつになっても頭を使い、身体を動かし、
健康的な生活を送ることが
脳を守り、認知症対策になると、疫学的に証明されている。

☑ 定期的に運動する

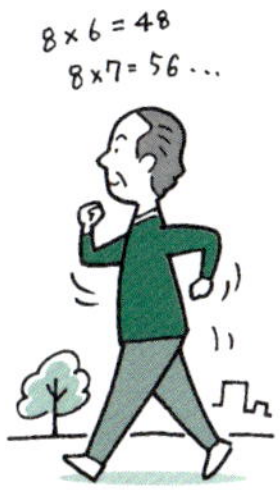

- 速歩（週3回、1日40分）を1年間行う
  1～2%縮小する海馬が2%増えた。
- ウォーキングなどの有酸素運動（週3回、1日50分）を行う
  認知機能が改善した。
- デュアルタスク（運動＋頭を使う）、バランス運動などを行うことでも効果が見られた。

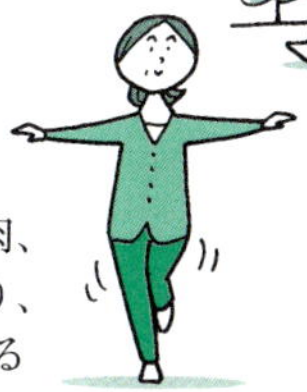

☑ 健康的な食生活を送る

- 地中海食…オリーブオイル、木の実、魚、トマト、鶏肉、ブロッコリー類の野菜、果物、濃い緑の葉野菜を多く摂り、脂肪の多い製品、赤身の肉、臓器肉、バターを少なくする
  70～73歳の脳萎縮の半分は防げるとの報告がある。
- 日本食
  65歳以上の高齢者の疫学調査で、認知症発症リスクの低下が見られた。

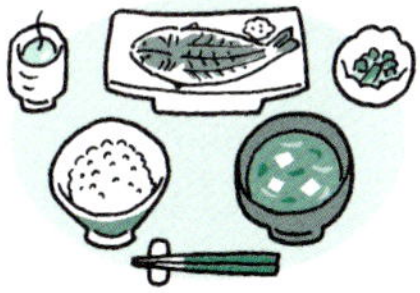

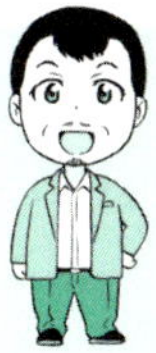

教えて！ひげ先生

海馬の神経細胞は新生する？ やっぱりしない!?

世紀末以降、ヒトの脳の海馬で新たな神経細胞が生成されることが常識となってきました。しかし、この常識について議論が生まれています。

カリフォルニア大学サンフランシスコ校の研究では、「ヒトの海馬の神経細胞の再生は、子どものときから速やかに低下し、大人では観察不能なレベルまで低下する」との報告がありました。動物で新生ニューロンを標識するのに使われてきたタンパク質が、ヒトでは同様に働かない、未成熟なニューロンの検出において、過去の研究は誤っていたのではないかというのです。一方、米国コロンビア大学の研究チームの報告では、14～79歳で急死した男女28人の脳の海馬を剖検した結果、高齢者と若者の脳では中間型の前駆細胞と未熟な神経細胞がほぼ同数あり、さらに海馬の容量に年齢での差は見られなかったといいます。

＊カリフォルニア大学の研究：Alvarez-Buylla A. et al Nature 2018
＊コロンビア大学の研究：Mann JJ. et al Cell Stem Cell 2018

心の病気であり、脳の障害

うつ病

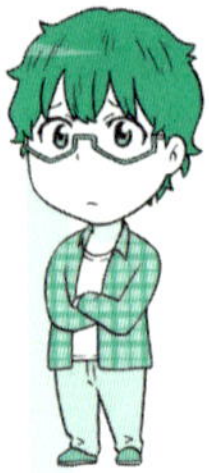

脳の神経伝達物質の濃度が減少する

一日中気分が落ち込んでいる、眠れない、食欲がない、身体が重だるい、何をやっても楽しくないといった状態が長く続くようであれば、うつ病の可能性があります。日本では、100人に3~7人がうつ病を経験しているとの調査結果があり、近年、急激に患者数が増えているのです。

うつ病は心の病気と思われがちですが、実は脳の機能低下によって起こる障害でもあります。明らかな要因はまだわかっていませんが、精神的・身体的なストレスを受けることで、脳内の神経伝達物質のうち気分に関与するもの（セロトニン、ノルアドレナリンなど）の濃度が減少することが発症にかかわるのではないか、と考えられています。

頭部への磁気刺激で脳内を活性化する

治療法としては、投薬治療が一般的です。抗うつ薬のＳＳＲＩ（選択的セロトニン再取り込み阻害薬）（※1）やＳＮＲＩ（セロトニン・ノルアドレナリン再取り込み阻害薬）（※2）は、脳内のセロトニンやノルアドレナリンの量を増やして、憂うつな気分をやわらげます。

最近になって、経頭蓋磁気刺激装置《けいとうがいじきしげきそうち》（ＴＭＳ）（※3）を使った治療が、日本でも認められるようになりました。この装置による治療は、外から頭部に当てた磁気コイルを通じて脳の左背外側前頭前野《ひだりはいがいそくぜんとうぜんや》に磁気を与えることで、脳内を活性化させるものです。この治療によって、うつ症状の軽減や消失をもたらすとされています。

※1【ＳＳＲＩ（選択的セロトニン再取り込み阻害薬）】
一度放出された神経伝達物質のセロトニンが細胞内へ回収（再取り込み）されるのを阻害することで、脳内のセロトニン量を増やす抗うつ薬。

※2【ＳＮＲＩ（セロトニン・ノルアドレナリン再取り込み阻害薬）】
一度放出された神経伝達物質のセロトニンとノルアドレナリンが細胞内へ回収（再取り込み）されるのを阻害することで、脳内のセロトニンとノルアドレナリンの量を増やす抗うつ薬。

※3【経頭蓋磁気刺激装置（ＴＭＳ）】
2008年、米食品医薬品局（ＦＤＡ）に承認されたうつ症状を軽減・消失する治療装置。

うつ病になるメカニズム

気分の落ち込みや身体の不調が長引いたり、
繰り返し起こったりするうつ病は、脳内の神経伝達物質が減少し、
うまく機能しなくなることが原因のひとつと考えられている。

神経伝達物質の濃度が減る

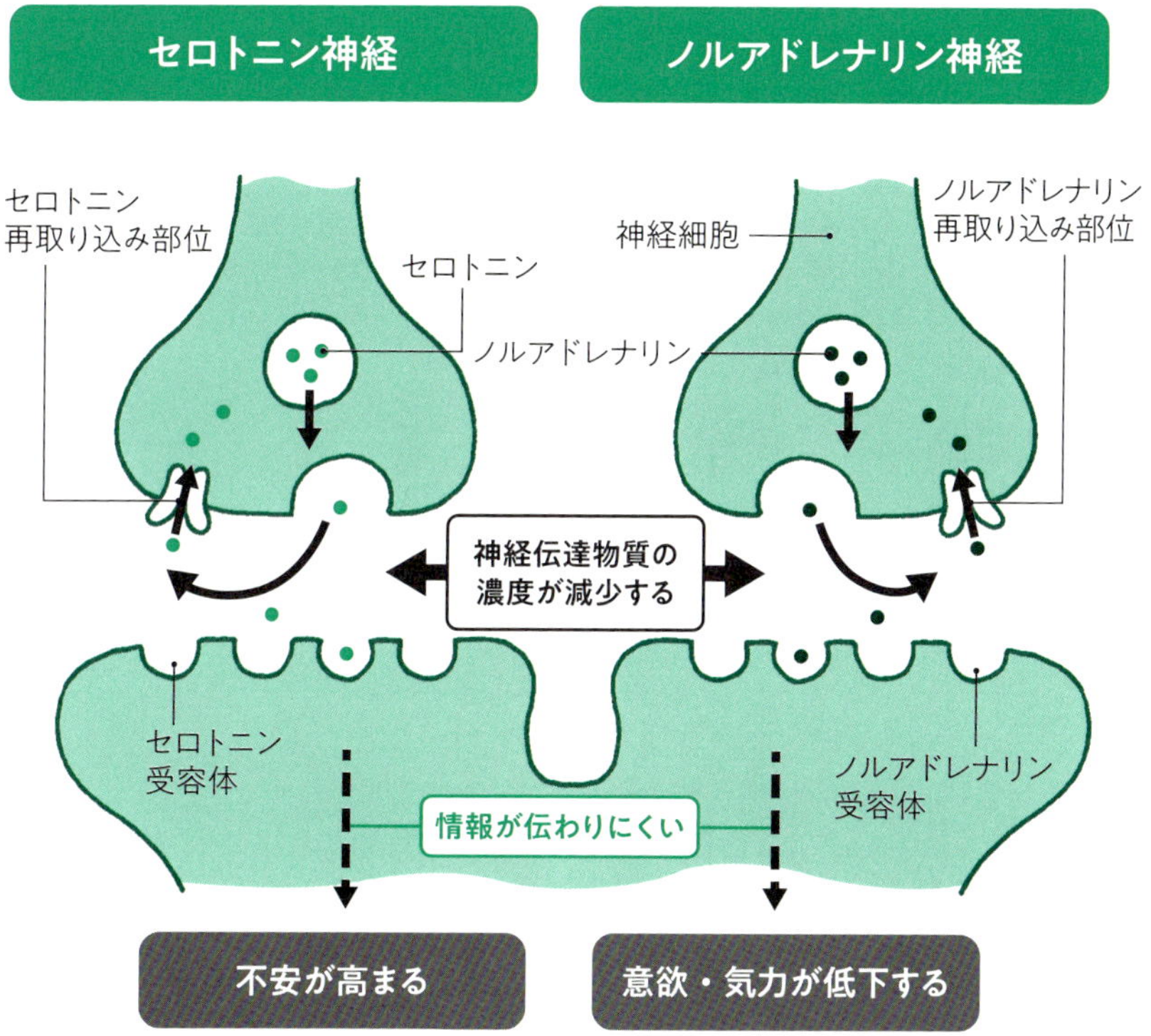

神経伝達物質はそれぞれの神経細胞から、受容体へと送られていく。神経伝達物質の濃度が減ると、情報がうまく伝わらなくなり、さまざまな不調が表れるようになる。

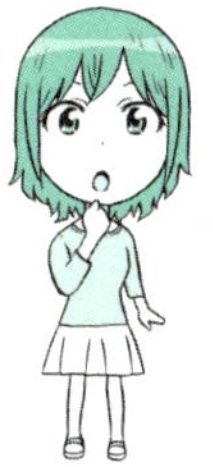

セロトニンの濃度が減ればば不安が高まりやすくなり、ノルアドレナリンの濃度が減れば、意欲や気力が低下するのね

しかも神経細胞には、分泌された神経伝達物質を再び取り込む部位がある。この再取り込み部位をブロックして、濃度を増やそうというのが「抗うつ薬」の働きなんだ

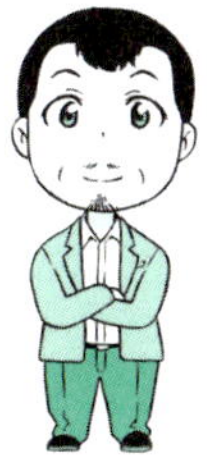

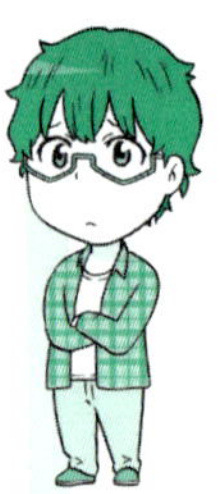

睡眠のリズムがくずれる睡眠障害（ナルコレプシー）

オレキシンがなくなると眠くなる

睡眠障害には、不眠や過眠だけでなく、睡眠のリズムがくずれるなど、さまざまなタイプの病気や症状が含まれます。ここでは、覚醒時に突然眠ってしまうナルコレプシーという病気を通して、睡眠のメカニズムについて解説していきます。

ヒトは、眠って脳を休めている睡眠状態と、起きて活動をしている覚醒状態とを適切に切り替えながら生きています。視《し》床《しょう》下《か》部《ぶ》にある睡眠中枢と覚醒中枢が互いに抑制し合い、どちらかが優位になることで眠くなったり、目を覚ましたりしているのです。このとき、重要な役割を担っているのが、神経伝達物質のオレキシン（※1）です。覚醒状態は、オレキシンが適切に供給されることで維持されます。

眠気の正体はタンパク質

覚醒時に突然、睡眠のスイッチが入ってしまうナルコレプシーは、オレキシンの欠乏によって起きるため、オレキシンの補充で症状が改善できることがわかっています。

また、筑波大学の柳沢正史教授（※2）らのマウスを使った研究で、脳内にある80種類のタンパク質の働きが活性化する「リン酸化」がすすむと眠くなり、眠りにつくとその働きが収まるということがわかっています。

このタンパク質の一群は、スニップスと名付けられ、〝眠気の正体〟と見られています。この発見は、睡眠の質の向上や不眠などの睡眠障害の治療につながる大きな成果と考えられています（*）。

※1【オレキシン】
視床下部の神経細胞によってつくられるアミノ酸の一種（ペプチド）。覚醒の維持に働く。

※2【柳沢正史教授】
筑波大学国際統合睡眠医科学研究機構（WPI-IIIS）は、睡眠の基礎科学に焦点を当てた研究機関。柳沢正史教授は、同機構に集まる研究者を束ねる世界的権威。

＊眠気の小体を発見した研究
：Masashi Yanagisawa et al Nature 2018

※3【ヒスタミン】
アミンの一種。ヒスチジンから合成され、普通は不活性状態で存在し、怪我や薬により活性型となる。過剰に活性化されると、アレルギー症状の原因となる。

覚醒時と睡眠時の神経回路

オレキシンをつくり出す神経細胞は視床下部の後部にあり、
ヒスタミンを産生する神経細胞とともに
覚醒を維持するために作用している。

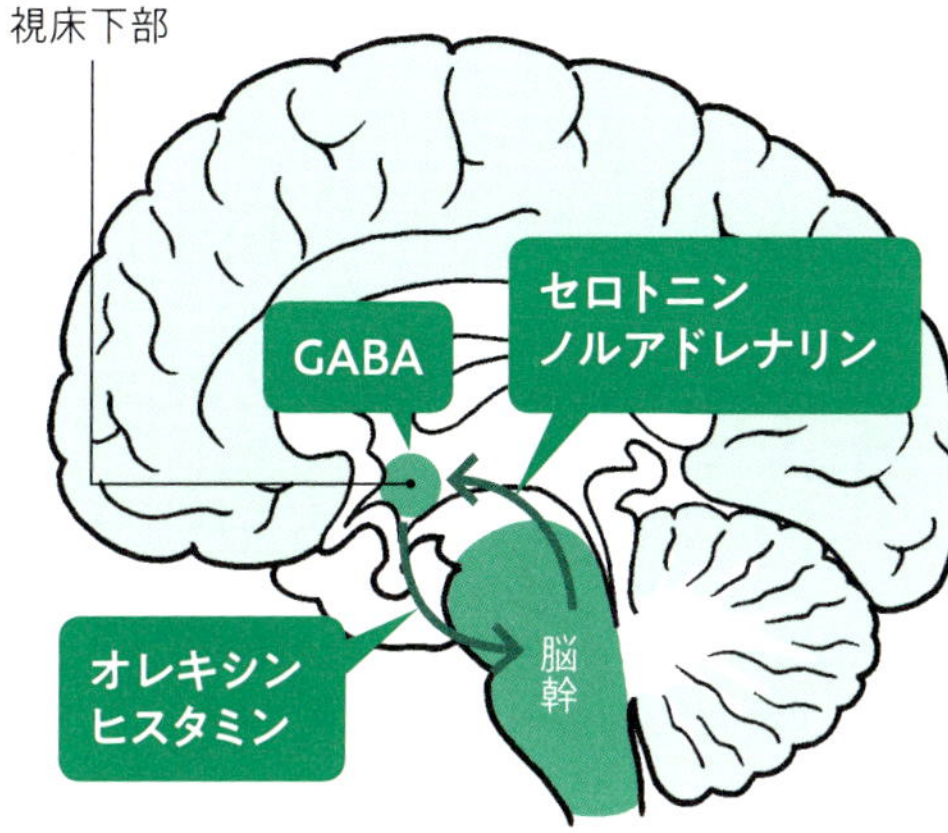

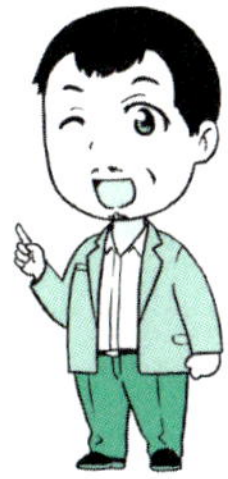

視床下部の後部に覚醒中枢、前部に睡眠中枢があるんだ

GABAはアミノ酸の一種で、抑制性、つまり神経細胞の働きを落ち着かせる性質を持った神経伝達物質だよ。睡眠・覚醒中枢はGABAを持つ神経細胞群なんだ

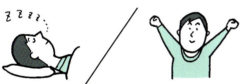

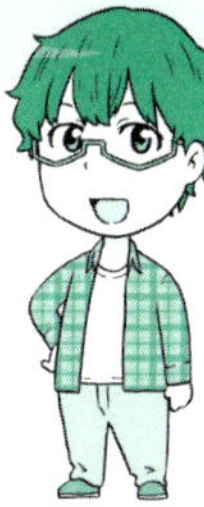

睡眠時

睡眠中枢が活性化し、覚醒性のオレキシンとヒスタミンの産生が抑制される。

▼

脳幹にある覚醒性のノルアドレナリンとセロトニンも抑制される。

▼

睡眠状態が維持される！

覚醒時

覚醒中枢が活性化し、オレキシンとヒスタミン（※3）が産生される。

▼

脳幹にあるノルアドレナリンとセロトニンも活性化する。

▼

覚醒状態が維持される！

＊筑波大学（WPI-IIIS）らの共同研究によるマウスでの実験を、ヒトでも当てはまるものとして作図。
：Yuki Saito and Takeshi Sakurai et al The Journal of Neuroscience 2018

恐怖記憶の再生が起こるＰＴＳＤ（心的外傷後ストレス障害）

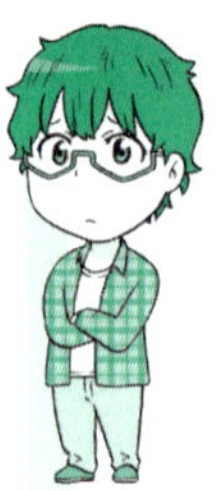

恐怖の神経回路にかかわる領域に問題がある

ＰＴＳＤ（心的外傷後ストレス障害）は、強烈な恐怖体験がトラウマとなり、何気ないときに思い出され、日常生活に支障をきたしてしまうものです。

ＰＴＳＤ患者の脳では、恐怖の神経経路にかかわる扁桃体《へんとうたい》、大脳新皮質《だいのうしんひしつ》、海馬《かいば》などの領域で萎縮《いしゅく》や機能障害が見られます。

トラウマ体験によって扁桃体が刺激され、心身に回避行動を促すような反応が引き起こされたとします。このとき、大脳新皮質や海馬が正常に機能していれば、その恐怖記憶は徐々に弱められ、いずれ消去されていくように働きます。

ところが、これらの領域の機能が低下していると、恐怖を弱めていくためのシステムが働きにくくなり、ちょっとしたことがきっかけで恐怖記憶の再生が引き起こされ、フラッシュバック（※1）を起こしてしまうのです。

幼少期の体罰や暴言が脳にダメージをおよぼす？

ＰＴＳＤの要因にもなる虐待《ぎゃくたい》や体罰については、福井大学の友田明美教授（※2）が子ども時代に虐待や体罰を受け、心理的にも身体的にもストレスを受け続けたヒト（成人男女）の脳をＭＲＩで解析し、萎縮や変形が見られたことを報告しています。

具体的には、感情や思考をコントロールする前頭《ぜんとう》前野《ぜんや》の容積が平均で19・1％小さくなっていたほか、集中力・意思決定・共感などにかかわる右前帯状《みぎぜんたいじょう》回《かい》が16・9％、物事の認知にかかわる左前頭前野背《ひだりぜんとうぜんやはい》外側部《がいそくぶ》が14・5％減少していたそうです。

※1【フラッシュバック】過去の出来事や情景がはっきりと思い出されること。逆行再現。ＰＴＳＤの主な症状のひとつ。

※2【友田明美教授】福井大学子どものこころの発達研究センター発達支援研究部門教授および同大学附属病院小児科医。専門は、子どもの発達に関する診療・研究・教育。「児童虐待と脳の発達」をテーマとする研究論文を多数発表。：Tomoda A. et al PloS One 2012, Tomoda A. et al Neuroimage 2009

恐怖記憶が残るしくみ

恐怖記憶が過剰に記憶されると、トラウマとなる。
さらに脳が正常に機能せず、恐怖記憶が消去されないことが、
ＰＴＳＤを引き起こす要因のひとつとして考えられる。

❶ 電気ショックと音を与え続ける

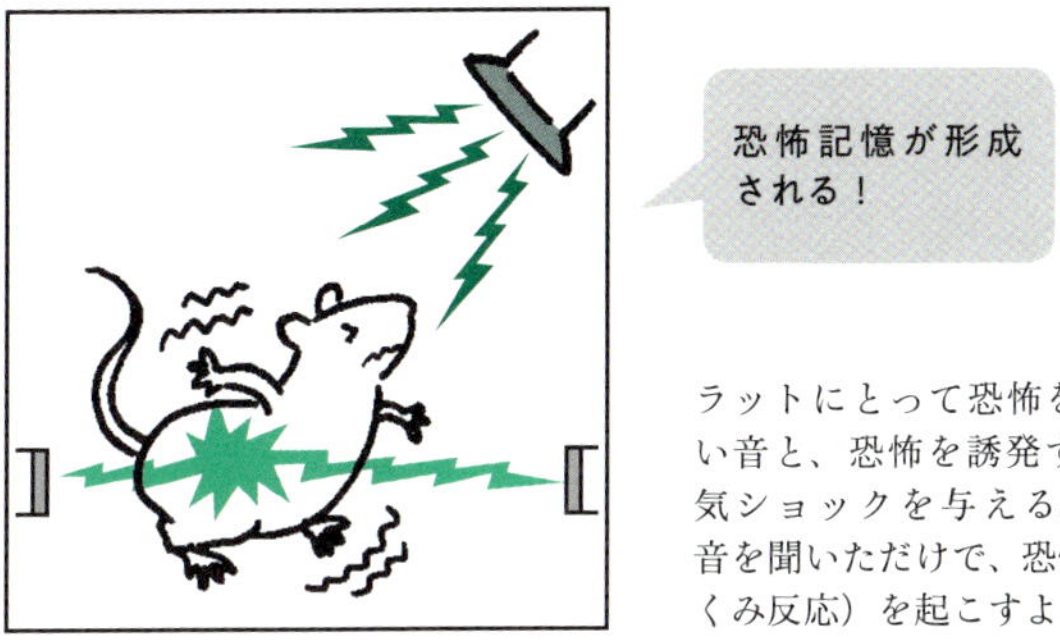

恐怖記憶が形成される！

ラットにとって恐怖を誘発しない音と、恐怖を誘発する弱い電気ショックを与える。すると、音を聞いただけで、恐怖反応（すくみ反応）を起こすようになる。

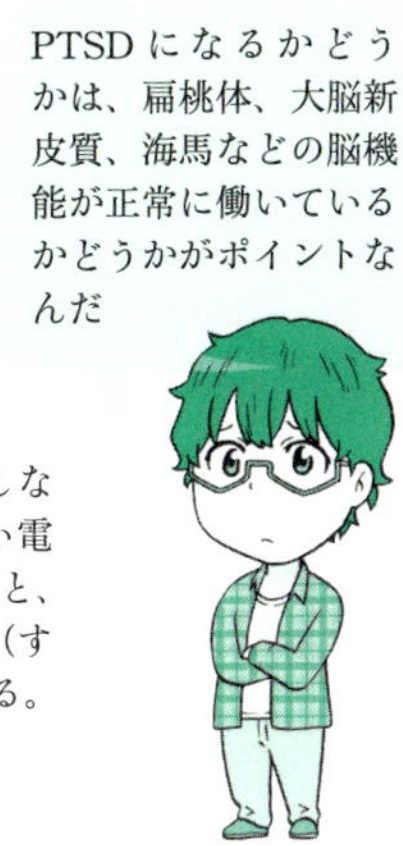

PTSDになるかどうかは、扁桃体、大脳新皮質、海馬などの脳機能が正常に働いているかどうかがポイントなんだ

▼

❷ 音だけを聞かせ続ける

脳機能が正常なら……

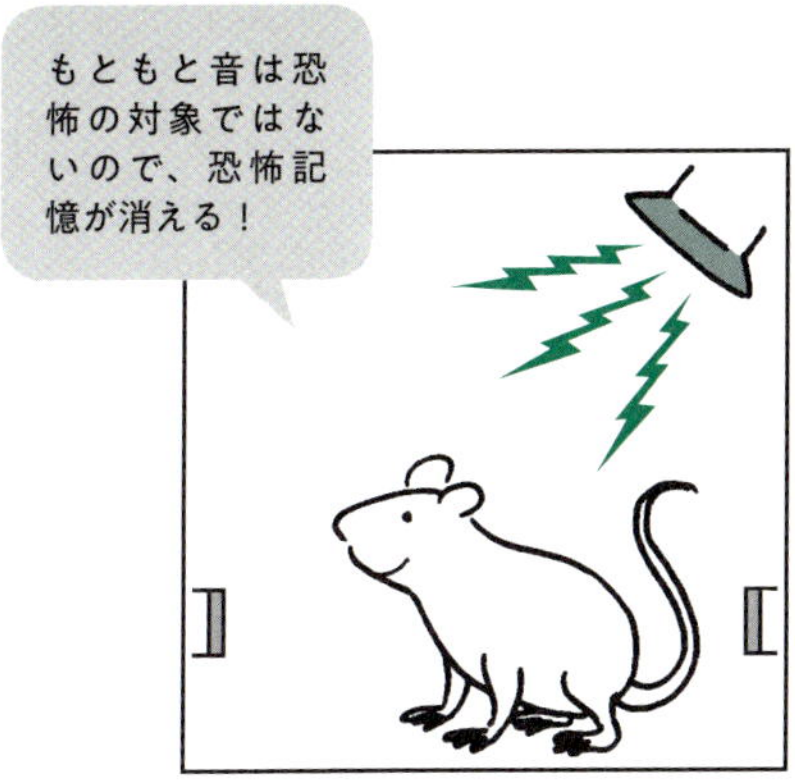

もともと音は恐怖の対象ではないので、恐怖記憶が消える！

脳機能が正常であれば、音だけを繰り返し聞かせ続けると徐々に恐怖記憶が消えていき、恐怖反応を起こさなくなる。

脳機能に問題があると……

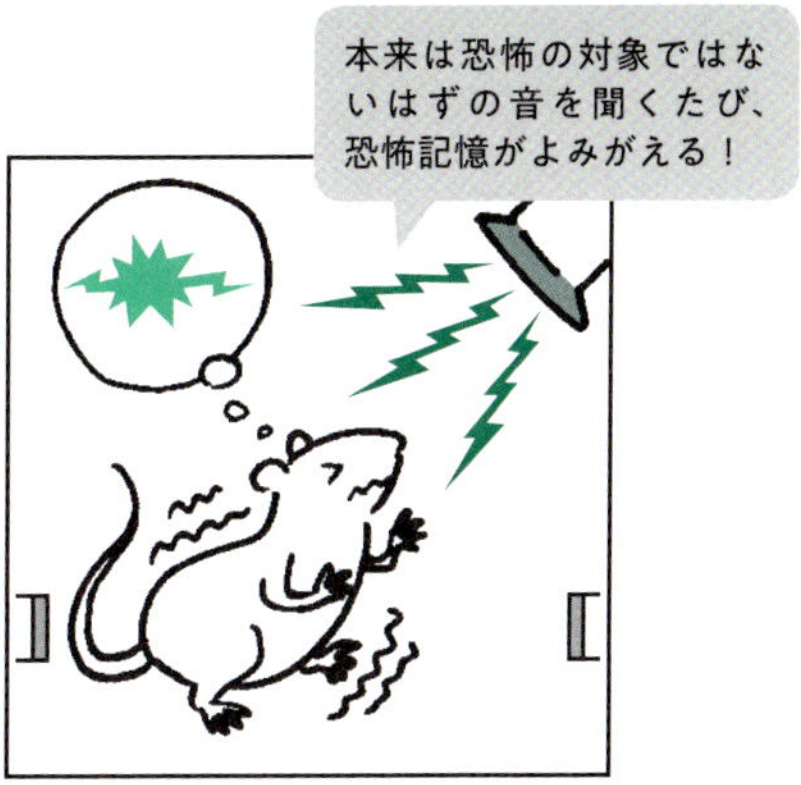

本来は恐怖の対象ではないはずの音を聞くたび、恐怖記憶がよみがえる！

脳機能に問題があると、いつまでたっても恐怖記憶が消去されず、音を聞いただけで恐怖反応を起こし続ける！

▼

この状態がPTSD！

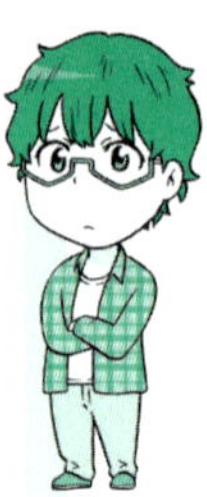

食欲のコントロールに問題が生じる 摂食障害（過食症・拒食症）

食欲がコントロールできなくなる

摂食障害には、神経性食思不振症《しんけいせいしょくしふしんしょう》と神経性過食症があります。思春期から青年期の女性を中心に、急増している障害です。

神経性食思不振症は強いやせ願望や肥満恐怖などから、食事をほとんどとらなくなってしまう障害です。進行すると体重が極端に減ったり、やせて合併症を起こしたり、身体的にも精神的にも症状が悪化していきます。一般的には、拒食症として知られています。神経性過食症は食欲をコントロールできなくなり、短時間に大量の食物を食べては吐く、食べすぎたことを後悔してうつになるなどの症状が見られます。過食症として知られています。拒食症から、過食症になることもあります。

セロトニンが減ると摂食中枢に問題が生じる

摂食障害になって食事量が減ると、セロトニンが減少するなどして、食欲などの調節を担う摂食中枢（※1）に問題が生じます。結果、摂食行動がさらに阻害《そがい》され、「食べない↓食べられない↓食べたら止まらない」といった悪循環に陥《おちい》っていくと考えられています。また、ストレスに反応してコルチゾールの量が増えることも知られています。うつ病患者にも見られる現象で、摂食障害とうつ病を併発することも少なくありません。

摂食障害の患者の脳を見ると、栄養不足の状態が続くことで脳に萎縮《いしゅく》が起きていることがあります。脳の萎縮は、記憶力や思考力を低下させるだけでなく、人格を変えてしまうこともあります。

※1【摂食中枢】
視床下部の外側核にあり、摂食をコントロールする。摂食中枢は食欲の増進にかかわるため、食欲（空腹）中枢ともいわれる。

食欲（摂食調整機構）とは何か

食欲はレプチンとグレリンなどのホルモンによって
コントロールされている。レプチンは満腹中枢を刺激して食欲を抑制し、
グレリンは摂食中枢を刺激して食欲を増進させる。

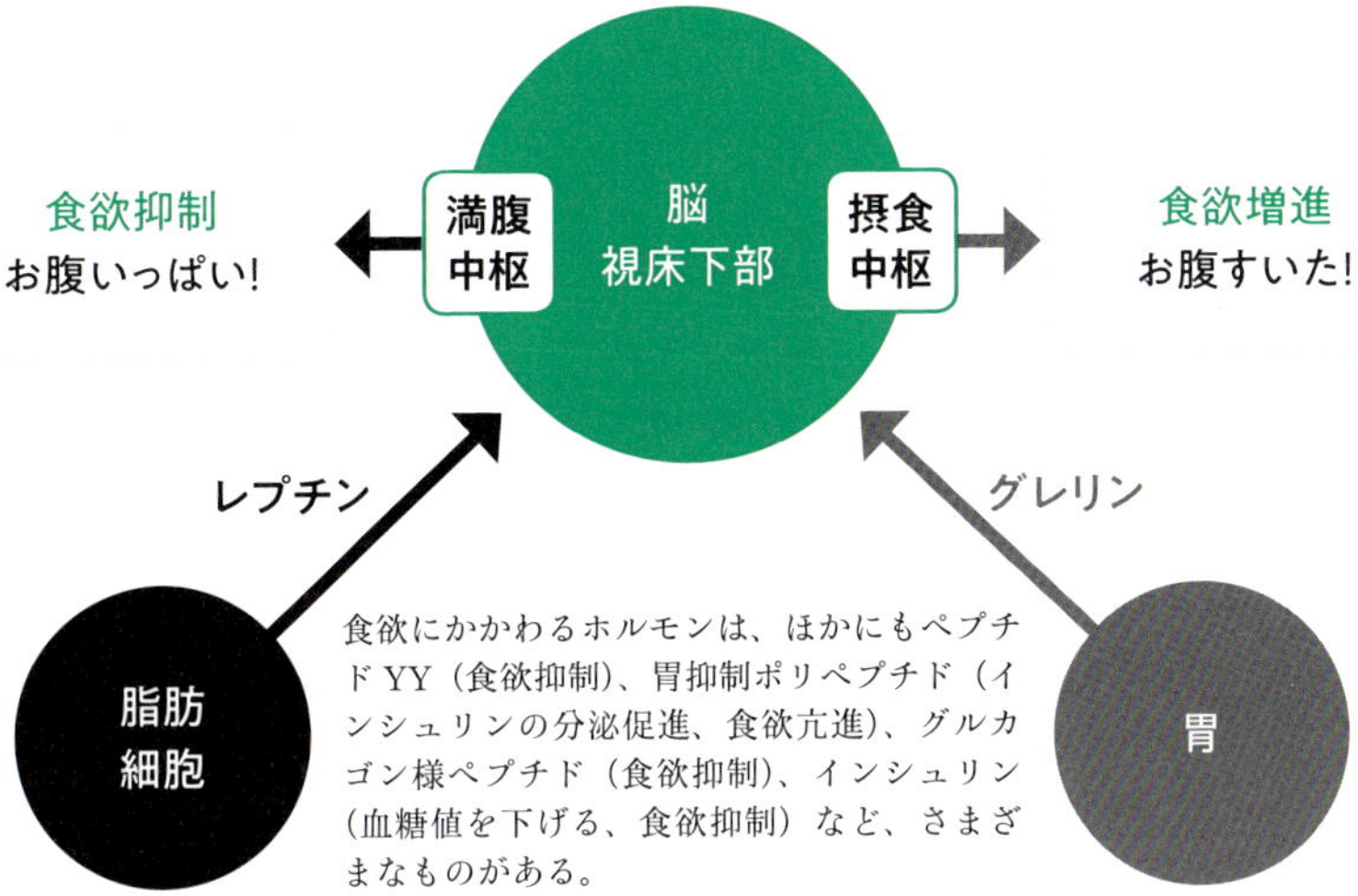

食欲にかかわるホルモンは、ほかにもペプチドYY（食欲抑制）、胃抑制ポリペプチド（インシュリンの分泌促進、食欲亢進）、グルカゴン様ペプチド（食欲抑制）、インシュリン（血糖値を下げる、食欲抑制）など、さまざまなものがある。

レプチン
（視床下部にある満腹中枢を刺激する）

食欲を抑制するホルモン。脂肪細胞から分泌される。脳に届くと、食欲を抑制する。エネルギー消費を促進する働きもある。体脂肪が多いと、レプチンの受容体が鈍くなって働かなくなる。

グレリン
（視床下部にある摂食中枢を刺激する）

食欲を増進させるホルモン。空腹になると、主に胃から分泌される。脳に届くと、「食べたい」「お腹がすいた」という気持ちを引き起こす。出すぎると、食欲が抑えられなくなる。

拒食症や過食症は、摂食調整機構（満腹中枢と摂食中枢）が正しく働かなくなることで起こるのね！

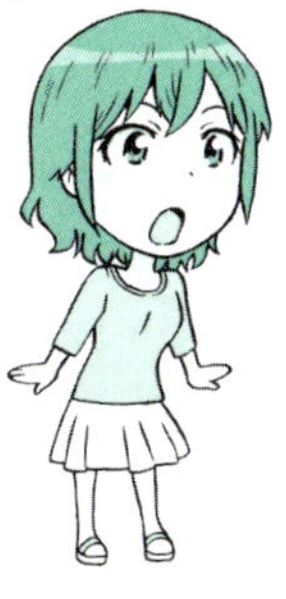

うん。摂食調整機構が正しく働かなくなる要因に、ストレスや「やせ願望」、思春期の自立葛藤などがあるんだ

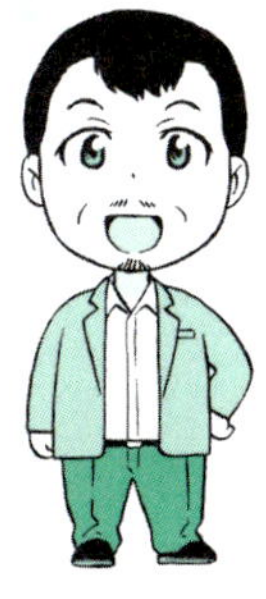

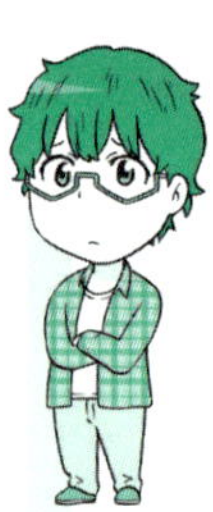

対人関係などが苦手な発達障害
自閉症スペクトラム障害

脳の過成長が要因のひとつ

自閉症スペクトラム障害は、「社会的コミュニケーション」と「限定された反復的な行動・思考」について、その有無ではなく、程度の強さで判断される障害です。

その要因については、先天的な脳の機能障害によるものという指摘や、遺伝的な要素が関与しているという指摘（遺伝率37〜90％）などがあり、いまだに特定にはいたっていません。ここでは、早期に生じる脳の過成長が関係しているという仮説についてお話しします。

これは2011年、米国ユタ大学のジャネット・ラインハートらが、不慮の事故などで死亡した自閉症スペクトラム障害の子どもの脳を調べたところ、同年齢の子どもの脳よりも神経細胞（ニューロン）が多く、重かったという報告に基づいています（＊）。

シナプスの刈り込みが適正に行われない？

ヒトの脳は胎児期にニューロンがつくられ、2歳頃までにシナプス（神経結合）が形成されていきます。その後、必要なシナプスだけを強め、不要なシナプスは除去して、脳の機能を最適化していきます。こうしたしくみをシナプスの刈り込み（※1）といい、これにより社会に適応する脳がつくられていきます。

しかし、自閉症スペクトラム障害のヒトの脳では、シナプスの刈り込みが少なく、脳の容量が大きくなっていたかもしれないのです。これは、前頭葉《ぜんとうよう》や側頭葉《そくとうよう》で顕著《けんちょ》に見られたそうです。

＊米ユタ大学のジャネット・ラインハートらの報告：Janet Lainhart et al JAMA 2011

※1【シナプスの刈り込み】生後間もない動物の脳には多くのシナプスが存在するが、発達過程において淘汰されていく。このように機能的な神経回路ができるまでの過程のことをいう。

※2【プルキンエ細胞】小脳皮質に存在する大型の神経細胞。小脳皮質で情報を出力する唯一の細胞。

シナプスの刈り込みのしくみ

シナプスの刈り込みは、神経細胞がシナプスを
形成していく過程で起こる現象である。
小脳のプルキンエ細胞（※2）で解明されたメカニズムについて見てみよう。

1

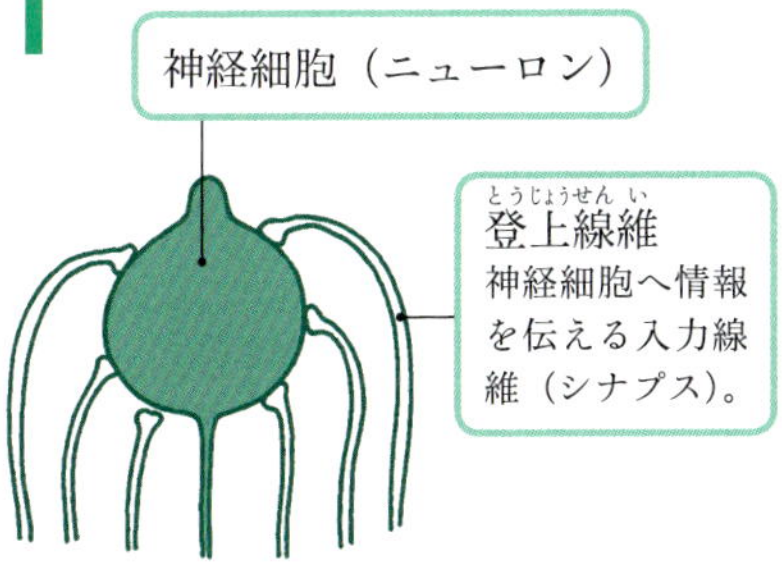

生まれたばかりの動物の神経細胞。5本以上の弱い登上線維がシナプスを形成する。

2

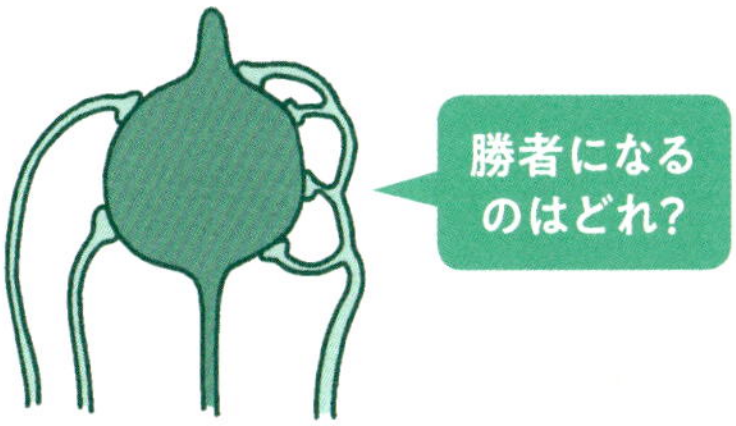

細胞体の上で、強い登上線維（勝者）と弱い登上線維（敗者）の選別が始まる。

3

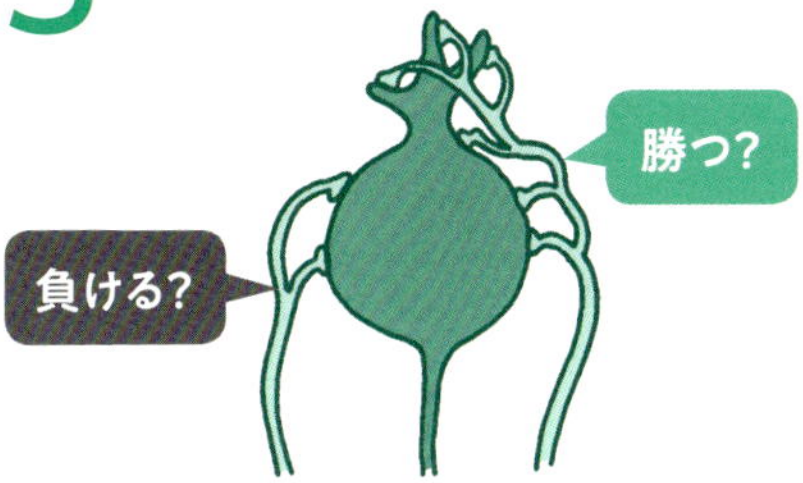

勝者の登上線維のみが樹状突起に移動。それ以外の登上線維は細胞体に取り残され、生後15日までに除去される。

4

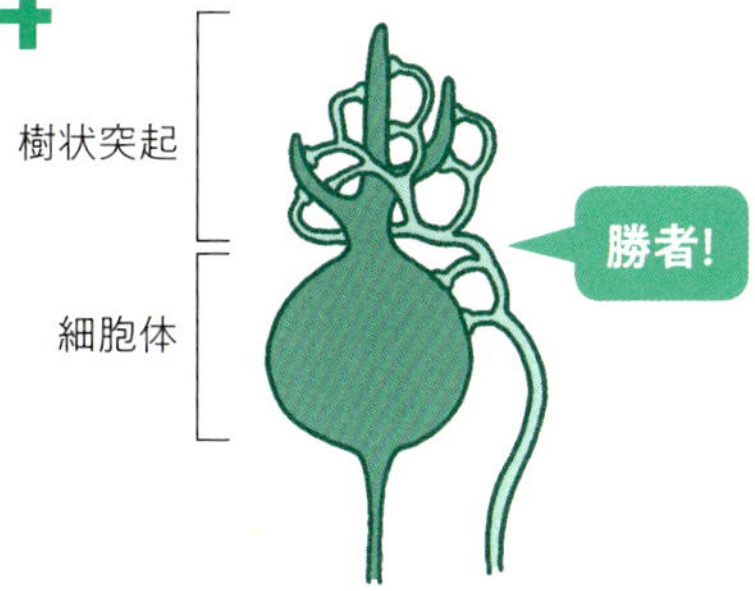

成熟して生き残っているのは、たった1本の強力な登上線維だけ！　こうしてなめらかな運動が実現していく。

自閉症スペクトラム障害のヒトたちが、一種の感覚過敏や共感覚を持っていることが多いのは、シナプスの刈り込みが十分に行われなかったからだとも考えられるんだ

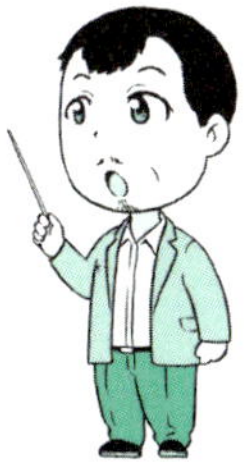

＊参考：Masanobu Kano et al Neuron 2009

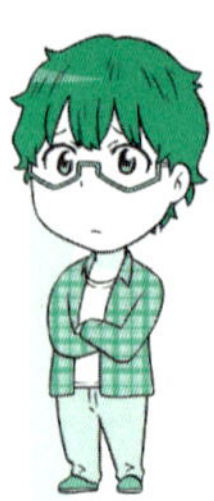

ドーパミンの減少で運動が障害される パーキンソン病

ドーパミンの減少によって起こる

パーキンソン病の国内患者数は、約16万人（２０１４年・厚生労働省統計）にもおよび、増加傾向にあります。神経変性疾患としては、アルツハイマー型認知症に次いで多い病気といわれています。手足の動きが鈍くなったり、筋肉がこわばったりする症状などが特徴の難病で、高齢になるほど発症率は高まります。

パーキンソン病は、脳内のドーパミンが減少することによって起こると考えられています。実際、パーキンソン病患者の黒質《こくしつ》（※1）では、ドーパミン神経が変性してはがれ落ち、そこに異常なタンパク質が蓄積していることが確認されています。ドーパミンの不足によって運動調節の指令がうまく送られなくなり、機能に障害が出るようになってしまうのです。

ｉＰＳ細胞を使った治験が始まった

ドーパミンが減少する原因については、はっきり解明されていないため、予防法は存在しません。治療法についても、対症療法により症状を抑えることはできても、完治は困難とされてきました。

しかし、さまざまな研究は、現在も進められています。たとえば２０１８年には、京都大学でヒトのｉＰＳ細胞（※2）からドーパミンを再生する神経細胞をつくり、パーキンソン病の患者の脳に移植する臨床試験（治験）を始めたとのニュースが伝えられました。この報告により、神経細胞の再生医療（※3）への関心が一気に高まっています。

※1【黒質】
大脳基底核の一部。線条体にドーパミンを送り、興奮を抑制したり、運動の調整を行ったりする。

※2【iPS細胞】
２００６年に誕生した新しい人工多能性幹細胞。再生医療を実現するために重要な役割を果たす細胞として期待されている。

※3【再生医療】
海馬で神経細胞の再生医療が行われれば、アルツハイマー型認知症の回復につながると考えられている。ほかにも免疫細胞に応用されれば、生活習慣病の根治につながると期待されている。

運動時のドーパミンの働き

中脳の黒質でつくられるドーパミンは、線条体へと送られ、
線条体から大脳皮質へ運動の指令が送られる。

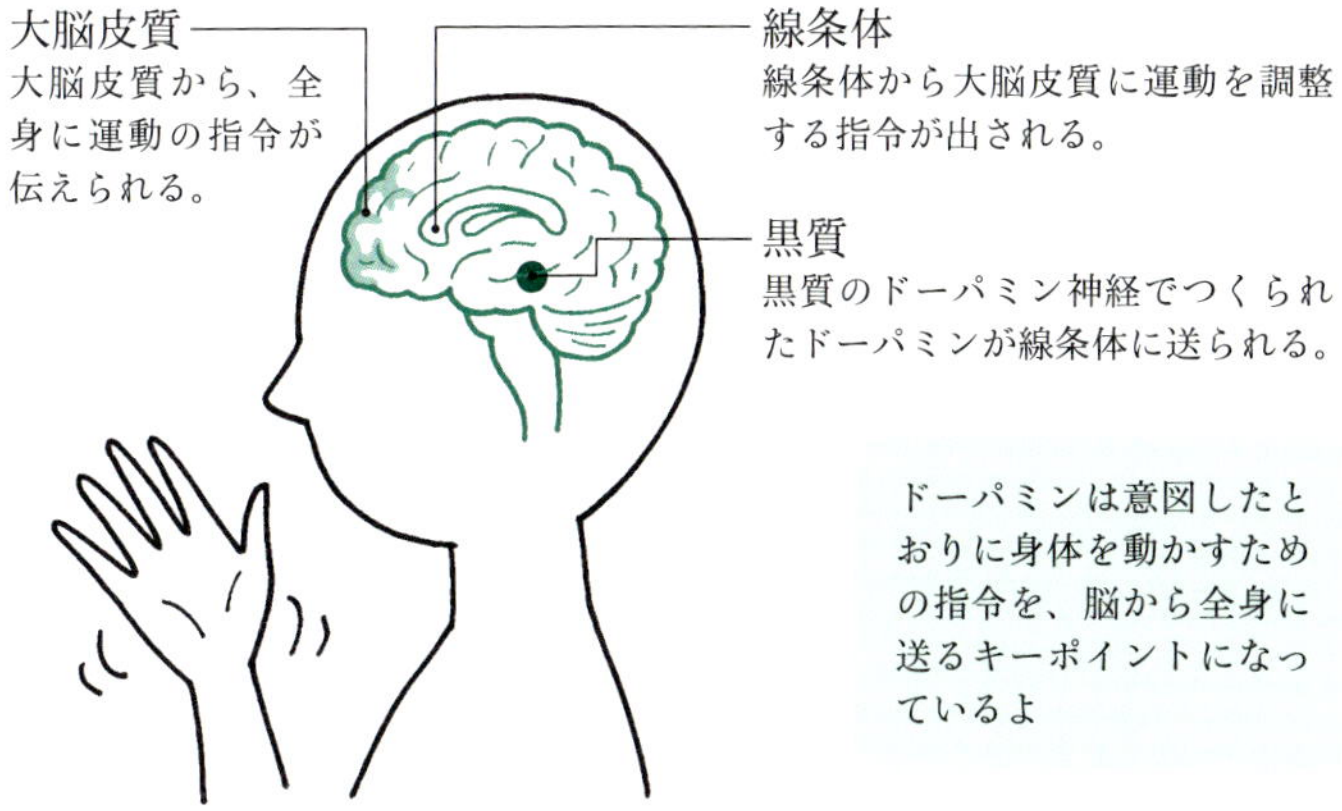
大脳皮質
大脳皮質から、全身に運動の指令が伝えられる。
線条体
線条体から大脳皮質に運動を調整する指令が出される。
黒質
黒質のドーパミン神経でつくられたドーパミンが線条体に送られる。

ドーパミンは意図したとおりに身体を動かすための指令を、脳から全身に送るキーポイントになっているよ

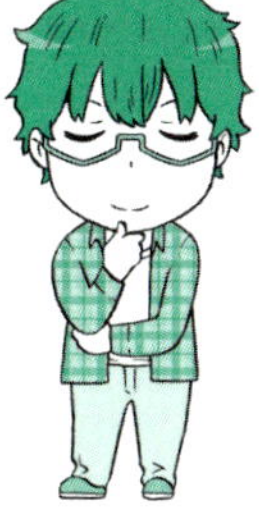

パーキンソン病になると…

❶ 正常なドーパミン神経

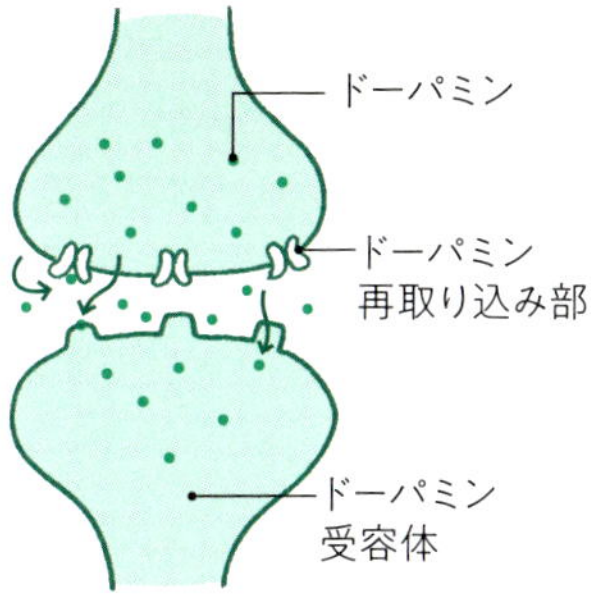
ドーパミン
ドーパミン
再取り込み部
ドーパミン
受容体

ドーパミンがしっかりと分泌され、脳からの運動指令が全身へ伝わっている。

❷ パーキンソン病のドーパミン神経

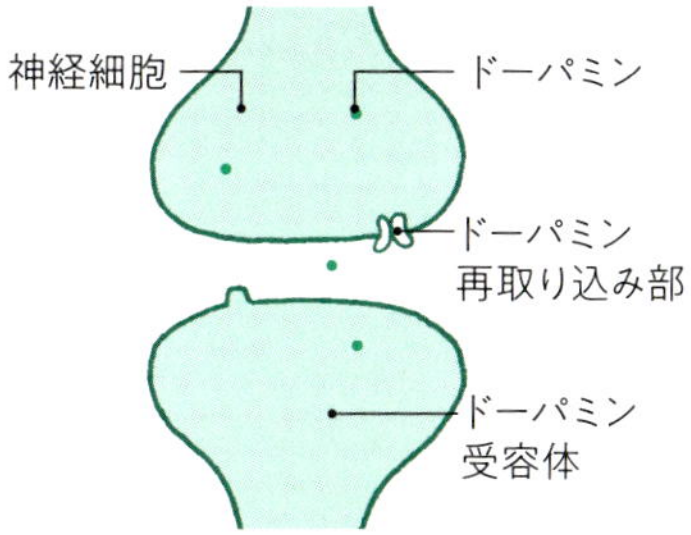
神経細胞
ドーパミン
ドーパミン
再取り込み部
ドーパミン
受容体

分泌されるドーパミンが減少し、脳からの運動指令が全身へ伝わらなくなっている。

ドーパミン神経が変性し、ドーパミンの分泌量が減少することで、線条体から大脳皮質、大脳皮質から全身へと運動指令がうまく伝わらなくなり、運動機能が低下するんだ。ドーパミンの細胞自体も減ってしまうんだよ

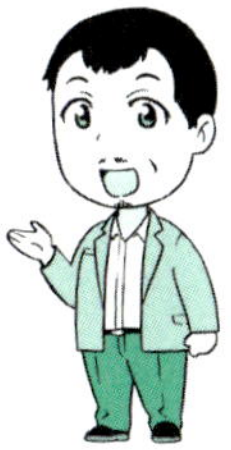

COLUMN
5

産後は母だけではなく、父も大変？

出産後に起こる「産後うつ」は、女性ホルモンの急激な変動や生活リズムの変化がきっかけとなっているとされています。出産を経験した女性の10人に１人がなると見られています。産後うつになると、不眠や食欲低下のほか、興味や喜びの感情が失われたり、母親としての責務が果たせていないのではないかと自分を責めるようになったりと、さまざまな症状が現れます。

一方、実は父親たちにも産後うつがあるらしいことが指摘されています。2018年に発表された調査報告（＊1）によると、生後15カ月までの乳幼児健診時のうつ検診において、男性の有病率は4.4％で、女性の5％とほぼ同じだったのです。

出産や子育ては母親にとっても、父親にとっても、それだけ大変なことなのかもしれません。母親の産後うつへの対応はしばしば議論されるようになりましたが、これからは父親にも同じくらいリスクがあることを踏まえて論じていくことが必要でしょう。

ちなみに、うつ病は神経伝達物質の減少に起因するという考えに基づいて、抗うつ薬が処方されるのが一般的です（148ページを参照）。しかし最近では、ストレスによって分泌が促進されるコルチゾールが、BDNF（脳由来神経栄養因子）の産生を低下させるというしくみも指摘されています。とくに海馬でBDNFが減少することで新しい記憶ネットワークがつくりにくくなり、嫌な記憶の書き換えが困難になるのではないかという仮説が注目を集めています。

つい最近になって、神戸大学の研究（＊2）で、脳内炎症による神経細胞の機能変化が要因との指摘もされるなど、うつ病に対しては現在もさまざまな研究が行われています。

（＊1）JAMA Pediatr. 2018

（＊2）Tomoyuki Furuyashiki et al Neuron 2018

第5章

脳のメカニズム

脳は大脳、小脳、脳幹から成り、
その大部分を占める大脳は
さらに表層の大脳皮質と内部にある
大脳辺縁系、大脳基底核に分けられます。
それぞれに役割があり、互いに連携しながら
さまざまな機能を果たしています。
脳の基本的なメカニズムを押さえましょう。

脳の全体マップを見てみよう！

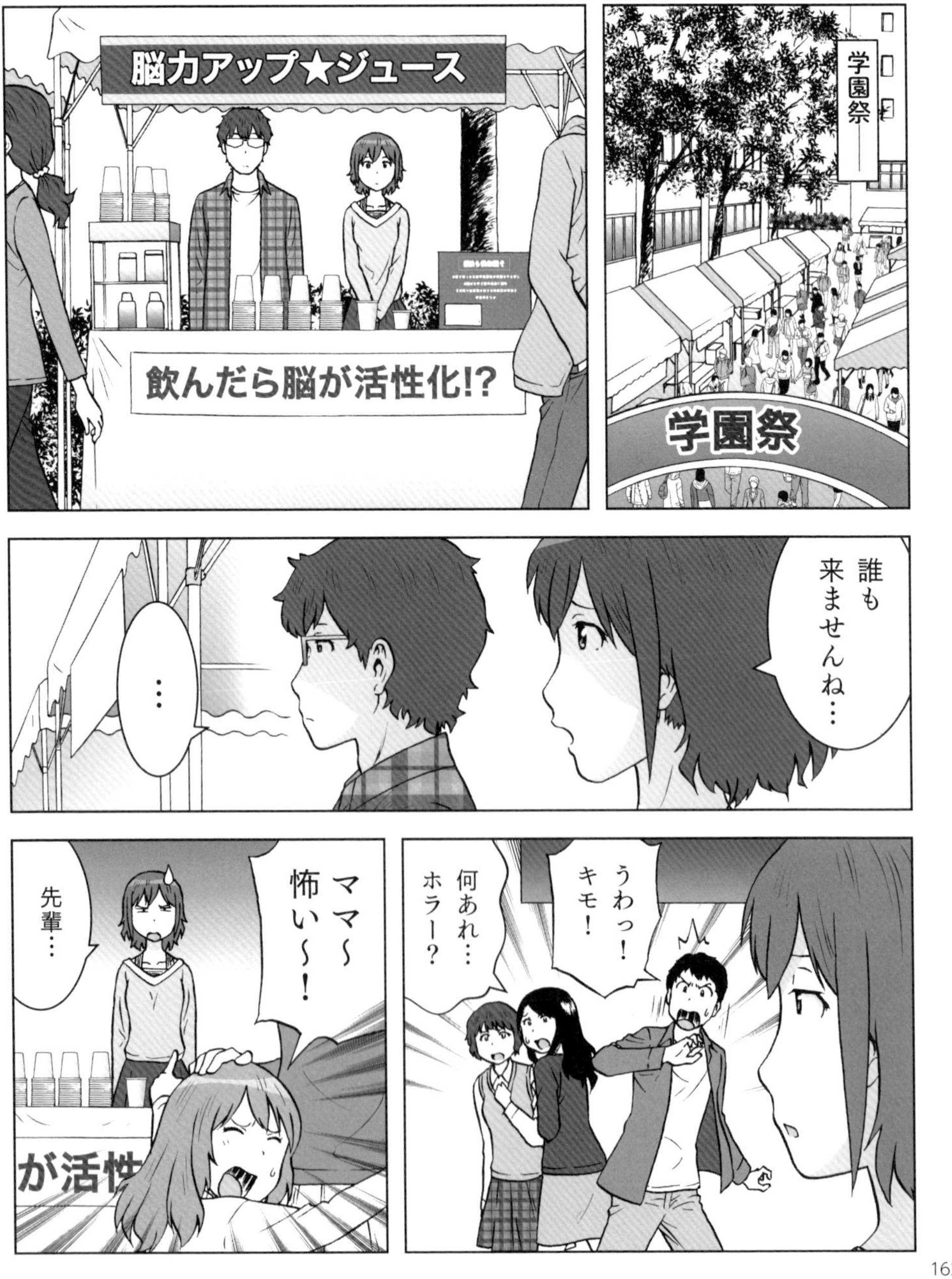
学園祭——
学園祭
脳力アップ★ジュース
飲んだら脳が活性化!?
誰も来ませんね…
…
うわっ！キモ！
何あれ…ホラー？
ママ〜怖い〜！
先輩…
が活性

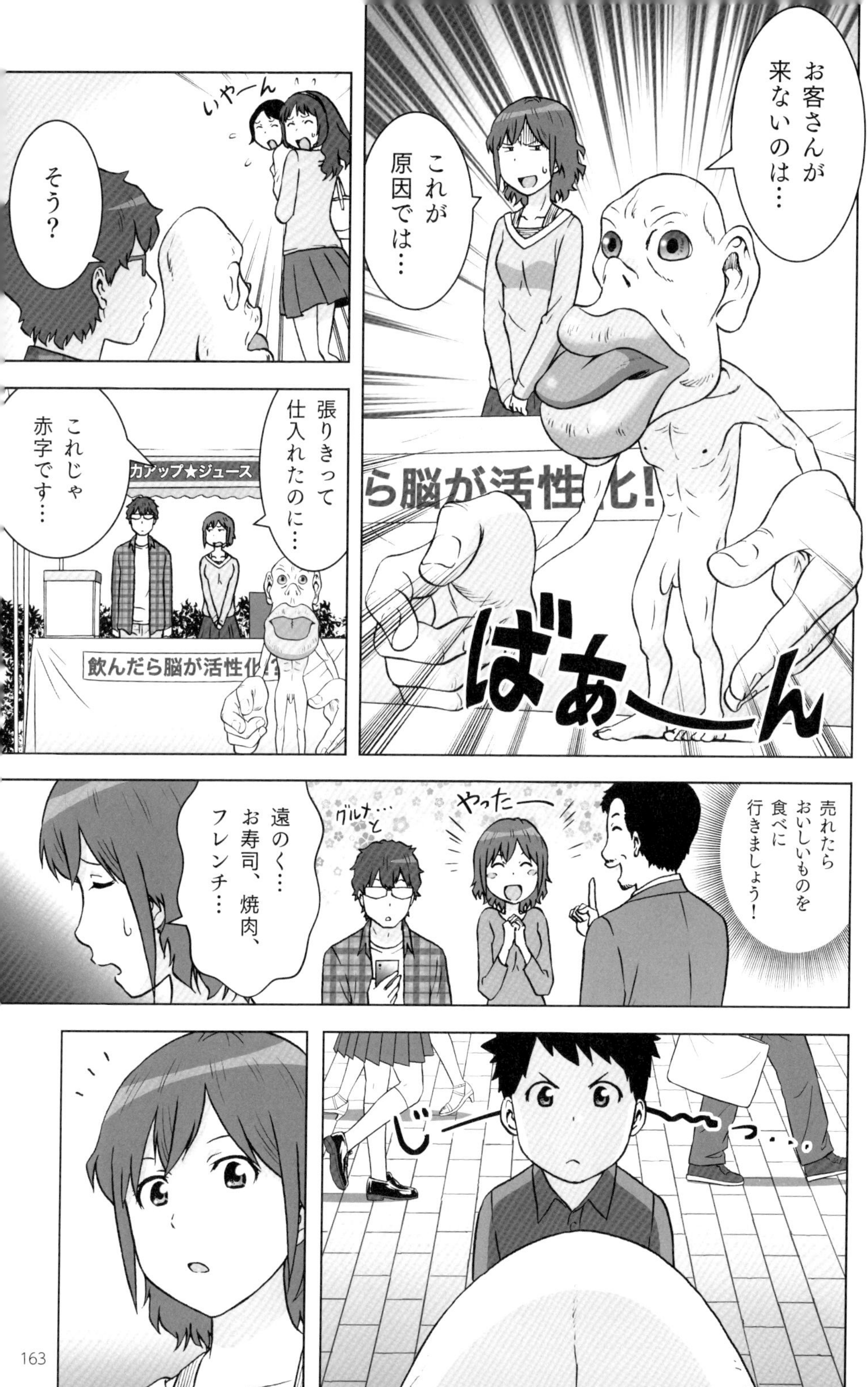

お客さんが来ないのは…
これが原因では…
ら脳が活性化!
ばぁーん
いやーん
そう?
張りきって仕入れたのに…
これじゃ赤字です…
カアップ★ジュース
飲んだら脳が活性化
売れたらおいしいものを食べに行きましょう!
やったー
遠のく…お寿司、焼肉、フレンチ…
じーーっ…

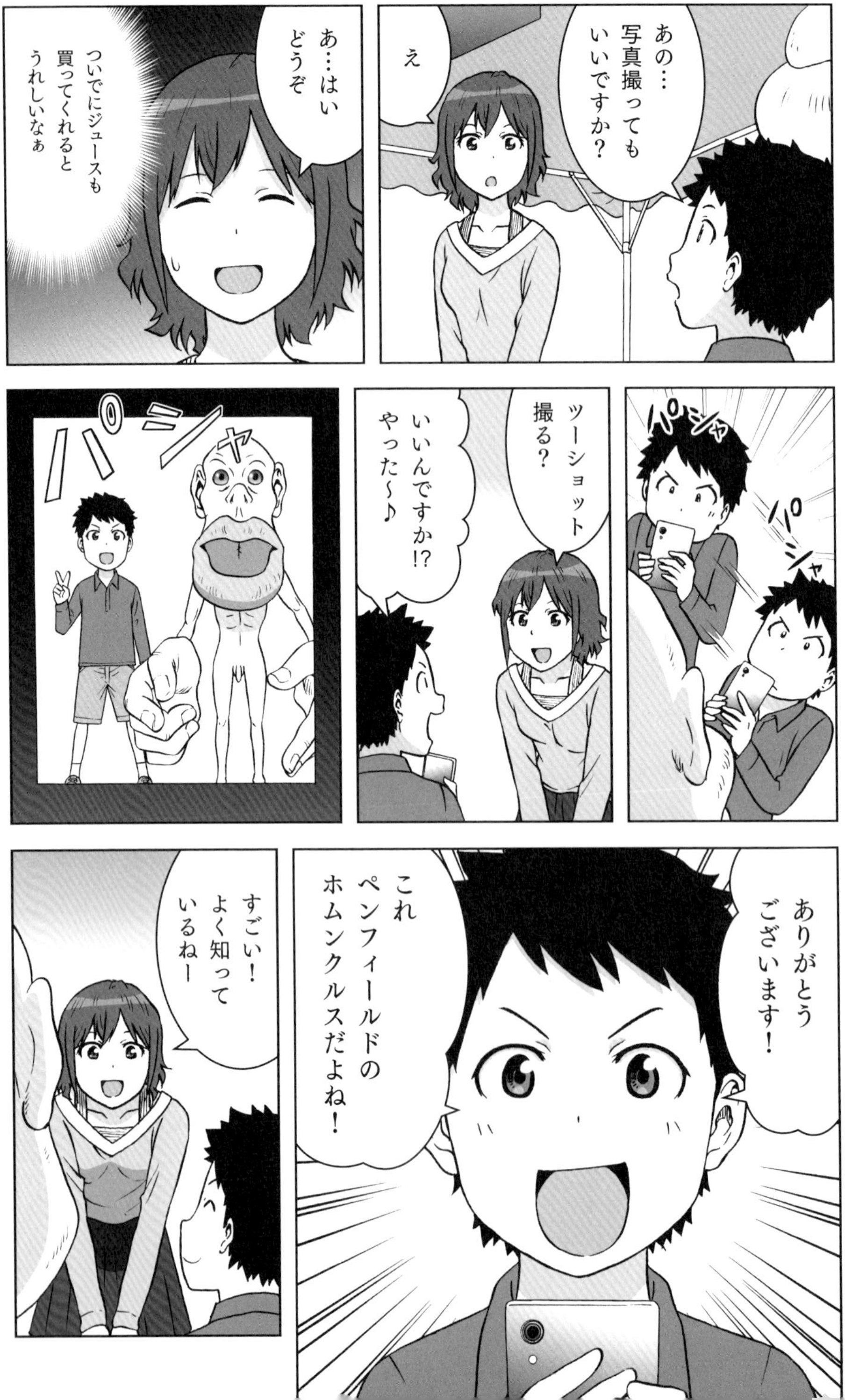
あの…写真撮ってもいいですか?
え
あ…はいどうぞ
ついでにジュースも買ってくれるとうれしいなぁ
パシャ
パシャ
ツーショット撮る?
いいんですか!?やった~♪
パシャ
ありがとうございます!
これペンフィールドのホムンクルスだよね!
すごい!よく知っているねー

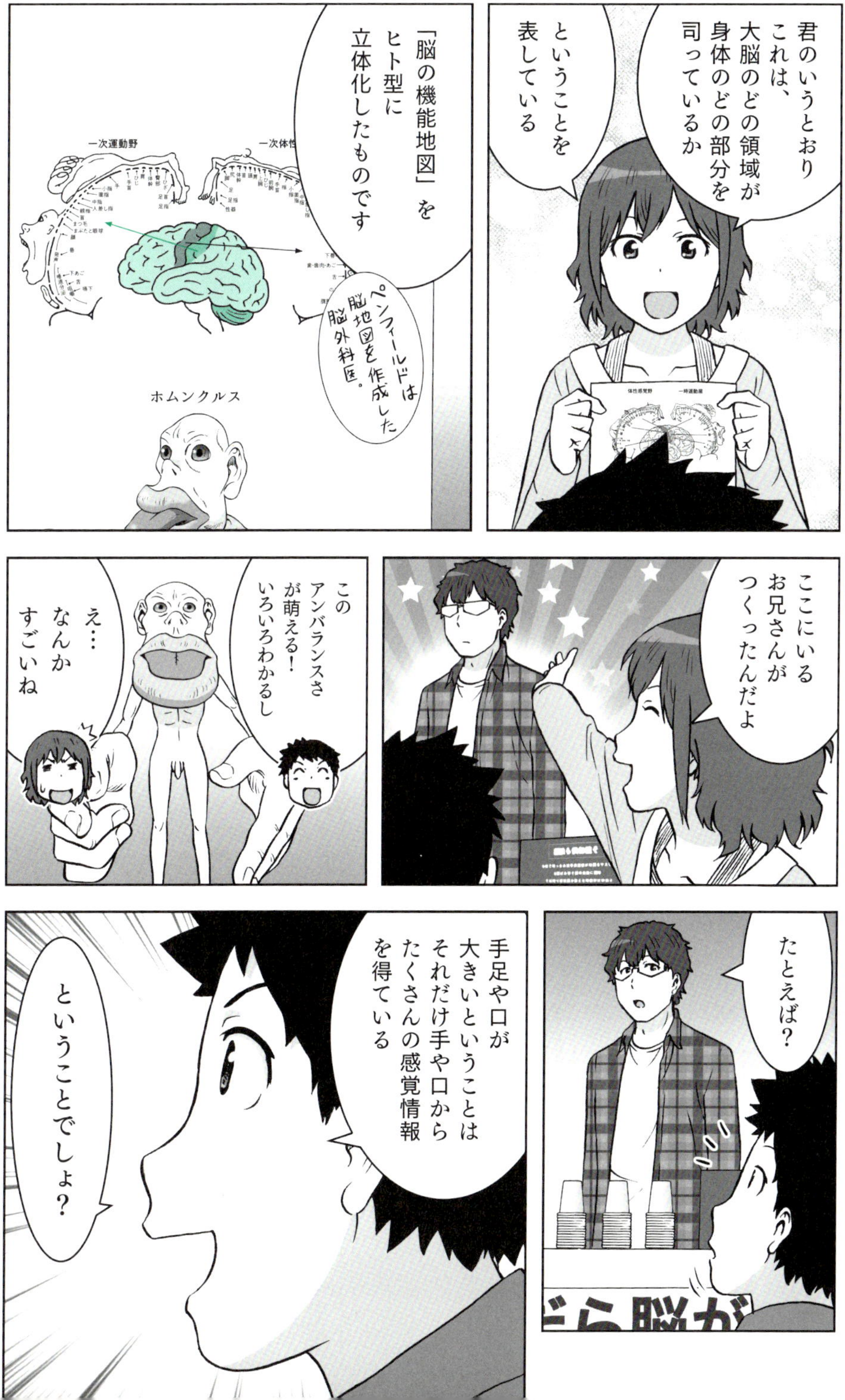
君のいうとおりこれは、大脳のどの領域が身体のどの部分を司っているか
ということを表している
「脳の機能地図」をヒト型に立体化したものです
一次運動野
一次体性
ペンフィールドは脳地図を作成した脳外科医。
ホムンクルス
ここにいるお兄さんがつくったんだよ
このアンバランスさが萌える！いろいろわかるし
え…なんかすごいね
たとえば？
手足や口が大きいということはそれだけ手や口からたくさんの感覚情報を得ている
ということでしょ？
ら脳が

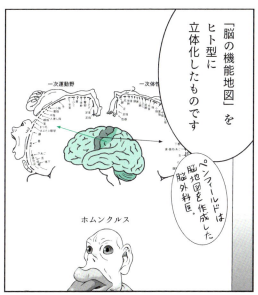

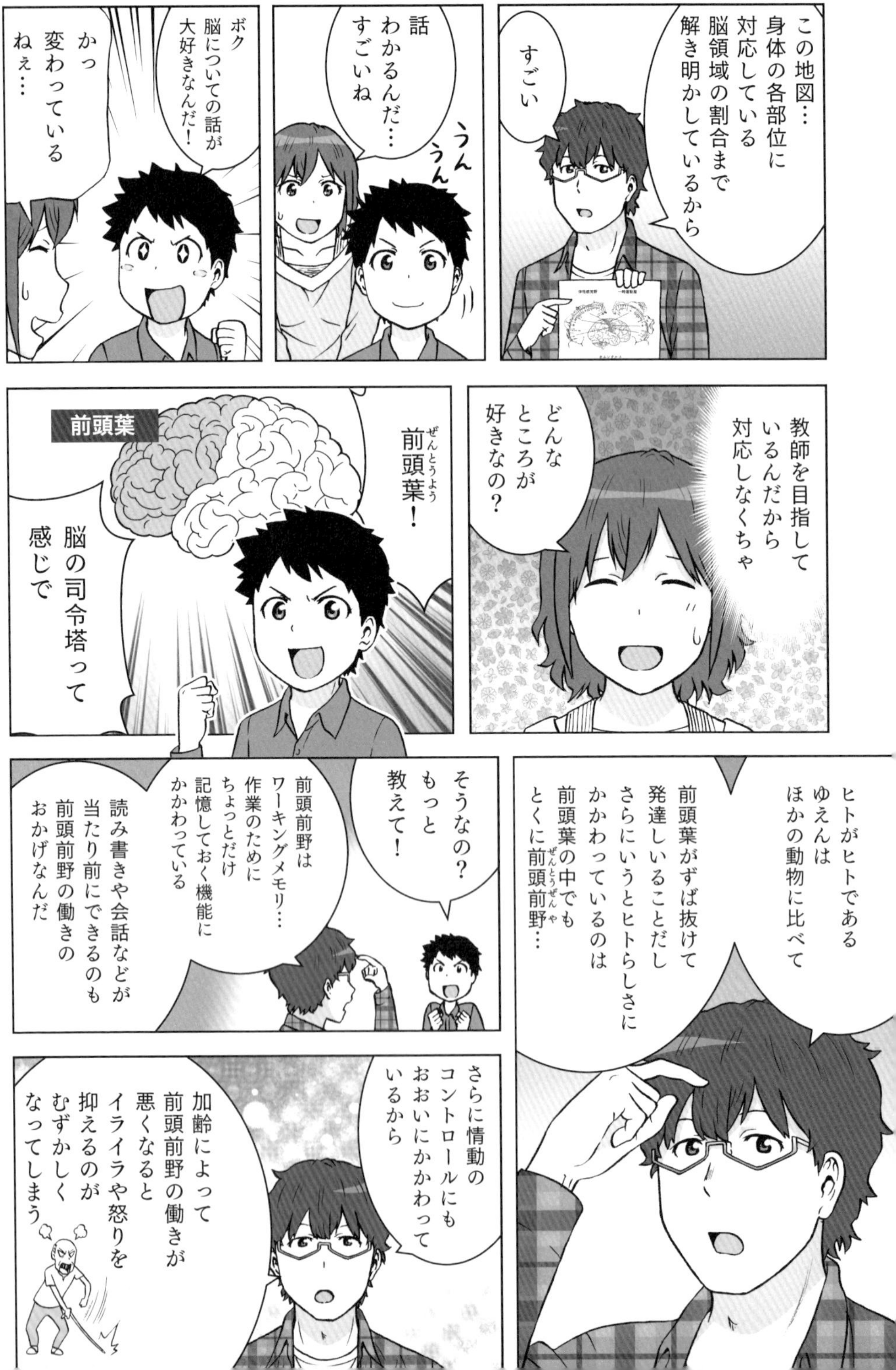
この地図…身体の各部位に対応している脳領域の割合まで解き明かしているから
すごい
話わかるんだ…すごいね
うんうん
ボク脳についての話が大好きなんだ!
かっ変わっているねぇ…
教師を目指しているんだから対応しなくちゃ
どんなところが好きなの?
前頭葉《ぜんとうよう》!
前頭葉
脳の司令塔って感じで
ヒトがヒトであるゆえんはほかの動物に比べて前頭葉がずば抜けて発達していることだしさらにいうとヒトらしさにかかわっているのは前頭葉の中でもとくに前頭前野《ぜんとうぜんや》…
そうなの?もっと教えて!
前頭前野はワーキングメモリ…作業のためにちょっとだけ記憶しておく機能にかかわっている
読み書きや会話などが当たり前にできるのも前頭前野の働きのおかげなんだ
さらに情動のコントロールにもおおいにかかわっているから
加齢によって前頭前野の働きが悪くなるとイライラや怒りを抑えるのがむずかしくなってしまう

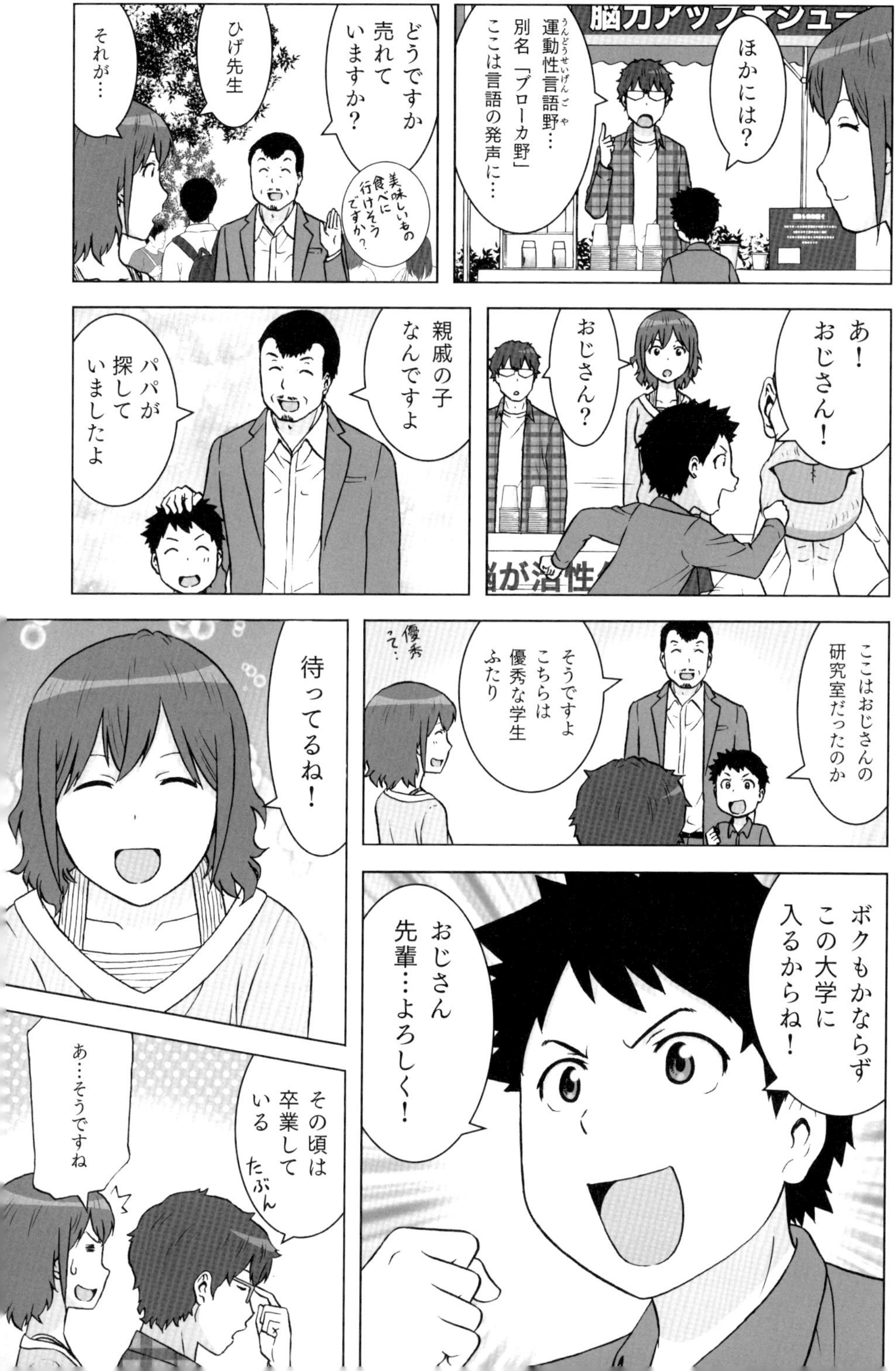
ほかには？
運動性言語野《うんどうせいげんごや》…
別名「ブローカ野」
ここは言語の発声に…
どうですか 売れていますか？
美味しいもの食べに行けそうですか？
ひげ先生
それが…
あ！おじさん！
おじさん？
親戚の子なんですよ
パパが探していましたよ
ここはおじさんの研究室だったのか
そうですよ こちらは優秀な学生ふたり
優秀って…
ボクもかならずこの大学に入るからね！
おじさん先輩…よろしく！
待ってるね！
その頃は卒業している たぶん
あ…そうですね

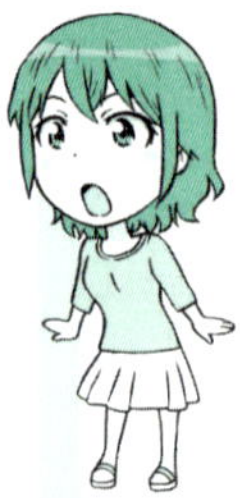

ヒトらしさを担う司令塔 前頭葉

考えたり、我慢したりする

大脳の前部にある前頭葉《ぜんとうよう》は運動関連野や言語野を含み、行動の高次制御や思考などを司る領域です。「考える」「我慢する」「共感する」「記憶を出し入れする」「集中する」など、脳の司令塔としてさまざまな働きを担っています。ヒトがヒトたるゆえんは、ほかの動物に比べて前頭葉がとくに発達しているためと考えられています。

こうした高度な認知機能（※1）にさまざまな形で深くかかわるのが、神経伝達物質のドーパミンです。大脳《だいのう》皮質《ひしつ》の中では前頭葉にもっとも多く存在します。さらに、認知と情動による動機付けが相互作用することも知られており、好き嫌いによって前頭葉の活動が活発になることも示されています。

認知にかかわる前頭前野

前頭葉の中でも、情動のコントロールや認知にかかわる行動については、ちょうどおでこのあたりにある前頭前野《ぜんとうぜんや》が主に担っています。そのため、前頭前野が病気や怪我でダメージを受けると、やる気が低下して行動力が失われたり、状況の理解度が鈍くなって、感情のままに行動するようになったりします。

老化による影響を受けやすいのも、前頭前野の領域です。歳をとってから怒りっぽくなったなどというヒトは、前頭前野の機能低下が一因ともいわれています。

ほかには、運動にかかわる一次運動野や運動連合野（運動前野）、言語にかかわる運動性言語野（ブローカ野）なども前頭葉の一部です。

※1【認知機能】外から入ってきた情報を正しく知覚し、「記憶する」「考える」「判断する」など適切に処理していくための機能。

前頭葉の領域区分と働き

前頭葉には、情動のコントロールや意思決定にかかわる前頭前野、
運動にかかわる一次運動野や運動連合野（運動前野）、
言語にかかわる運動性言語野（ブローカ野）などがある。

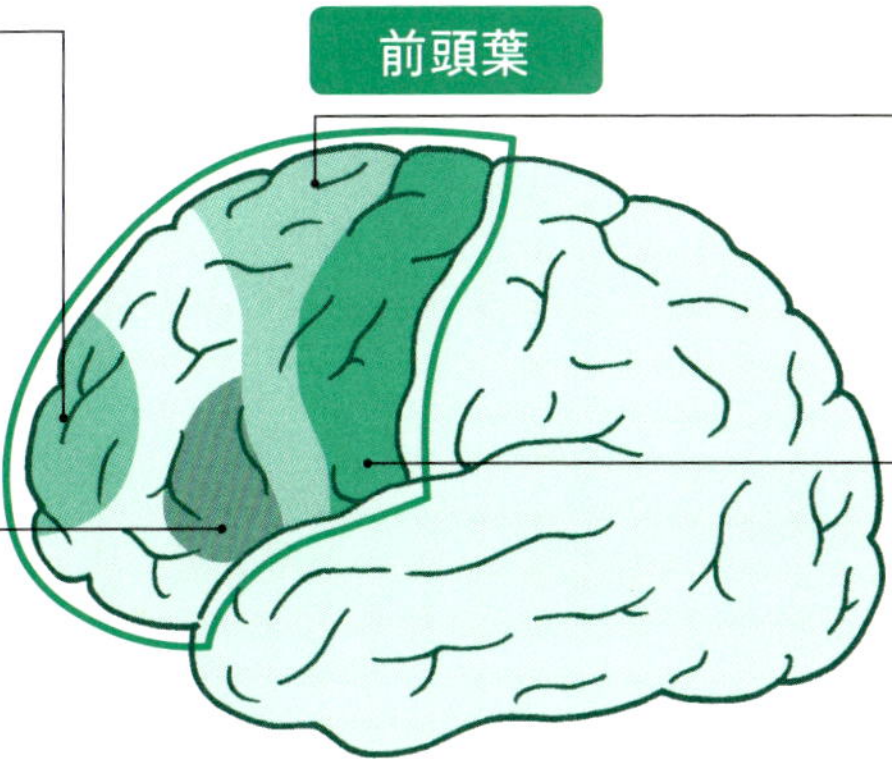

前頭前野
情動をコントロールしたり、論理的な判断に基づき、複雑な行動を計画・実行する。頭頂連合野や側頭連合野から情報を受け取って処理する。

運動性言語野
（ブローカ野）
運動性言語中枢。言語を発声して表現すること、文法の理解にかかわる。

運動連合野
（運動前野）
身体を動かす指示を送る。身体の動かし方を伝える役目を担う。

一次運動野
運動連合野とともに働き、運動の計画・実行を司る。

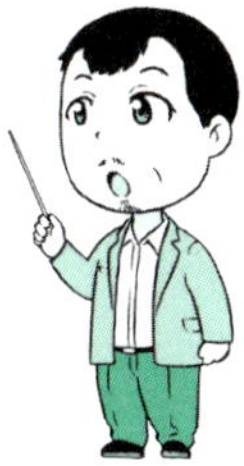

前頭葉は、ヒトが持つ「知（知恵）」「情（情動）」「意（意思）」のバランスを取るために機能している大切な場所だよ

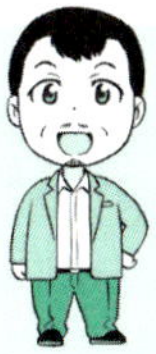

教えて！ひげ先生

前頭前野の損傷で まるで別人のようになってしまうことも

鉄道建築技術者の職長として働いていたフィネアス・ゲージは、1848年、建設現場での爆発事故により、鉄の棒が左目の下から突き刺さり、脳を貫通するほどのひどい怪我を負いました。一命はとりとめたものの、鉄の棒は脳の前頭前野に大きな損傷を与えていました。

回復後の手当てを担当したジョン・マーティン・ハーロウ医師の記録によると、事故以前、「そつがなく、頭の切れる仕事人であり、非常に精力的で、あらゆる計画を忍耐強く遂行する人物」と評されていたゲージが、事故後はすっかり別人に変わってしまったといいます。「落ち着きがなく、不真面目で、ときにすごくわがままに振る舞い、自分の希望と反するような束縛や忠告に我慢できず、手に負えないくらい頑固になった」と記されていたのです。

前頭前野が計画的に行動することや、人格の形成などに大きくかかわっている領域であることがうかがえる事例として有名になりました。

前頭前野の領域ごとの働き

前頭前野の中の領域ごとの
機能の違いが示された実験について見てみましょう。

実験　ウィスコンシンカード分類テストをサルができるようにアレンジして実施。

❶サンプル図形を見せる。続けて、その周りに3つのテスト図形を提示する。

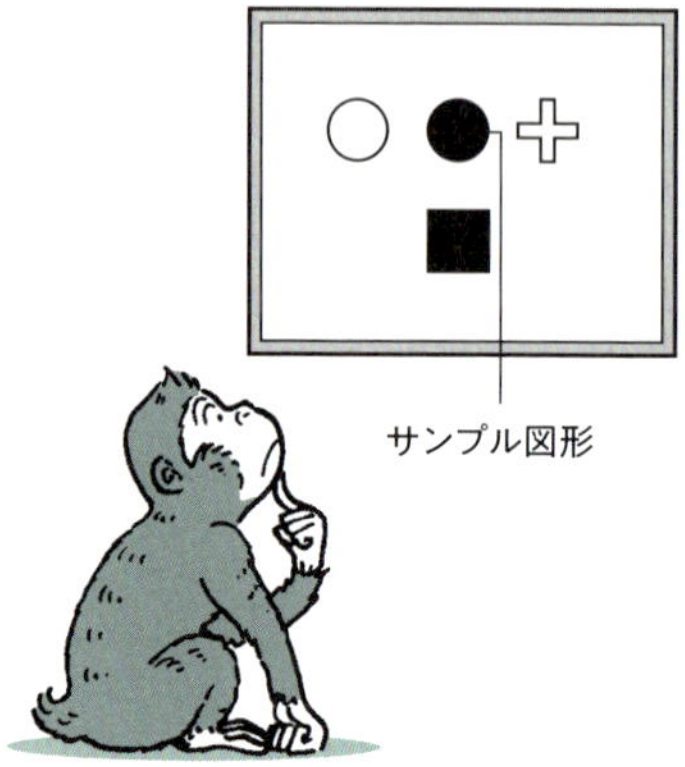
サンプル図形

❷規則どおりに選択できた場合のみ、報酬を与える。

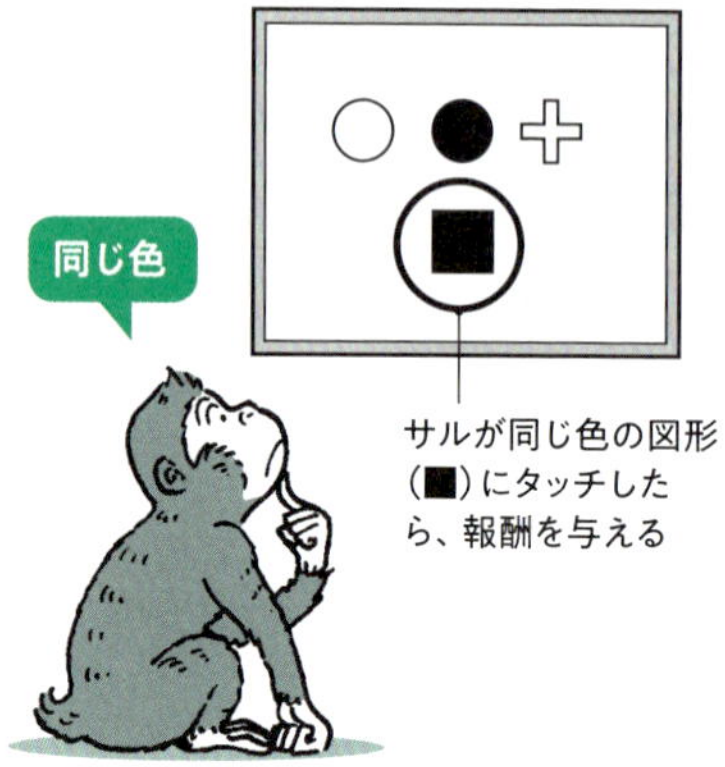
同じ色
サルが同じ色の図形（■）にタッチしたら、報酬を与える

※「規則」は20回テストを行って正解率が85％を超えたら、自動的に切り替わるように設定。

前頭前野は領域ごとに機能が異なる

理研の田中啓治先生は、ウィスコンシンカード分類テスト（※1）を単純化した行動課題を考案して、サルを訓練し、前頭前野《ぜんとうぜんや》の領域ごとの機能の違いを調べる実験を行っています。

その結果、領域ごとに異なる機能を発揮して、課題の遂行を行っていたことが示されました。

前頭前野は外側部下部《がいそくぶかぶ》、主溝領域《しゅこうりょういき》（※2）、眼窩皮《がんかひ》質領域《しつりょういき》（※3）、前帯状溝領域《ぜんたいじょうこうりょういき》（※4）などに分けることもできます。

この実験で、外側部下部ではふたつの図形の一致・不一致を判断しており、主溝領域は課題の遂行に必要な規則を覚えておく働き（ワーキングメモリの働き）をしていることが判明しました。

また、眼窩皮質領域は1回ごとの報酬経験を次の選択に生かすために働き、前帯状溝領域は行為決定までの時間を短縮するために機能していることがわかったのです。

テストを行っているときの脳活動の様子［サルの大脳］

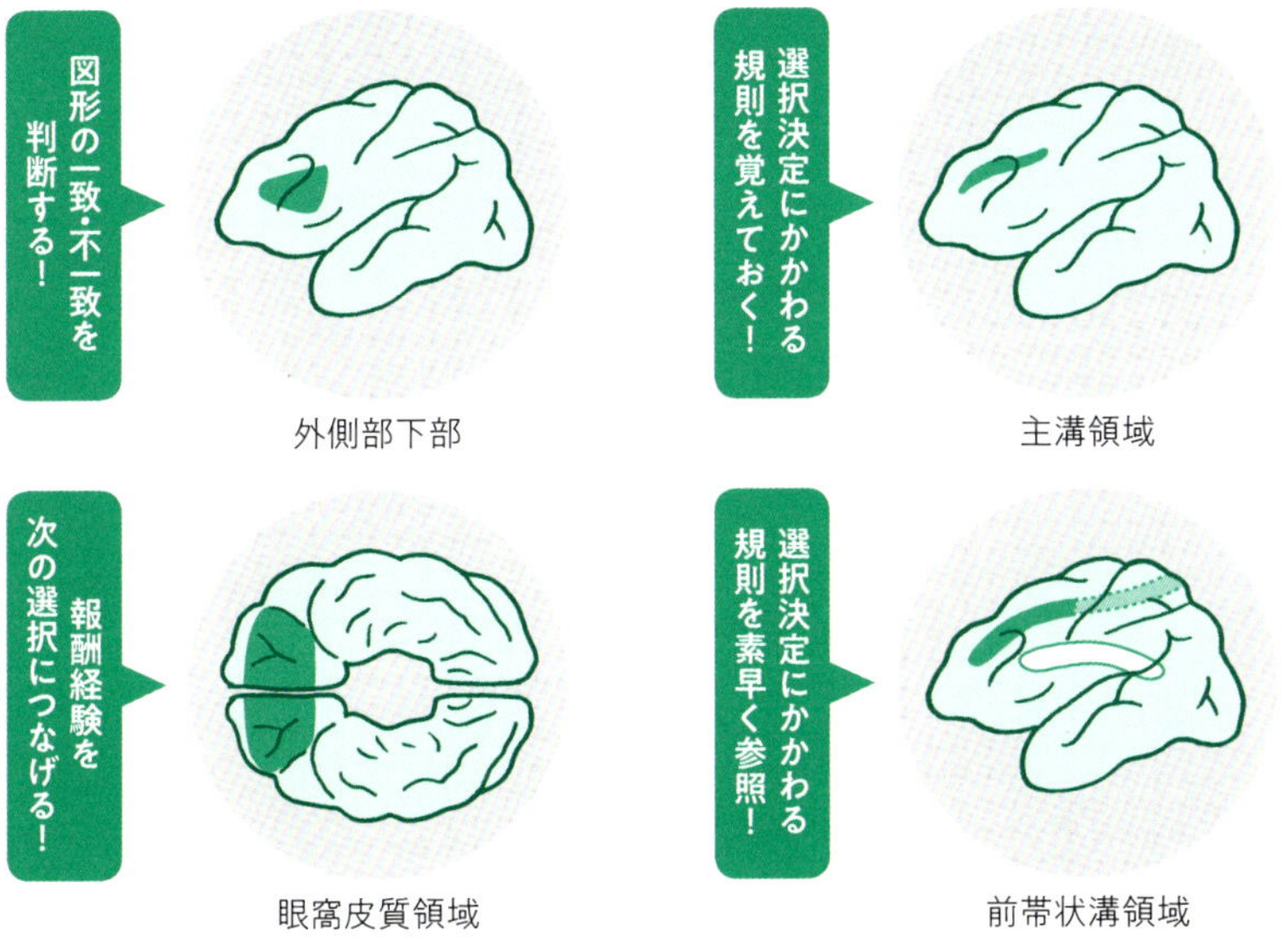

図形の一致・不一致を判断する！
外側部下部
選択決定にかかわる規則を覚えておく！
主溝領域
報酬経験を次の選択につなげる！
眼窩皮質領域
選択決定にかかわる規則を素早く参照！
前帯状溝領域

前頭前野は情報を適切に処理し、正しい行動を決めることにかかわる。この実験で、領域ごとに役割が分担されていたことがわかったんだ

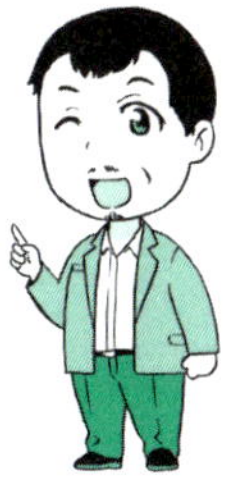

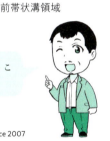

＊参考：Keiji Tanaka et al Science 2007

※1【ウィスコンシンカード分類テスト】
1～4個の丸や四角などの図形が書かれたカードを、図形の色や形、数の一致を判断させて分類する課題。脳損傷患者の医学臨床現場でよく用いられる。

※2【主溝領域】
前頭葉前部にある、主溝と呼ばれる脳溝の壁に位置する。物体の空間位置の作業記憶を保持する機能を持つ。

※3【眼窩皮質領域】
眼球の上に位置する。刺激や物体と報酬の連合記憶を形成する機能を持つ。

※4【前帯状溝領域】
前頭葉の内側にある、帯状溝と呼ばれる脳溝の前部の壁に位置する。予想される報酬から、適当な行為を選択する機能などを持つ。

頭頂葉

触覚、つまり痛みなどを感じる

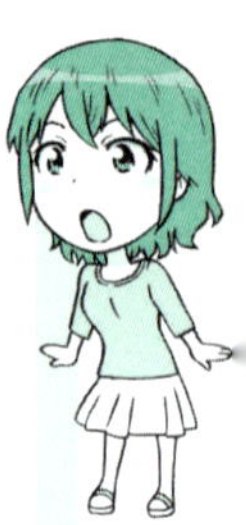

感覚情報を集めて微細な運動にかかわる

頭頂葉《とうちょうよう》は、後頭部の上部にあります。頭頂葉にある一次体性感覚野《いちじたいせいかんかくや》では、顔や手足を始めとする身体全体から送られる触覚や位置感覚、痛みや温度などの感覚情報を受け取り、中心溝《ちゅうしんこう》を境界に向き合っている前頭葉《ぜんとうよう》の一次運動野とともに、細かな動きを把握する働きにかかわっています。

ペンフィールドマップ（175ページ参照）と呼ばれる脳地図には、一次体性感覚野や一次運動野と対応している身体の各部位が記されており、双方が連動して機能していることが示されています。

一次体性感覚野が受け取った情報は、その後部にある頭頂連合野《とうちょうれんごうや》に送られ、視覚からの情報と統合され、空間的な位置の把握を行っています。

空間的な認知力を発揮する

一次体性感覚野は、日常のさまざまな場面で活躍しています。とくに指先の感覚は繊細です。これはポケットの中の硬貨を触っただけで、目で見なくても「100円玉」などと認識できることからもわかります。ペンフィールドマップでも、敏感な手や顔に対応する脳領域は広く、比較的鈍感とされる背中などに対応する領域は狭くなっています。

また、物体の位置や距離、動くスピードや方向など空間的な認知の力に頭頂連合野が深くかかわっています。飛んでくるボールをキャッチしたり、避けたりといったことにもかかわります。

頭頂葉が損傷を受けると、こうした機能が失われ、失認《しつにん》（※1）や失行《しっこう》（※2）という症状が出ます。

※1【失認】右頭頂葉の損傷で出ることが多く、左側に見えているものを認識できず無視するという症状。

※2【失行】空間を認知できないために、図形が模写できないなどの症状が出る「構成失行」や、料理など複雑な一連の動作工程や手順がわからなくなる「観念失行」などがある。

頭頂葉の領域区分と働き

頭頂葉には、前頭葉の一次運動野とともに
身体の細かな動きにかかわる一次体性感覚野と、
空間認知にかかわる頭頂連合野などがある。

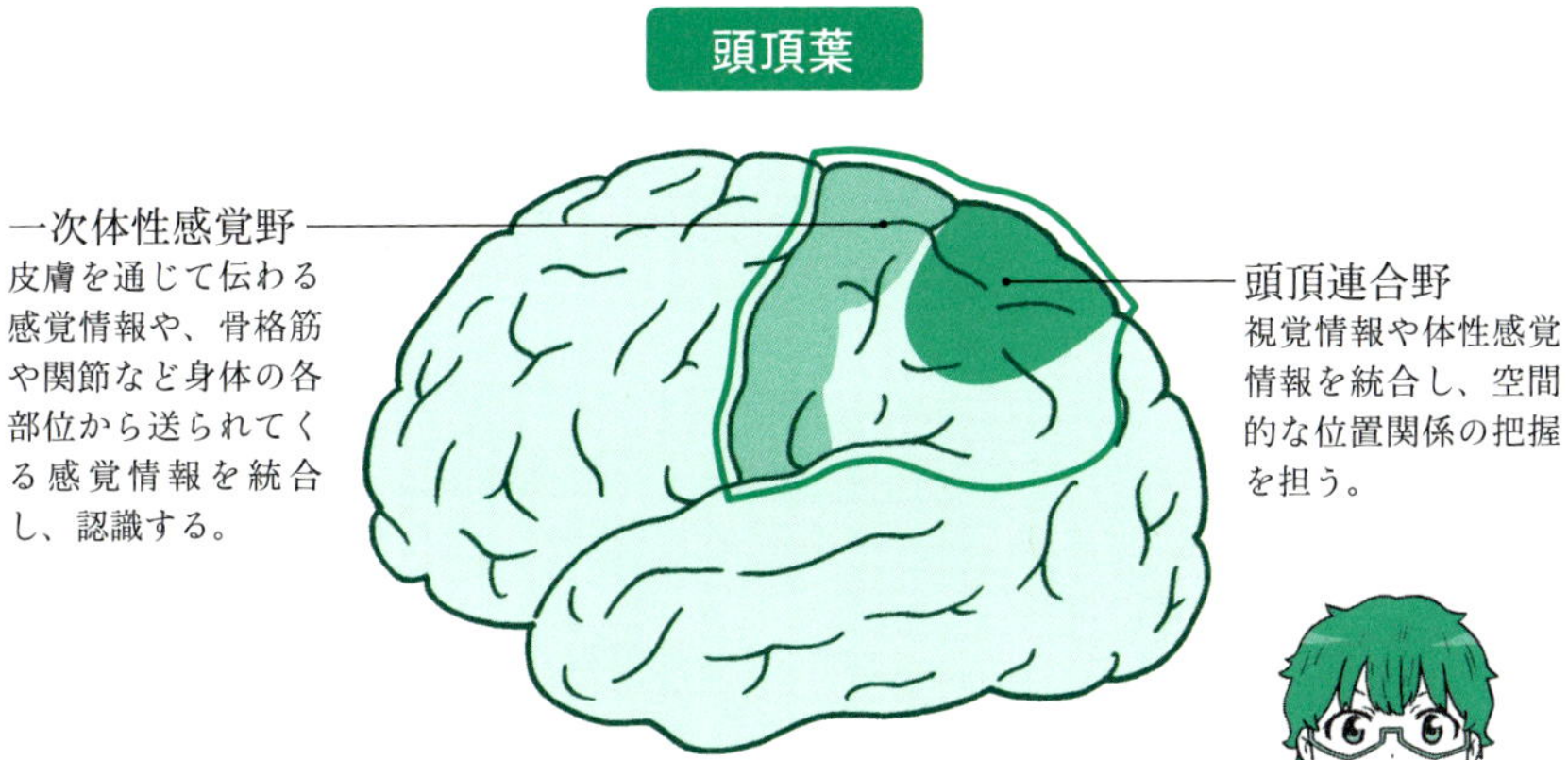
頭頂葉
一次体性感覚野
皮膚を通じて伝わる感覚情報や、骨格筋や関節など身体の各部位から送られてくる感覚情報を統合し、認識する。
頭頂連合野
視覚情報や体性感覚情報を統合し、空間的な位置関係の把握を担う。

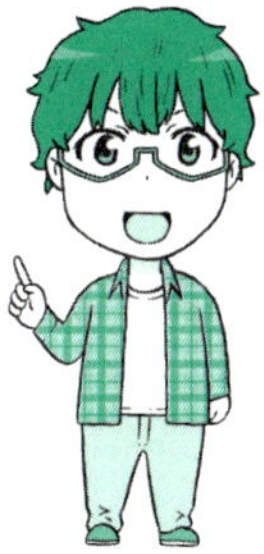

頭頂葉は身体の感覚を認識し、複雑な運動を指示しているほか、数字にもかかわっていて、計算などを行っているところでもあるんだ

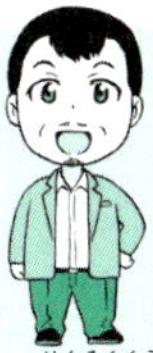

教えて！ひげ先生

見えているのに無視してしまう半側空間無視とは？

半側空間無視《はんそくくうかんむし》は脳梗塞《のうこうそく》や脳出血などの病気によって、大脳半球《だいのうはんきゅう》に損傷が生じた場合に起こります。たいていは右頭頂葉に損傷があって起こる左半側空間無視がほとんどです。

左半側空間無視の場合は、自分から左半分にあるもの、見えているはずのものを無視するという症状となって表れます。

たとえば、左側に誰かが立っていても気づかず知らん顔をしてしまうとか、食事のときにテーブルの左側にある料理を食べないとか、左側に置かれているものにぶつかってしまうといったことがあります。

視覚としてとらえてはいるので見えていないわけではないのですが、頭頂葉の損傷により注意を向けたり、認知したりといったことができないために起こってしまうものと考えられます。

社会的行動にかかわる脳機能

社会的な行動を取っているときに頭頂葉の
神経細胞が反応することを示す実験報告がある。
2頭のサルで行った実験について詳しく見てみよう。

実験

２頭のサルがテーブルの上にあるエサを取るとき、異なる状況下でどのように行動をするかを観察。そのときの頭頂葉の神経細胞の活動の様子を調べた。

A ▶ 向かい合って座る
互いに競合しない（手の届く範囲が交わらない）

B ▶ 角をはさんで座る
互いに競合する（手の届く範囲に重なる部分がある）

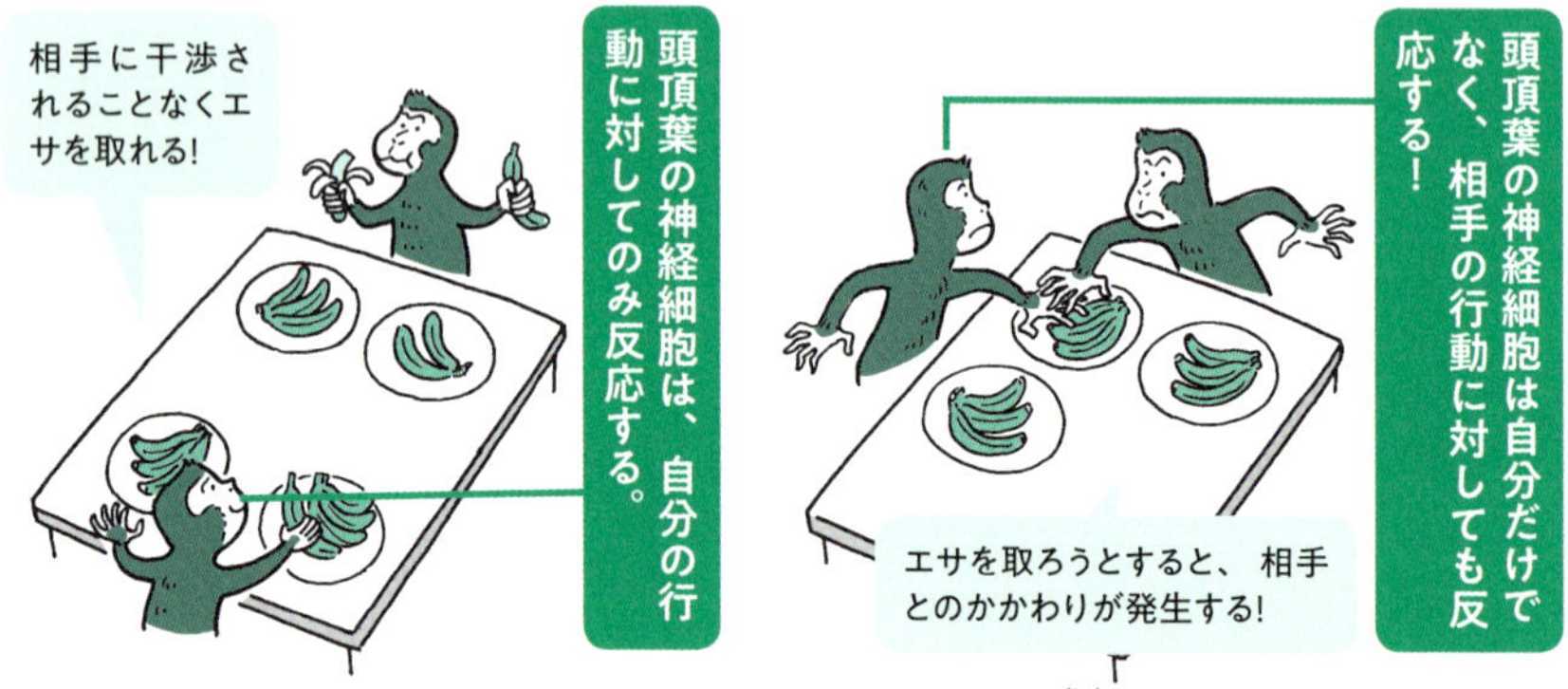

相手に干渉されることなくエサを取れる!
頭頂葉の神経細胞は、自分の行動に対してのみ反応する。
頭頂葉の神経細胞は自分だけでなく、相手の行動に対しても反応する!
エサを取ろうとすると、相手とのかかわりが発生する!

＊参考：Naotaka Fujii et al PLoS ONE 2007

頭頂葉の神経細胞が社会環境の変化に適応する

脳は社会環境や状況の変化に応じて、いつでも最適な行動を選択できるよう、既存のしくみを切り替えて対応しているといわれています。

詳しいメカニズムはいまだ解明されていませんが、理研の行った実験により、空間や環境を認知する頭頂葉《とうちょうよう》で、その神経細胞が他者との社会的相互関係に応じて、しくみ（機能）を変えることがわかってきました。

実験によると、自分の行動に対してのみ反応していた頭頂葉の神経細胞が、他者と手が触れる位置関係に変化したことによって、その働きを変え、自分だけでなく、かかわりのある他者の行動にも反応するようになったのです（上図参照）。

つまり、脳の空間認知のしくみが社会環境の変化に応じて拡張し、世界が広がったともいえます。

ペンフィールドマップ

カナダの脳外科医ワイルダー・ペンフィールドが作成した脳の機能地図。
脳の一次運動野（前頭葉）と一次体性感覚野（頭頂葉）の各領域と、
身体の各部位との対応関係を小人（ホムンクルス）にして表現している。

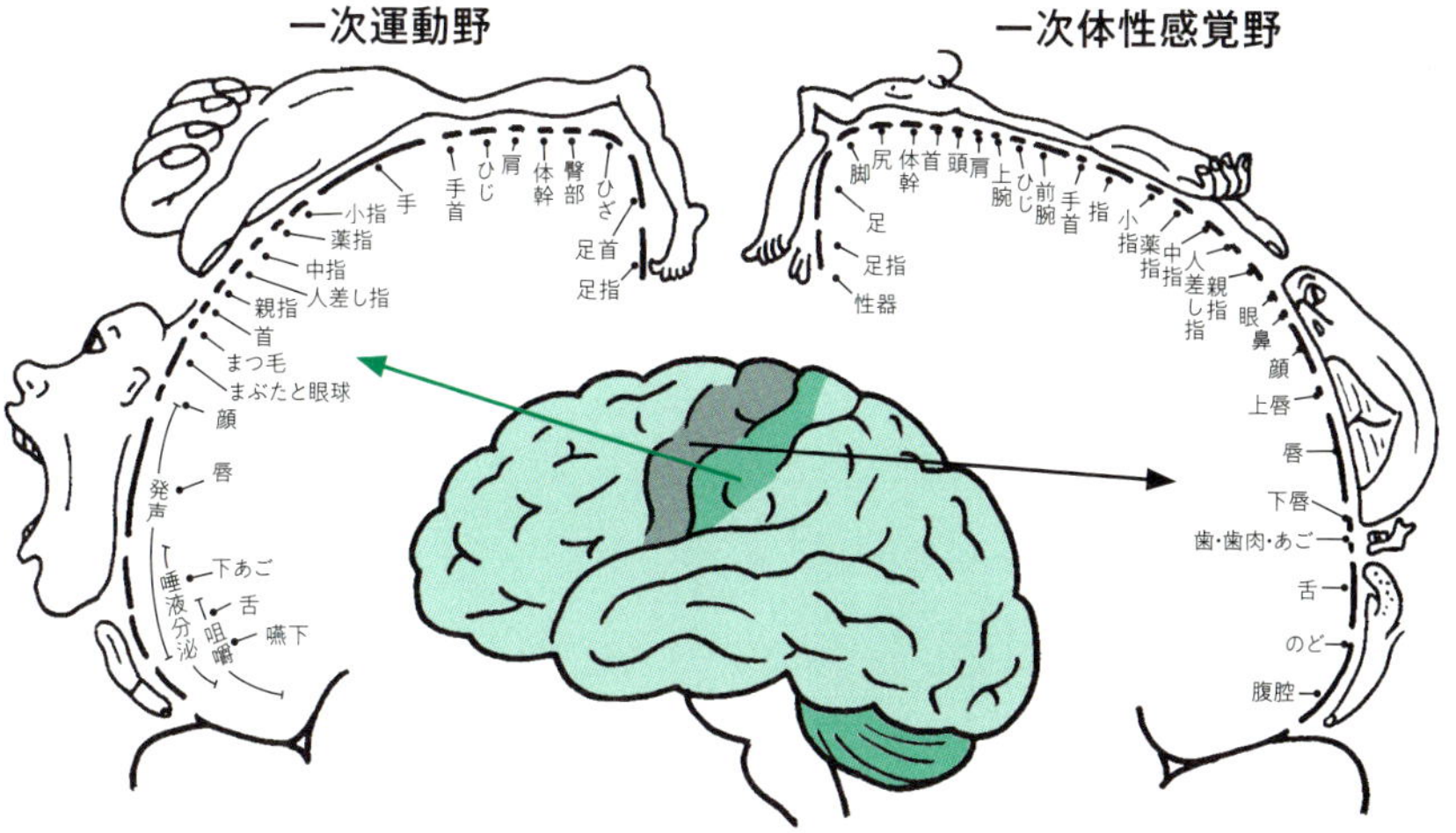

身体からの情報を受け取る一次体性感覚野と、身体を動かすための指令を送る一次運動野では、身体の各部位に対応する領域が決まっている。一次体性感覚野と一次運動野は中心溝をはさんで位置し、下肢、体幹、上肢、顔に相当する領域が同じように並んでいる。よく使うと体積が増す。

ホムンクルス

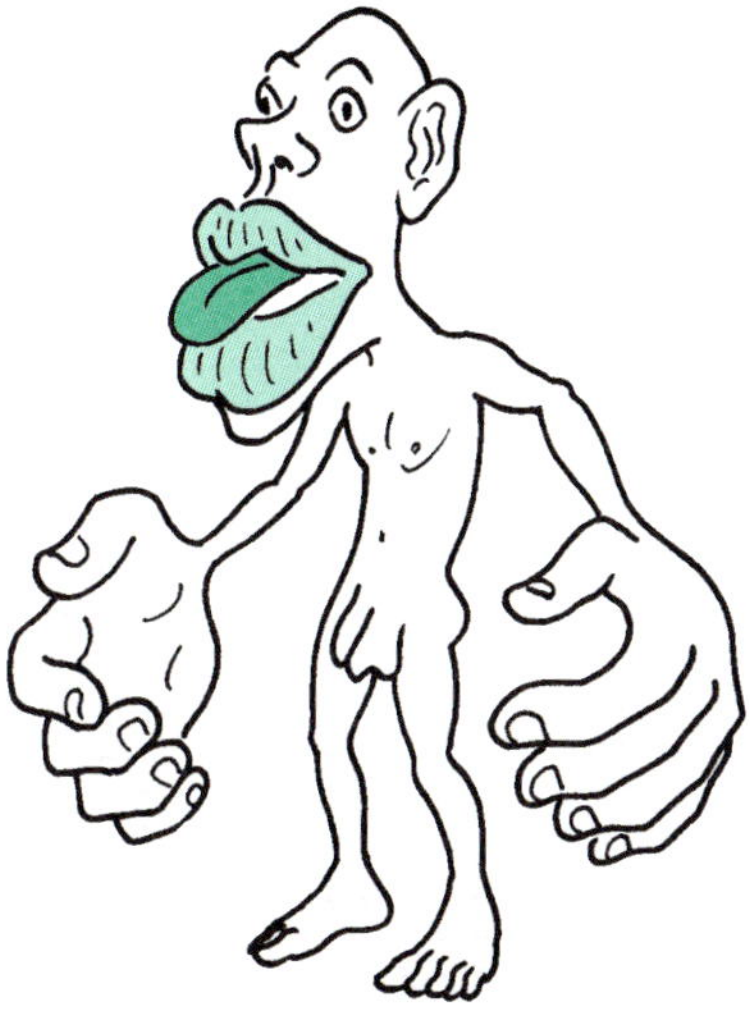

マップに描かれているホムンクルスを左のように立体的なヒト型で表すと、手や手指、口、舌などがとくに大きいのが一目瞭然ね！

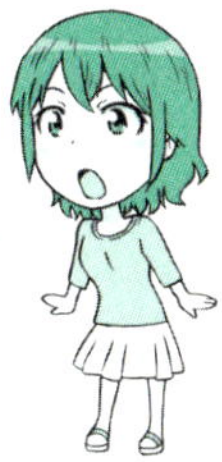

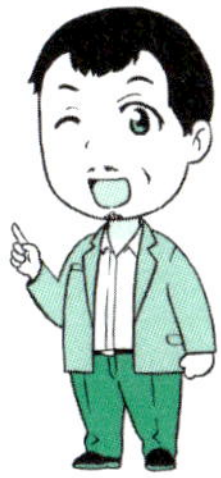

ホムンクルスの身体の各部位の大きさに差があるのは、大脳皮質の領域面積に応じて描かれているから。大きいということは、それだけ多くの情報がやりとりされていることになるんだ

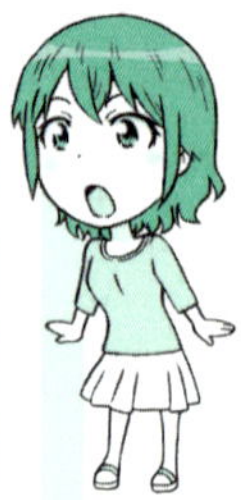

視覚情報を統合する後頭葉

目で見たものを処理し、認識する

後頭葉《こうとうよう》は、頭部の後方に位置します。前方にある頭頂後頭溝《とうちょうこうとうこう》を境に頭頂葉《とうちょうよう》と接しています。

後頭葉には、目から入った情報を受け取る一次視覚野と、その視覚野から送られてくる情報を整理したり、統合したりして、人の顔やものの形、色などを認識する視覚連合野があります。大量に送られてくる視覚情報を、記憶と照らし合わせるなどして分析しているのです。

しかしおもしろいことに、視床《ししょう》を経由して入ってくる情報を処理する神経細胞の数と、上位脳（※1）からの情報を処理する神経細胞の数の比は2：8ほどです。脳は外の情報を処理するより、内部的な加工をたくさんしていると見たほうがいいでしょう。

細かな図形で見分けるかカテゴリーでとらえるか

後頭葉から側頭葉《そくとうよう》にかけて広がる領域を高次視覚野（※2）と呼びます。ここは、物体画像に対して高度な処理をすることが知られています。

たとえば、さまざまな動物の顔を見たとき、何の動物であるかにかかわらず、顔であると判断すると同時に、目や鼻の形などから、それが何の動物であるかも識別しています。目に映る像について、それが何であるかということと、どんなカテゴリーに含まれるものかを区別して認識しているのです。

そして、これまでの研究で、同じ高次視覚野でも、物体の細かな図形特徴を見分けている領域と、カテゴリーでとらえて認識している領域とは異なっていることがわかっています。

※1【上位脳】
情報処理力のレベルから、脳は上位脳と下位脳に分けられる。上位脳（大脳皮質）は運動調節や感覚の認知、記憶など高次機能を司り、下位脳（脳幹、小脳）は呼吸や拍動など自律神経系を司る。

※2【高次視覚野】
一次視覚野を経由した視覚情報が送られてくると、色の処理や物体像に含まれる図形特徴の検出など、より高度な処理が行われる。

後頭葉の領域区分と働き

脳の後頭部に位置する後頭葉には、
色や形などの視覚情報を処理する一次視覚野、
視覚連合野などがある。

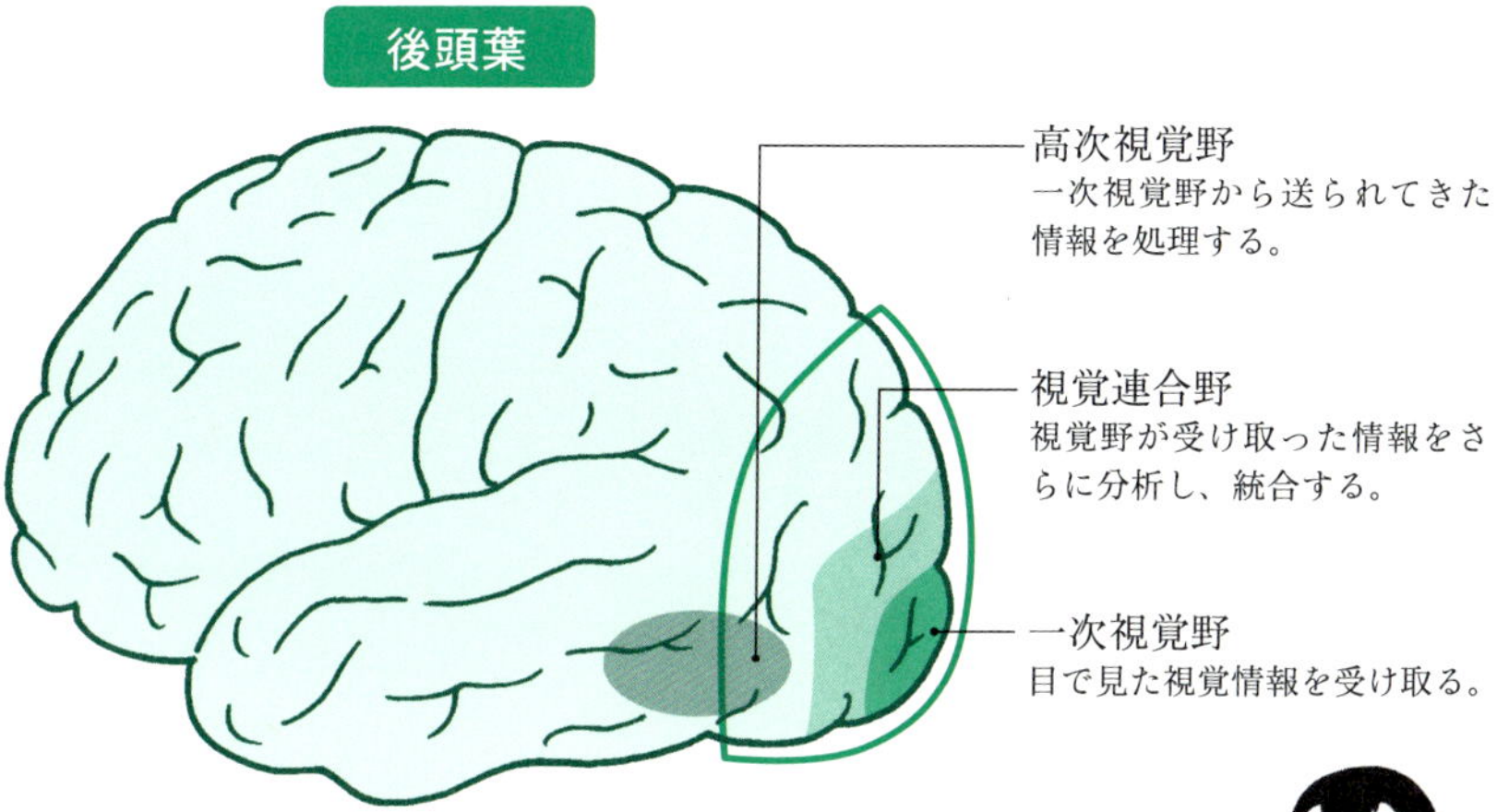
後頭葉
高次視覚野
一次視覚野から送られてきた情報を処理する。
視覚連合野
視覚野が受け取った情報をさらに分析し、統合する。
一次視覚野
目で見た視覚情報を受け取る。

一次視覚野に入った視覚情報は、位置や動きを認識する where 経路と色や形状を認識する what 経路とに分かれて伝わっていく。詳しくは、次ページで説明しているよ

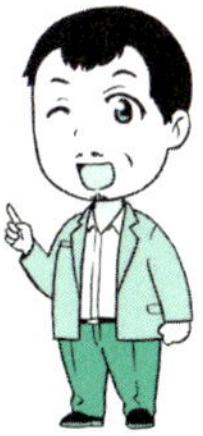

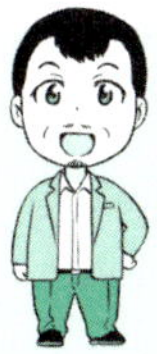

教えて！ひげ先生

ヒトの顔がわからない相貌失認

側頭葉と後頭葉のあたりにあるヒトの顔を認識する領域に生まれつき問題があり、顔をうまく認識できないヒトがいます。このような症状を先天性相貌失認《そうぼうしつにん》といい、人口の２～３％程度いるといわれています。

通常、ヒトは他者の顔を目・鼻・口などパーツごとの特徴を瞬時にとらえ、無意識のうちに識別して記憶しています。しかし、顔そのものを認識しにくい相貌失認のヒトは、髪型や体型、性格、声などさまざまな情報を総合的にとらえて判断しています。「ヒトの顔を覚えるのが苦手」という程度に思っているヒトの中には、先天性の相貌失認であることに気づいていないヒトも、案外いるのだそうです。

逆に、顔領域の活動が過剰に働いていると、幾何学模様や木目の模様などからヒトの顔を見つけたり、それが心霊写真のように見えてしまったりすることもあるようです。

目で見たものを認識するしくみ

視覚情報は、一次視覚野で輪郭が統合され、
位置情報（where 経路）と、形状や色（what 経路）という
ふたつの経路に分けて送られ処理される。

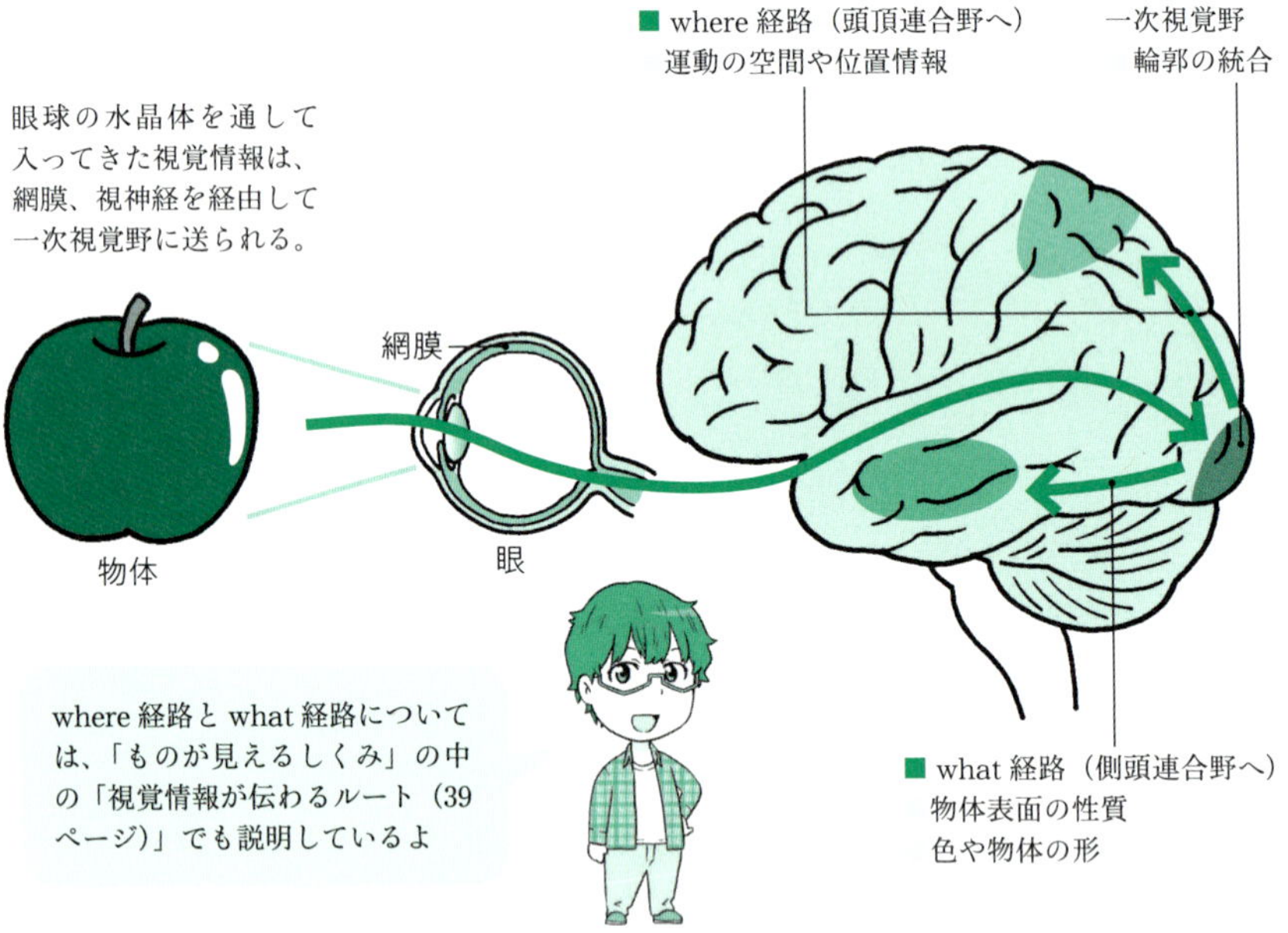
■ where 経路（頭頂連合野へ）
運動の空間や位置情報
一次視覚野
輪郭の統合
眼球の水晶体を通して入ってきた視覚情報は、網膜、視神経を経由して一次視覚野に送られる。
網膜
物体
眼
■ what 経路（側頭連合野へ）
物体表面の性質
色や物体の形
where 経路と what 経路については、「ものが見えるしくみ」の中の「視覚情報が伝わるルート（39 ページ）」でも説明しているよ

高次視覚野にはカテゴリーを見分ける神経細胞がある

高《こう》次《じ》視《し》覚野《かくや》の働きについては、マカクザルに顔、動物の身体、食べ物など異なるカテゴリーの画像を見せたときの脳活動の様子を調べた実験報告があります（左ページ参照）。

それによると、高次視覚野では、似た特徴ごとに反応する細胞が存在し、それぞれがコラムをつくって画像の認識をしていることがわかりました。

そして、それらのコラムがもうひとつ大きな領域をつくって、物体をカテゴリー別に認識しているということまで発見したのです。

また、夢を見ているときの脳の活動が、実際に物体を見ているときと似ていることもわかっています。このことから、睡眠中の脳活動をさらに細かく分析すれば、夢で見ていた物体が何かを推測することもできます。中でも、覚醒直前のデータから高い精度で、それを解読できたとの報告もあります。

高次視覚野の働き

高次視覚野では、物体の特徴を処理する領域と
物体のカテゴリーを区別するしくみが異なる。

実験

サルにさまざまな物体画像を見せて、高次視覚野での脳活動の様子を計測。高次視覚野における神経細胞の電気的な活動を記録した。

サルの高次視覚野の様子

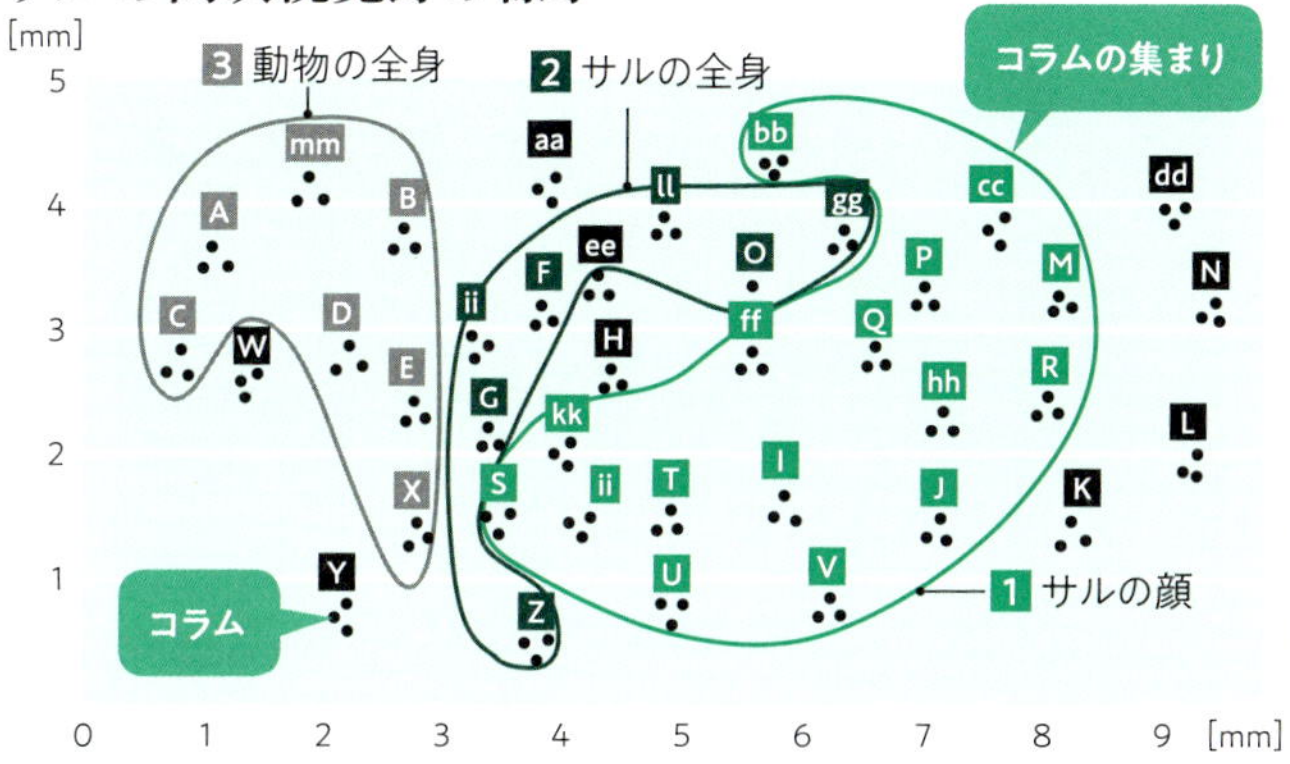
[mm]
3 動物の全身
2 サルの全身
コラムの集まり
コラム
1 サルの顔
[mm]

対象のカテゴリーによって、反応する視覚細胞が決まっている。

結果
1の領域：「サルの顔」に反応するコラムの集まり
2の領域：「サル（全身）」に反応するコラムの集まり
3の領域：「動物（全身）」に反応するコラムの集まり
があると判明。

高次視覚野にあるコラムとコラムの集まっている領域

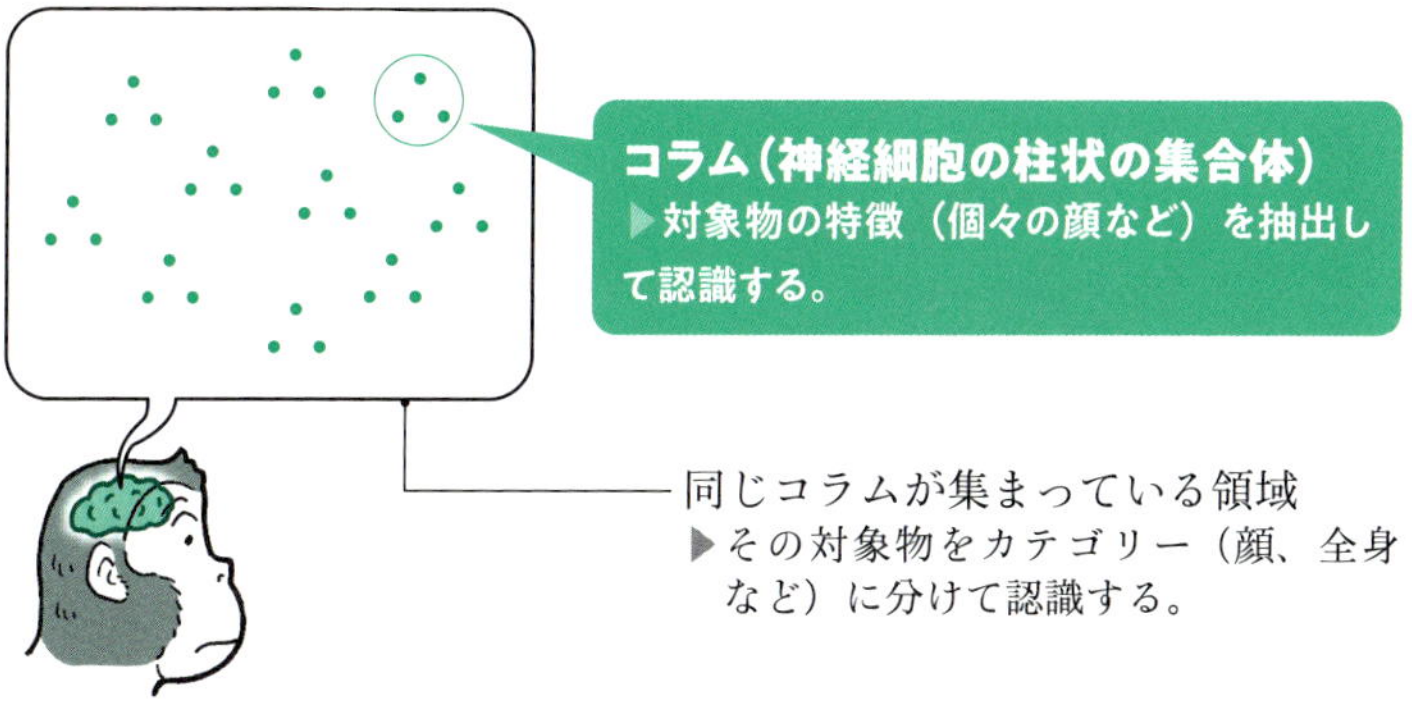
コラム（神経細胞の柱状の集合体）
▶対象物の特徴（個々の顔など）を抽出して認識する。
同じコラムが集まっている領域
▶その対象物をカテゴリー（顔、全身など）に分けて認識する。

＊参考：Manabu Tanifuji et al Neuroscience 2013

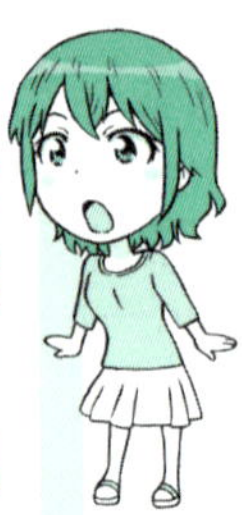

言葉や記憶を司る
側頭葉・島葉

音声言語や聴覚にかかわる

側頭葉《そくとうよう》は、頭頂葉《とうちょうよう》との境界にある外側溝《がいそくこう》の下側、左右の耳の周辺に位置します。聴覚情報を受け取る一次聴覚野、音声言語の理解にかかわる感覚性言語野（ウェルニッケ野）、聴覚や視覚の情報を統合して処理する側頭連合野《そくとうれんごうや》などに分けられます。

さらに、側頭葉は大脳辺縁系《だいのうへんえんけい》の海馬《かいば》や扁桃体《へんとうたい》とも強くアクセスしており、ヒトや顔の情報、あるいは思い出を記憶することなどにもかかわっています。

外側溝の奥にあって、表からは見ることができない島葉《とうよう》（島皮質《とうひしつ》）では、味覚、嗅覚、触覚、痛覚などの感覚受容に加え、報酬や情動、自己意識など目的のための行動の知覚にまで関係すると考えられています。

ブローカ野とともに言語中枢として機能

言葉を理解し、話したり、聞いたりするためには、側頭葉にあるウェルニッケ野だけでなく、前頭葉《ぜんとうよう》にある運動性言語野（ブローカ野）（※1）も同様に重要な役割を担っています。ブローカ野とウェルニッケ野をあわせて言語中枢といいます。ブローカ野は言葉を発するときに主に働き、ウェルニッケ野は言葉を聞いて理解するときに主に働きます。

物語の理解には、ウェルニッケ野、側頭頭頂接合《そくとうとうちょうせつごう》部《ぶ》（※2）がかかわることが知られています。物語を聞きながら映像が想像されれば、視覚処理にかかわる後頭葉《こうとうよう》の活動も高まります。読み聞かせなどの読書習慣が多い子どもほど、これらの領域の活動が高いことを示す報告もあります（183ページ参照）。

※1【運動性言語野（ブローカ野）】
運動性言語中枢と呼ばれ、言語処理、音声言語の理解にかかわる。前頭葉に位置する。

※2【側頭頭頂接合部】
側頭葉と頭頂葉が接する領域で、外側溝の後方に位置する。「比喩の理解」「裏の意味を読み取る力」「自他の区別」「相手の気持ちを理解する力」などにかかわる。ここが損傷すると、裏に隠された相手の気持ちを読むことが困難になったり、道徳的判断に影響が出たりすることなども知られている。

側頭葉の領域区分と働き

側頭葉は聴覚情報を受け取る一次聴覚野、
音声言語の理解にかかわるウェルニッケ野、
聴覚や視覚の情報を統合して処理する側頭連合野などがある。

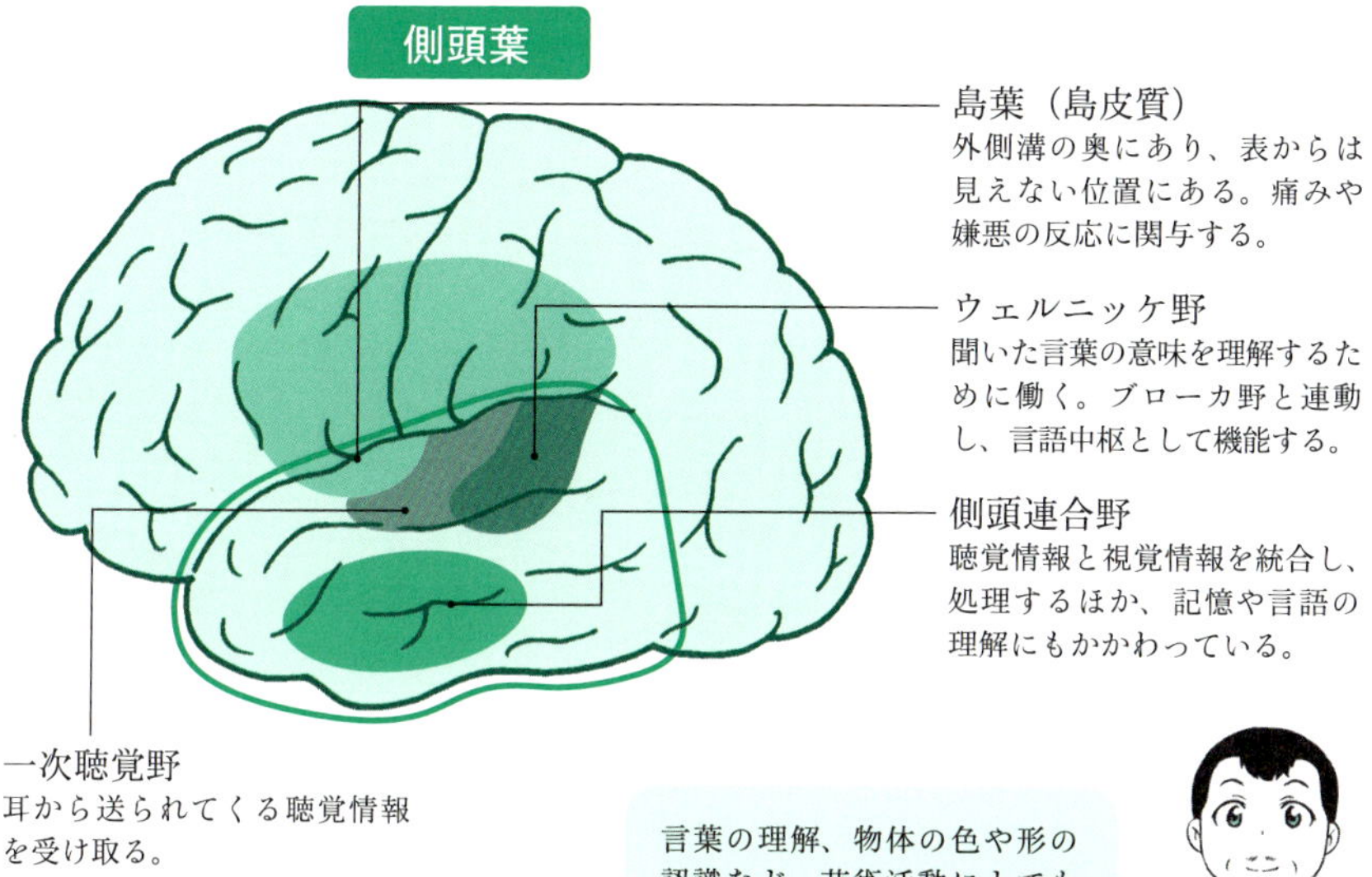

側頭葉
島葉（島皮質）
外側溝の奥にあり、表からは見えない位置にある。痛みや嫌悪の反応に関与する。
ウェルニッケ野
聞いた言葉の意味を理解するために働く。ブローカ野と連動し、言語中枢として機能する。
側頭連合野
聴覚情報と視覚情報を統合し、処理するほか、記憶や言語の理解にもかかわっている。
一次聴覚野
耳から送られてくる聴覚情報を受け取る。

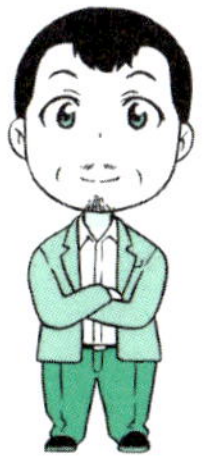

言葉の理解、物体の色や形の認識など、芸術活動にとても大きくかかわっている領域ともいえるね

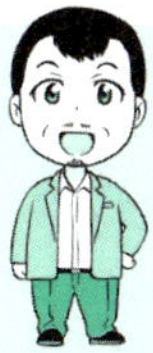

教えて！ひげ先生

他人の痛みを不快に思うしくみがある

島皮質は、不快なものを見たときに反応する領域でもあります。

イギリスで行われた実験によると、男性が女性に頬を平手打ちされるシーンを見たときに被験者の島皮質が活発に活動したそうです。このことから、ヒトの脳には、他人の痛みを不快に思うしくみがあると考えられます。

ところが、同じ映像を見てもらう前に、「この男は、彼女にひどいことをしたんです。これは罰なんです」と伝えると、島皮質の代わりに側《そく》坐《ざ》核《かく》が反応したのです。

側坐核は、ヒトが快楽を得たときに活動する領域です。ヒトは相手が悪いヒトだとわかると、そのヒトが痛みを受けていても同情せず、天罰だと思って快感を覚えるものらしいといえそうです。

言語中枢のしくみ

脳には、言語にかかわる領域がある。
「話す」を担うブローカ野と「聞く」を担うウェルニッケ野は、
弓状束と呼ばれる神経の束を経由して情報のやりとりを行っている。

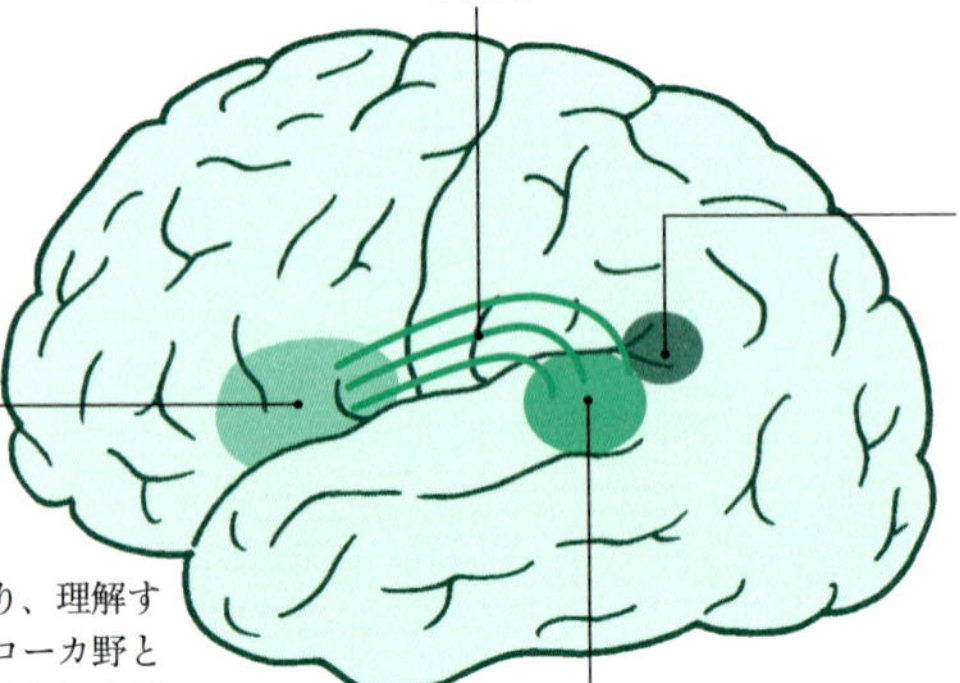

弓状束《きゅうじょうそく》
角回《かくかい》
ウェルニッケ野と一部重なっている位置にあり、あらゆる言語処理にかかわる。
ブローカ野
ウェルニッケ野

ヒトは言葉を使ったり、理解するときに、左脳のブローカ野とウェルニッケ野を中心とした言語中枢を主に使っている。

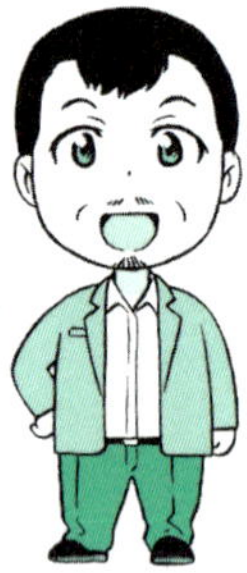

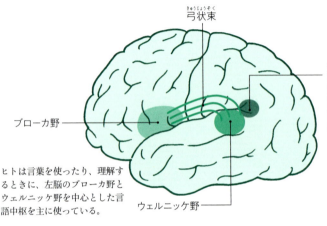

右脳のブローカ野とウェルニッケ野に相当する領域は、言葉の音韻やリズム的側面の理解にかかわっているといわれているよ

寝不足は側頭葉の活動を低下させる

左の側頭葉《そくとうよう》にあるウェルニッケ野が損傷を受けると、音は聞こえていても言葉として理解できなくなります。いわば外国語を聞いているような状態で、感覚性失語ともいわれます。

また、睡眠不足の状態で顔認識テストを行い、内《ない》側側頭葉《そくそくとうよう》の神経細胞の活動を記録したところ、睡眠不足でないときに比べて神経細胞の活動が減少し、ゆっくりした応答につながったとの報告があります。内側側頭葉は海馬《かいば》を含む領域のため、寝不足は記憶したり、記憶を引き出したりする力を鈍らせてしまう可能性があると考えられます（＊1）。

信州大学の寺沢宏次先生の研究では、麻雀やポーカーゲームなどで相手をだまそうとするときに、側《そく》頭頭頂接合部《とうとうちょうせつごうぶ》の活動が活性化していたとの報告があります（＊2）。ここは、恋をすると活動が低下するともいわれている場所です。だますよりだまされることによって始まるのが恋。恋は盲目などといわれてしまうわけです。

＊1　Itzhak Fried et al Nature Medicine 2017　＊2　R. McKell Carter et al Science 2012

子どもの脳活動と読み聞かせ

子どもが物語を聞いているときの脳活動の様子を調べた
ジョン・ハットンは、実験により子どもの脳のネットワーク強化に
もっとも効果的なツールが絵本（イラスト）であるということを示している。

実験

ある物語を「音声のみ」「音声付きのイラスト（絵本）」「アニメーション」の３つの方法で再生したときの、子どもたちの脳活動の様子を機能的MRIで測定。

音声のみ

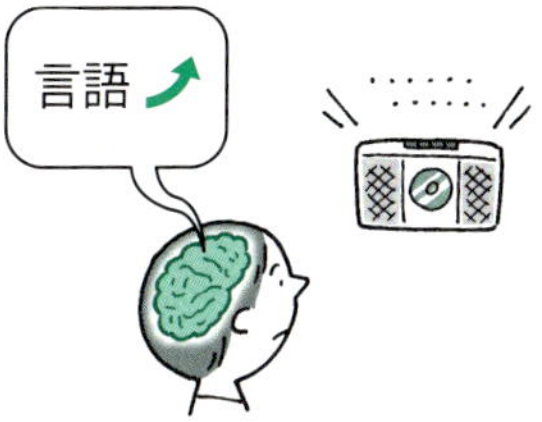

言語ネットワークが強く活性化する一方、全体的なネットワークの接続は弱い。音声のみの場合、物語を理解するために子どもたちへ過度のストレスがかかっている傾向が見られた。

音声付きのイラスト

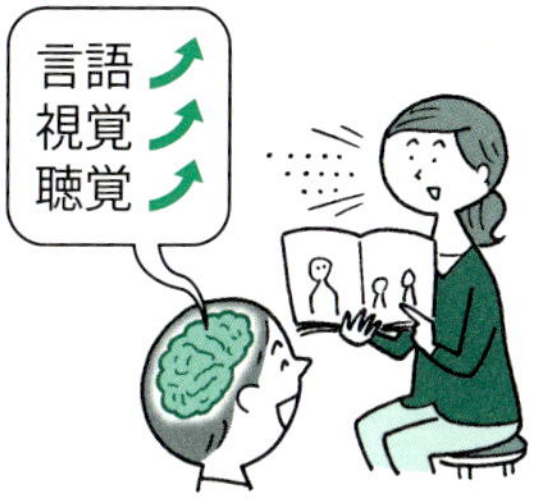

音声のみに比べて言語ネットワークの活性はわずかに劣るが、視覚、聴覚を始め、そのほかのネットワーク全体の接続性が向上。イラストを手がかりとしたストーリーの理解度は、もっとも高かった。

アニメーション

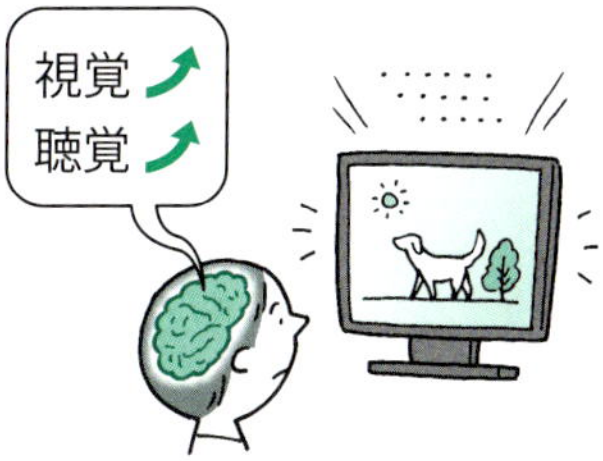

聴覚と視覚のネットワークは活発化しているが、ほかとの連携はほとんど見られない。映像を理解するのに多くのエネルギーが使われた結果、ストーリーに対する理解は３つの中でもっとも低かった。

「音声付きのイラスト」とは、たとえば「絵本」のこと。音声のみやアニメーションよりも、読み聞かせができる絵本のほうが子どもの脳の発達には有効である、といえそうだね。双方向の読み聞かせで子どものIQが向上することも知られているよ

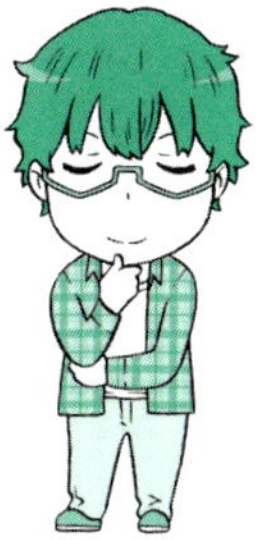

＊ John S. Hutton et al Pediatrics 2015

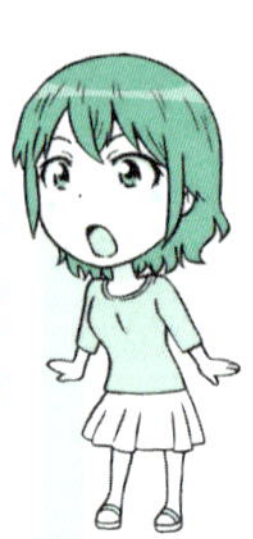

本能的な感情や記憶にかかわる 大脳辺縁系・大脳基底核

大脳新皮質の内側にある領域

大脳辺縁系《だいのうへんえんけい》は脳の表層を占める大脳新皮質《だいのうしんひしつ》よりも内側にある領域で、脳幹《のうかん》を取り囲むように存在します。

大脳の古い皮質（原皮質・古皮質）とも呼ばれ、両生類など下等な動物の脳で発達している領域で、動物として原始的な機能を持った部分でもあります。好き嫌いなどの感情に基づく本能的な行動や情動、記憶を司ることから情動脳ともいわれます。

呼吸器の調節や意思決定など情動の処理にかかわる帯状回《たいじょうかい》（※1）、快・不快を判断するなど情動の中心的な役割を担う扁桃体《へんとうたい》、短期的な記憶とその保持にかかわる海馬《かいば》、その海馬と連動して働く脳弓《のうきゅう》などから成り立っています。

好き嫌いに基づいて行動を決める

扁桃体では、快・不快、好き嫌いのほか、恐怖や不安といった生命の危機と直結するような感情にもかかわっていて、本能的な行動をかり立てるような働きをします。恐怖の中枢ともいわれ、扁桃体が機能しなくなると、恐怖を感じなくなるということもわかっています。

また、あまりに強い刺激を受けると扁桃体は側坐《そくざ》核《かく》と連動し、海馬に伝えないように働きます。記憶されることを避けるためです。強烈な体験をしたあとで、その出来事について詳しく思い出せなくなってしまうことがあるのはこのためです。

一方、ほどほどの感情の動きはむしろ記憶力を高めることがわかっています。

※1【帯状回】脳梁付近に存在する脳回で、大脳辺縁系と大脳皮質を接続する役割を果たす。

大脳辺縁系の構造と働き

帯状回、扁桃体、海馬、脳弓などから構成され、
本能や喜怒哀楽を司るとともに、
記憶や自律神経などにもかかわっている。

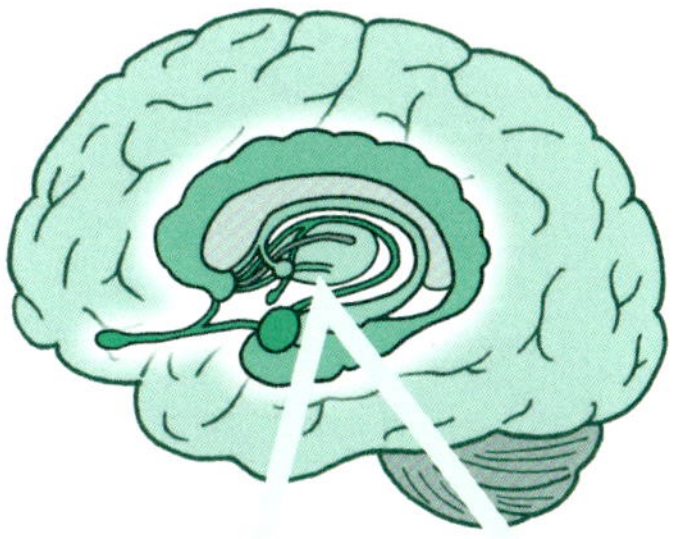

扁桃体は「好き・嫌い」の判断にかかわっているところだけど、とくに「恐怖」とか「嫌悪」を引き起こすような刺激とのかかわりが強い。129ページでも説明しているよ

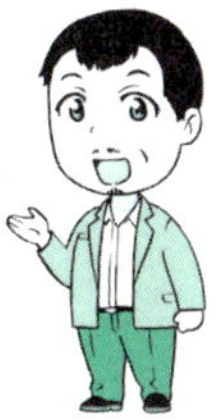

扁桃体を経由して入ってきた「快」とか「好き」の刺激は側坐核に伝わり、ドーパミンが放出されて、「気持ちいい！」という快感が生まれるんだ

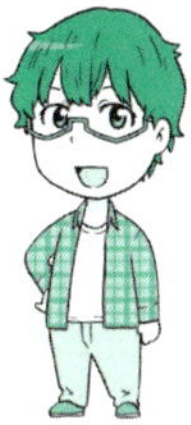

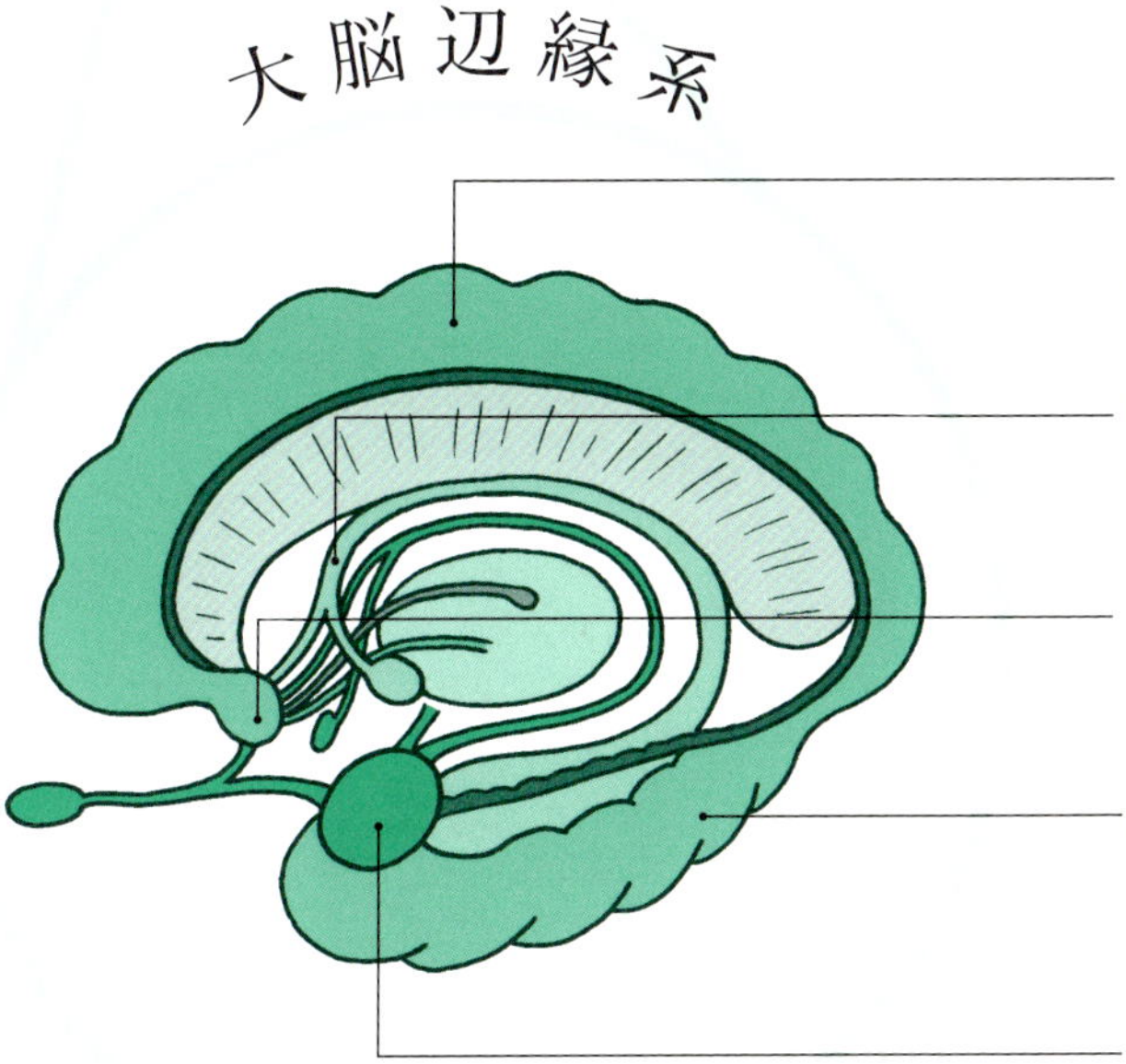

帯状回
行動の動機付け、空間の認知、記憶などにかかわる。

脳弓
海馬と乳頭体をつなぐ神経線維の束。

側坐核
快感ややる気にかかわる。

海馬
日常的かつ短期的な記憶にかかわる。

扁桃体
快・不快、恐怖や不安など本能的な感情を司る。

大脳基底核の構造

大脳基底核は大脳辺縁系より内側にあり、随意運動の調整などにかかわる。
線条体、淡蒼球、視床下核、黒質などから構成される。

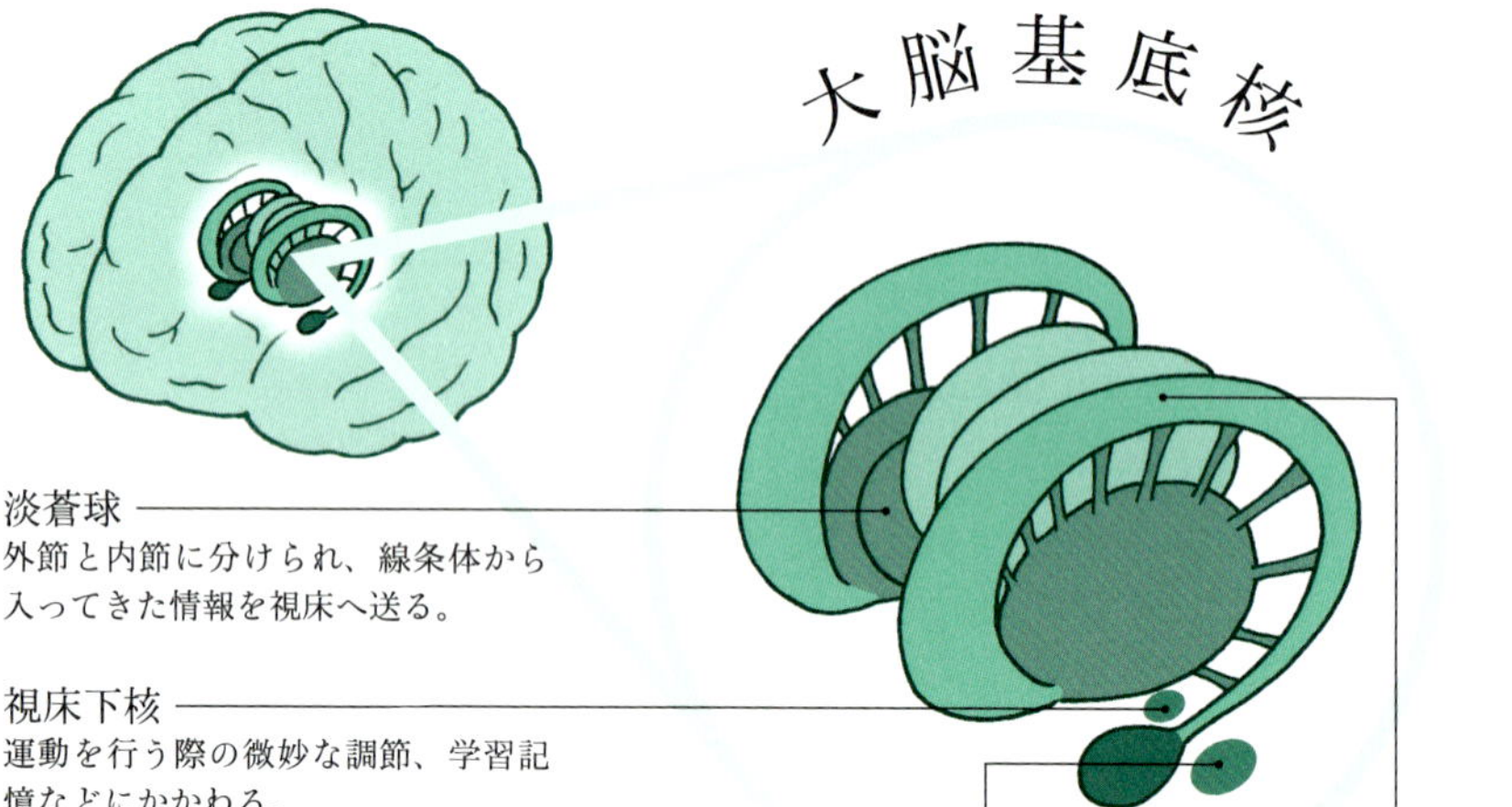
大脳基底核
淡蒼球
外節と内節に分けられ、線条体から入ってきた情報を視床へ送る。
視床下核
運動を行う際の微妙な調節、学習記憶などにかかわる。
黒質
線条体にドーパミンを送り、興奮を抑制する。
線条体（被殻《ひかく》・尾状核《びじょうかく》）
運動系機能を司る被殻（丸い部分）と、精神系機能を司る尾状核（しっぽのように伸びている部分）から成る。

大脳をめぐる回路で随意運動を実現

大脳辺縁系《だいのうへんえんけい》より内側にある大脳基底核《だいのうきていかく》は、大脳皮《だいのうひ》質《しつ》と視床《ししょう》や脳幹《のうかん》をつなぐ部位にあり、情報伝達の中継役を主に担っています。

大脳基底核には、随意運動《ずいいうんどう》の調節や意思決定にかかわる線条体《せんじょうたい》、線条体を通じて入ってきた情報を視床《ししょう》に送る淡蒼球《たんそうきゅう》のほか、視床下核《ししょうかかく》、黒質《こくしつ》などがあります。

情報が脳内をめぐる経路は、視床から大脳皮質、大脳基底核の線条体から黒質や淡蒼球内節へと伝達され、最後にまた視床に戻ってくる直接路と、線条体から淡蒼球外節や視床下核、黒質を介して視床へ戻る間接路のふたつがあります。それらがうまくバランスを取って機能することによって、なめらかな随意運動を実現していると考えられています。

大脳基底核のふたつの回路

大脳基底核は随意運動（意識的に行う運動）を調節しているところ。
基底核内部の回路は大脳皮質、視床などとつながって、
随意運動をスムーズに行うために機能している。

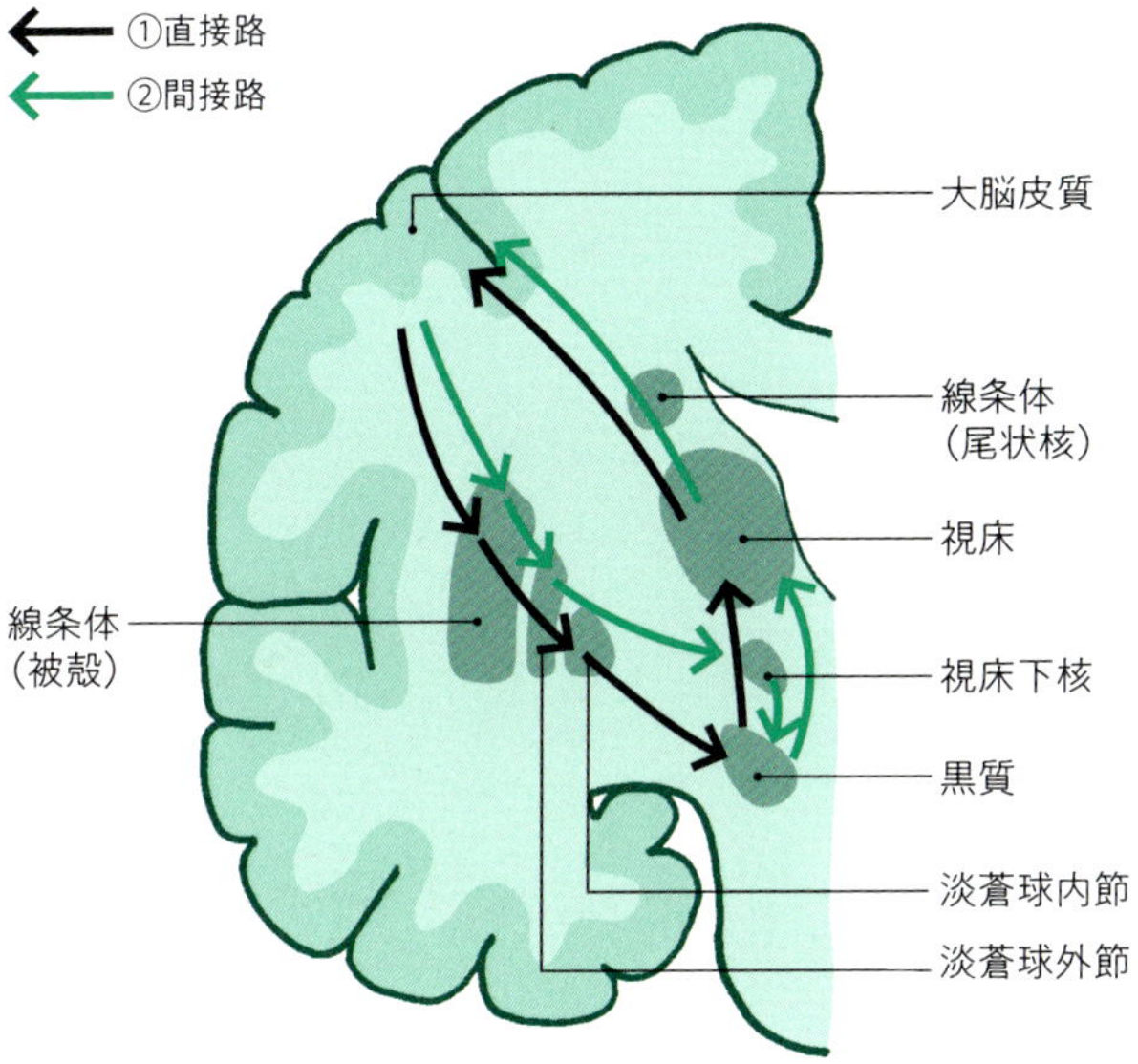

①直接路
②間接路
大脳皮質
線条体
（尾状核）
視床
線条体
（被殻）
視床下核
黒質
淡蒼球内節
淡蒼球外節

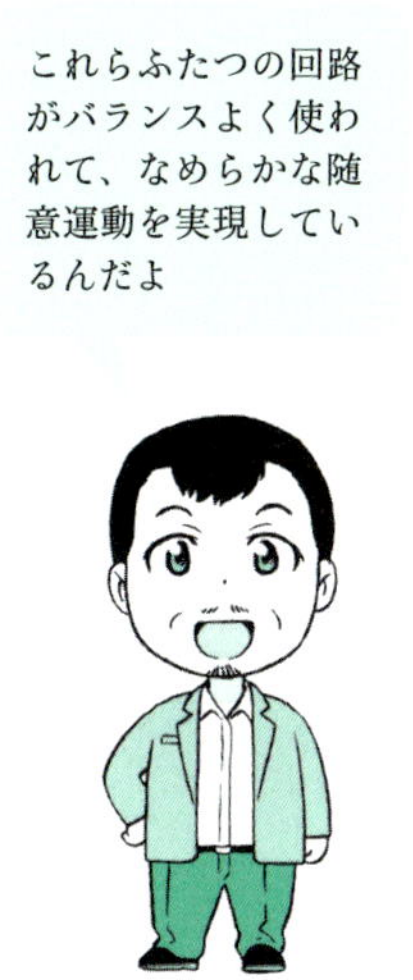

これらふたつの回路がバランスよく使われて、なめらかな随意運動を実現しているんだよ

❶ 直接路

視床
▼
大脳皮質
▼
線条体（被殻）
▼
淡蒼球内節／黒質
▼
視床

大脳皮質の活動を促進する

ブレーキを緩めるイメージ

❷ 間接路

視床
▼
大脳皮質
▼
線条体（被殻）
▼
淡蒼球外節
▼
視床下核
▼
黒質
▼
視床

大脳皮質の活動を抑制する

ブレーキを強めるイメージ

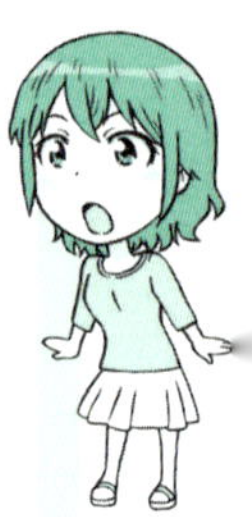

生命活動を維持する中枢
間脳・脳幹

間脳は視床と視床下部から成る

大脳の下方にある間脳《かんのう》とそれに続く脳幹《のうかん》は、頸椎《けいつい》（※1）のすぐ後ろにある細長い形をした器官です。

間脳は、視床《ししょう》と視床下部《ししょうかぶ》に分けられます。脊髄《せきずい》を通じて入ってきた嗅覚以外のあらゆる感覚情報は、視床を経由して大脳へ送られます。視床下部は内臓の働きや内分泌の働きを制御するなど、自律神経の中枢として機能するほか、食欲や睡眠、性行動など本能行動の中枢としても機能しています。

また、大脳辺縁系《だいのうへんえんけい》の扁桃体《へんとうたい》で恐怖を感じると、その情報が瞬時に視床下部に伝わり、視床下部から自律神経に指令が送られます。これにより交感神経が働いて興奮し、心拍や血圧が上がったり、全身の筋肉が収縮したりといった身体反応が起こるのです。

脳幹は生命維持にかかわる

脳幹は大脳と脊髄のあいだをつなぐ役割を担っており、生命維持にかかわる機能を統括しています。

脳幹には、神経細胞と神経線維が網目状に存在する脳幹網様体《のうかんもうようたい》と呼ばれる領域があり、この構造により大脳皮質へ刺激が送られると考えられています。

脳幹は上から中脳、橋《きょう》、延髄《えんずい》に分けられます。中脳は視覚や聴覚の中継点となるほか、眼球運動やバランスをくずしかけた姿勢を正すなど、反射的な行動にもかかわっています。

橋は顔面の動きや咀嚼《そしゃく》などに関与するとともに、小脳ともつながって運動の調整を行っています。

延髄は、呼吸や循環系を始めとする自律神経の中枢として働いています。

※1【頸椎】 脊椎動物の脊椎骨の一部。ヒトを含むほとんどの哺乳類の頸椎は7個の椎骨から成る。脳から全身へ伸びる脊髄を保護する役割を担う。

間脳の構造と働き

間脳は、視床と視床下部に分けられる。
視床下部はさらに、松果体、下垂体、乳頭体から成っている。
視床は、嗅覚以外の感覚情報の中継地点として働く。

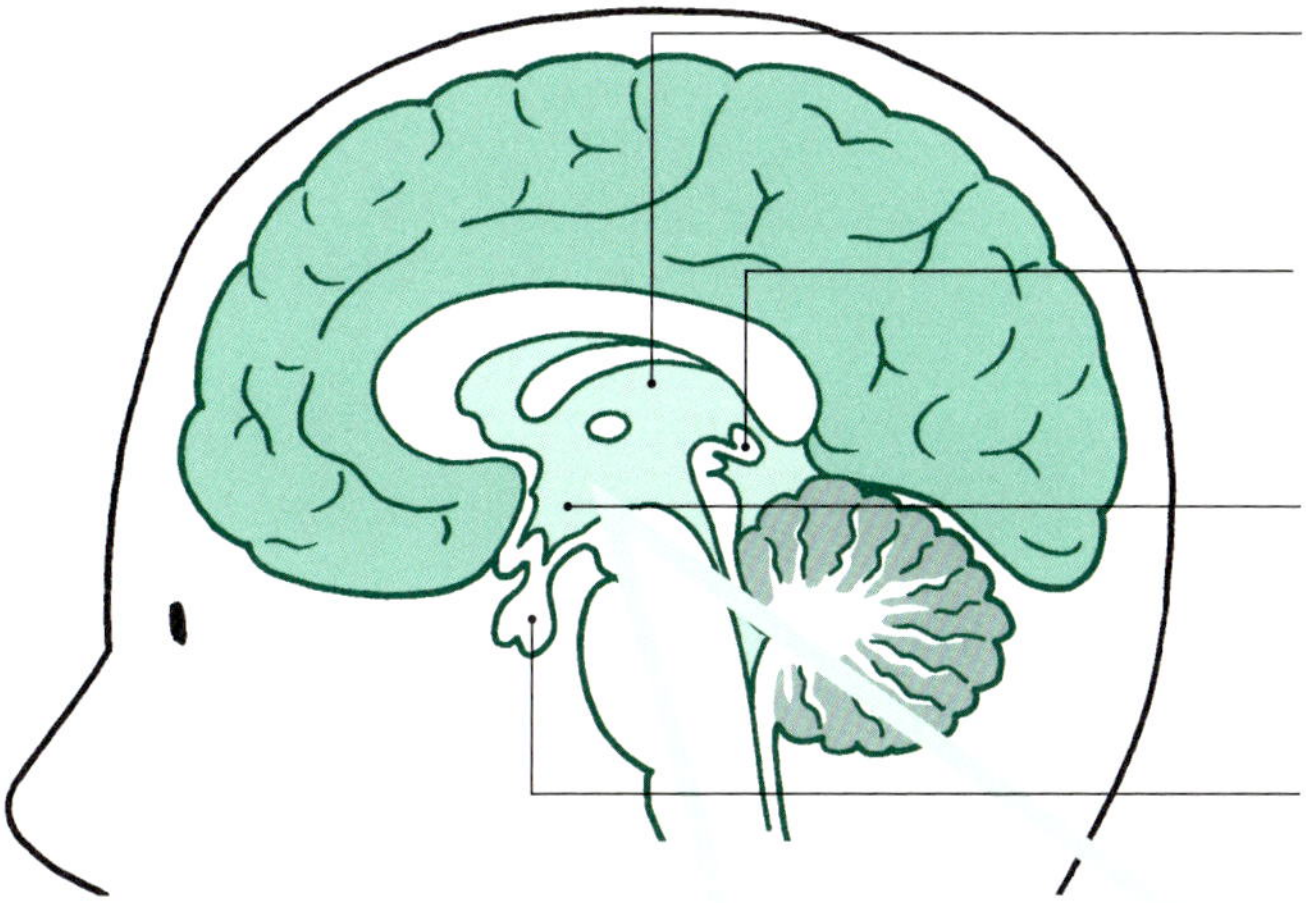

視床
嗅覚以外の感覚情報を受け取り、大脳皮質へ送る。
松果体
概日リズムを調節するホルモン、メラニンを分泌する。
視床下部
自律神経系の中枢として機能するほか、怒りや不安などの情動行動にもかかわる。
下垂体
多くのホルモンを分泌する内分泌器官。

間脳とは、空港の管制塔のようなもの。多くの情報が集まってくるとともに、内臓や血管などの働きをコントロールして、体内の環境を整えている場所なんだ

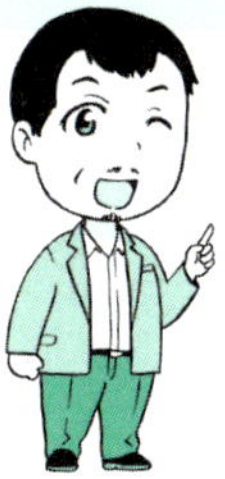

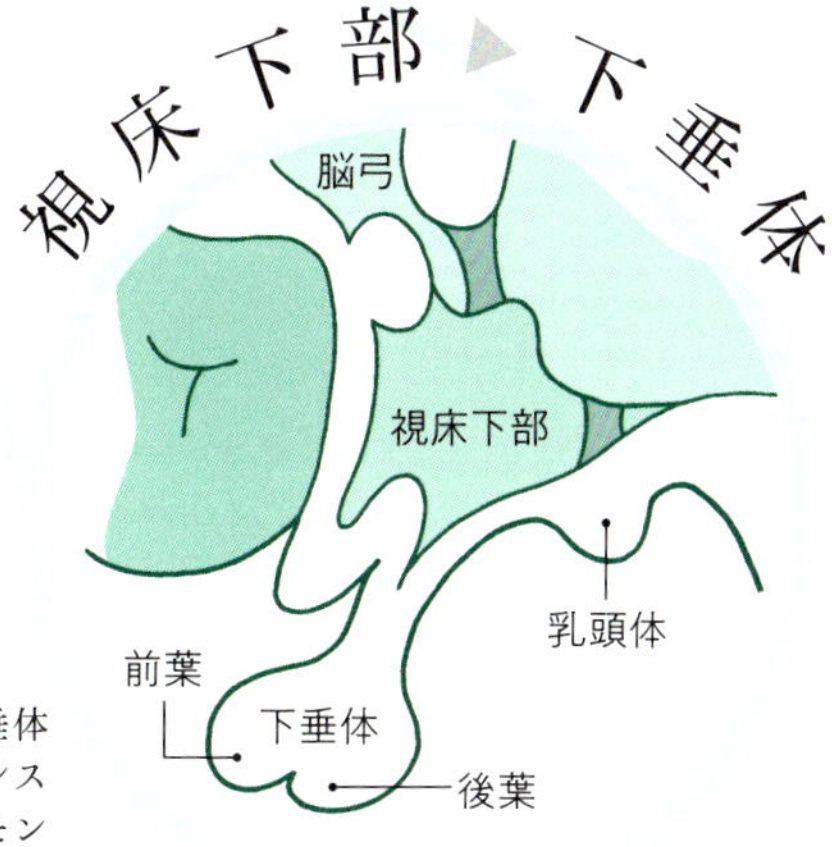

視床下部▶下垂体
脳弓
視床下部
乳頭体
前葉
下垂体
後葉

視床下部の下垂体からは、ストレスに対してホルモンが分泌される。

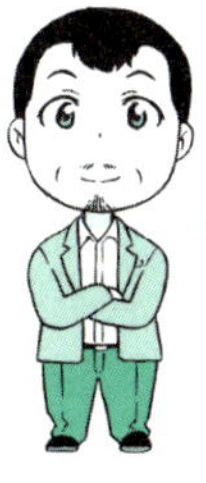

視床下部には何種類もの神経分泌細胞群があり、身体各部からの情報や大脳辺縁系からの情報を受け取り、下垂体などにホルモンを分泌するんだよ

下垂体の前葉は視床下部の指令によって、ホルモン分泌を行う。一方、後葉は視床下部の一部なので、視床下部で産生されたホルモンが運ばれてきて分泌されるんだ

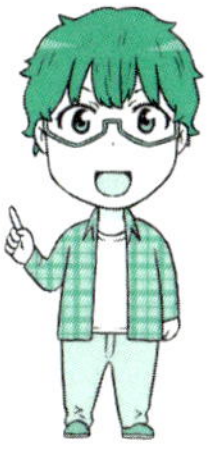

下垂体ホルモンの種類と役割

下垂体はたくさんの種類のホルモンを分泌する内分泌器官。
視床下部からの指令を受けて分泌を行う前葉と、
視床下部で産生されたホルモンを放出する後葉に分けられる。

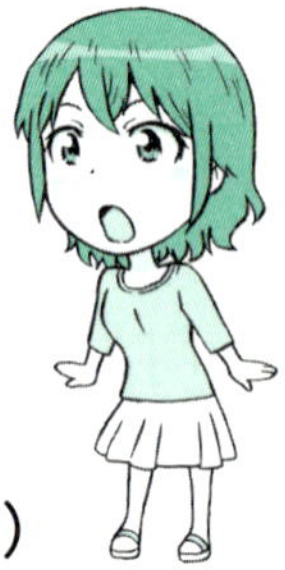

下垂体前葉ホルモン

副腎皮質刺激ホルモン（ACTH）

働く臓器・細胞 副腎皮質

役割 コルチゾールなどのホルモン生成を促す。

甲状腺刺激ホルモン（TSH）

働く臓器・細胞 甲状腺

役割 甲状腺ホルモンの生成を促す。

卵胞刺激ホルモン（FSH）、黄体形成ホルモン（LH）

働く臓器・細胞 性腺、乳腺など

役割 生殖器官を刺激し、精子・卵子、性ホルモンの生成を促す。

プロラクチン（PRL）

働く臓器・細胞 乳房

役割 乳腺を刺激し、乳汁の生成を促す。

成長ホルモン（GH）

働く臓器・細胞 臓器

役割 肝臓などの臓器で行われる代謝を促進し、骨や筋肉の成長を促す。

下垂体後葉ホルモン

バゾプレッシン（抗利尿ホルモン：ADH）

働く臓器・細胞 腎臓

役割 腎臓での水分調整を行うように作用し、利尿を妨げる。

オキシトシン（信頼ホルモン）

働く臓器・細胞 乳首

役割 乳腺の筋肉に作用し、乳汁を排出させる。子宮収縮作用もある。

脳幹の構造と働き

脳幹は、大脳から伸びる細長い形をした部分を指す。
上から中脳、橋、延髄に分けられる。
生命維持にかかわる呼吸や循環系を調節する中枢がある。

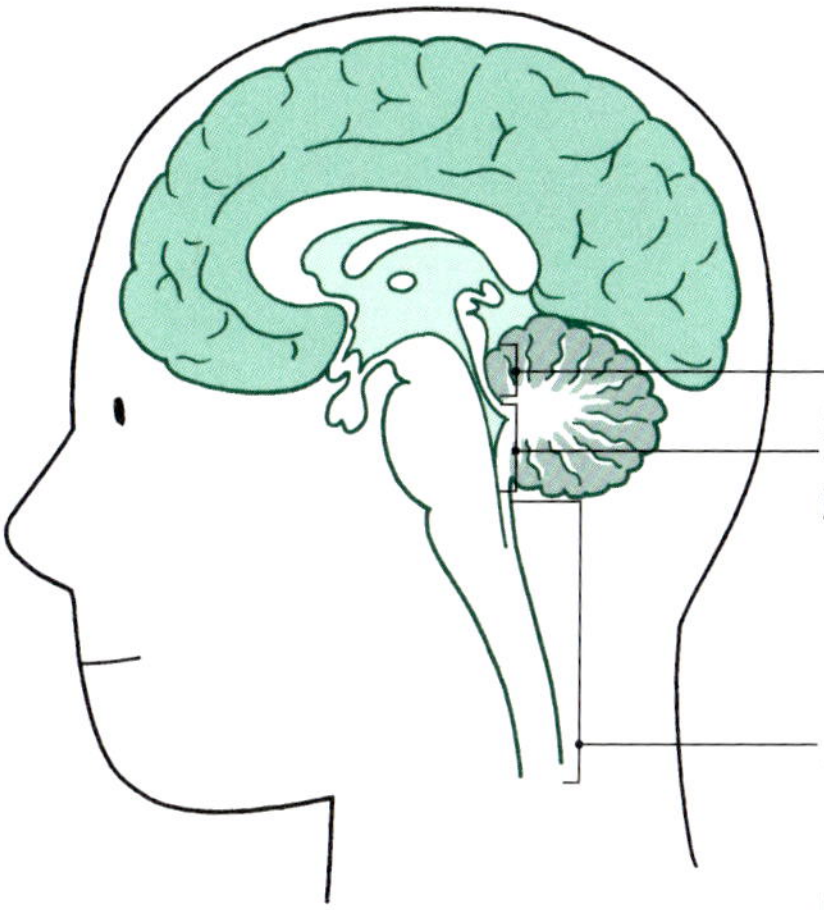

中脳
被蓋《ひがい》、上丘《じょうきゅう》、下丘《かきゅう》、赤核などから構成される。眼球運動や瞳孔の動きなど、さまざまな反射行動を司る。

橋《きょう》
顔面の動きや咀嚼《そしゃく》などに関与するほか、小脳とつながって機能する。

延髄《えんずい》
自律神経の中枢。咳、くしゃみ、発声、嚥下《えんげ》、唾液分泌、発汗などの神経核もここにある。

延髄は大脳や小脳と脊髄をつなぐ中継地点。全身の感覚情報や大脳からの命令など、情報が行き交うための神経が集結している重要なところなんだね

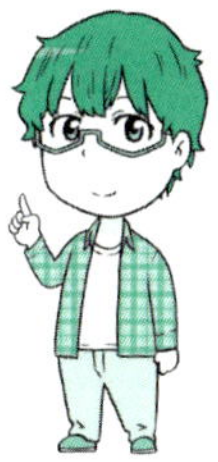

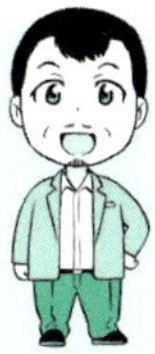

教えて！ひげ先生

リラックスのしすぎはかえって興奮させる

動物は興奮すると交感神経の活動が優位になり、副交感神経の活動を低下させます。逆に、リラックスすると副交感神経の活動が高まり、交感神経の活動を低下させます。これが自律神経の活動で、このバランスが大切とされています。

自律神経のうち交感神経の制御には、吻側《ふんそく》延髄《えんずい》腹外側《ふくがいそく》部《ぶ》（RVLM）神経がかかわることが知られています。

あるラットの実験によって、身体を動かさない生活をしていると、吻側延髄腹外側部神経における樹状突起の分岐が増え、交感神経が過剰に刺激されやすくなることが明らかになりました。

運動不足がイライラを高めたり、血圧を上げたりすることはよく知られていますが、そのメカニズムの一端が明らかになったわけです。リラックスする場合は休みすぎず、ほどほどにしておくほうがよいということがいえそうです。

＊ Mischel NA et al J Comp Neurol. 2014

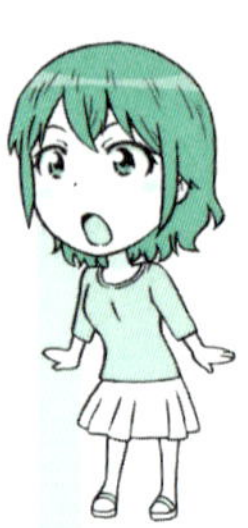

スムーズな運動を司る
小脳

技の習得や歩行運動などにかかわる

小脳は、後頭部にぶら下がるようにして付いています。重さはおよそ120〜140g、脳全体の10%ほどにあたります。その構造は大脳と似ていて、小脳皮質《しょうのうひしつ》（※1）と呼ばれる表層と、内部の神経線維が集まった白質《はくしつ》（※2）から成ります。小脳皮質のしわは大脳よりも細かいため、表面積が大きく、およそ1000億個もの神経細胞が存在します。

スポーツや楽器演奏のように緻密な技能を習得することにかかわっているほか、運動の調整や平衡感覚の中枢として機能しています。

そのため、小脳に異常があると、スムーズな動作を行うことがむずかしくなり、ふらつきや歩行障害などを引き起こします。

平衡感覚の中枢として働く

小脳は新小脳《しんしょうのう》、古小脳《こしょうのう》、原小脳《げんしょうのう》の3つに分けられます。新小脳は大脳から送られる運動指令を自動化して脳にフィードバックする働きをしています。古小脳と原小脳は三半規管や筋肉からの情報を集約してバランスを保ち、姿勢の維持や細かい運動調整に関与しています。

なお、手足や眼球の運動動作は、大脳皮質《だいのうひしつ》を経由せず、小脳からダイレクトに脳幹《のうかん》や脊髄《せきずい》を通じて身体に指令を送ることによって調整しています。

最近の研究で、短期記憶や注意力、情動の制御、感情、高度な認識力、計画を立案する能力のほか、統合失調症（※3）や自閉症スペクトラム障害といった疾患や障害との関係も明らかになりました。

※1【小脳皮質】小脳の大部分を占める表層（灰白質）。分子層、プルキンエ細胞層、顆粒細胞層の3層から成り、それぞれ異なる神経細胞が存在する。

※2【白質】中枢神経組織の中で、神経細胞の細胞体に乏しく、主に神経線維が集積し、走行している領域。小脳の場合、深層に存在する。

※3【統合失調症】幻覚や妄想といった症状が特徴的な精神疾患。ほかにも、日常生活において適切な会話や行動が取れない、自身が病気であることを認識できないなどの症状が表れることもあるとされている。

小脳の構造と働き

大脳の後ろに位置し、腹側は脳幹の橋や延髄と接している。
運動の調整、身体の平衡などをコントロールしている。

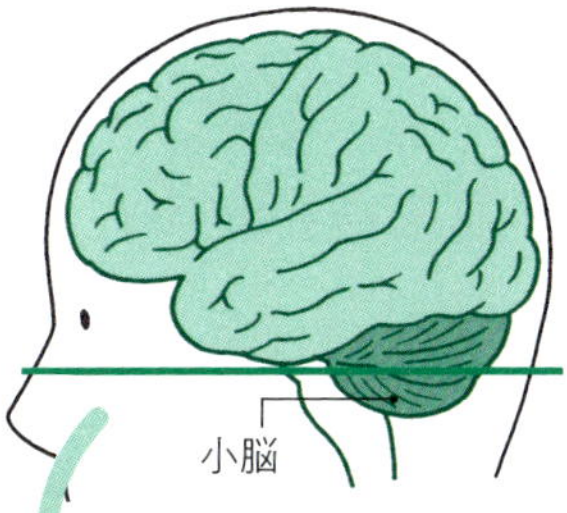
小脳

小脳の形は上部が扁平で、下部は突出し、左右両側は大きくふくらんでいる。このふくらんだ部分を小脳半球と呼び、中央の細い部分を虫部と呼ぶ。

脳幹側から見た小脳

原小脳（前庭小脳）
頭部と眼球運動の調整や、身体の平衡を維持している。

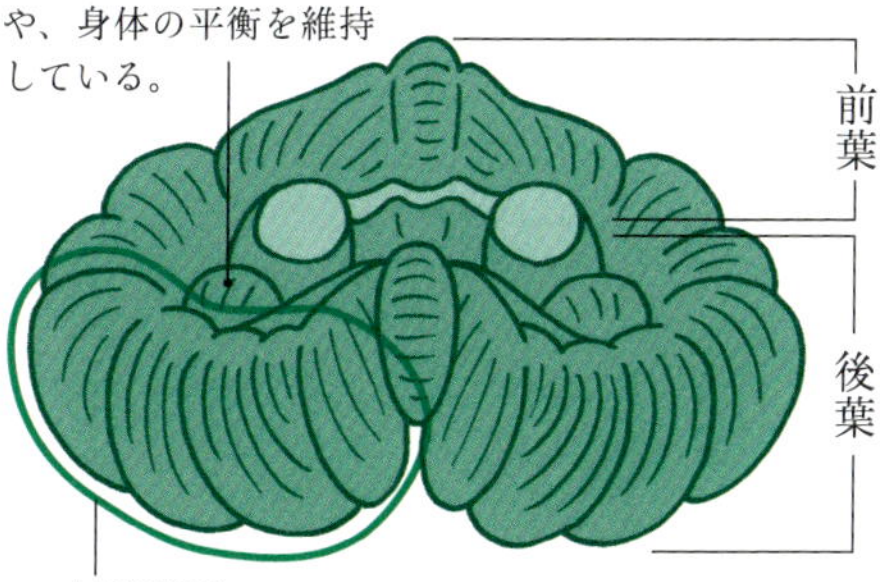
前葉
後葉

小脳半球

- 中間部分：古小脳（脊髄小脳）
  姿勢や歩行、体幹バランスの調節をしている。
- 側面部分：新小脳（大脳小脳）
  協調して身体を動かすことや言語などにかかわる。スムーズな運動を担う。

小脳の断面図

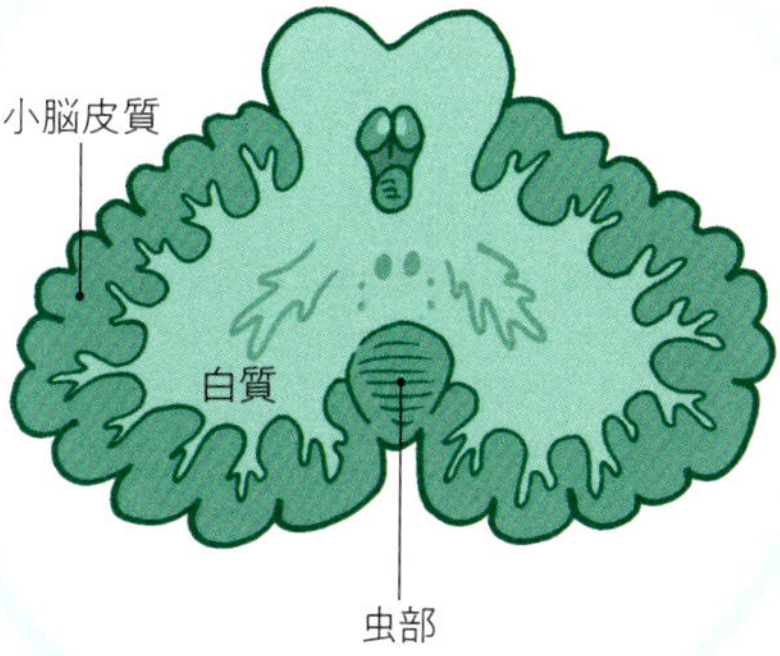
小脳皮質
白質
虫部

決まった動作を繰り返し行うことによって、小脳に内部モデルとして形成されていくものが「身体で覚える記憶」、つまり「技の記憶」だ（122ページ参照）

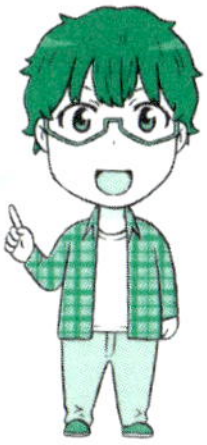

歩いていて転びそうになったとき、反射的に身体が倒れないようにすることや、居眠りして船を漕いでいても自然と姿勢がもとに戻ることなどは、いずれも小脳の働きによるものなんだよ

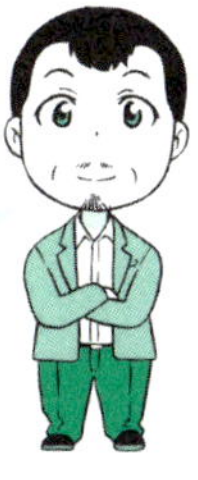

COLUMN
6

コーヒー好きや紅茶好きは遺伝子レベルで決まっている

苦味は有害物質から身を守るための、身体に備わった警告システムのようなものです。ところが、コーヒーに含まれるカフェインの苦味に対しては警告が働かないのか、感受性が強いヒトほど、コーヒーを大量に消費する傾向があるとの研究報告がありました。

もともと苦味の感受性の強さが、特定の遺伝子群によるものであることはわかっていました。ですが、感受性の強さとコーヒーや紅茶の摂取量とのかかわりについては、今回初めて示されました。

苦味成分にはカフェインのほかに、キニーネ、PROP（プロピルチオウラシル）など、さまざまなものが存在します。キニーネはトニックウォーターの苦味、PROP はブロッコリーやキャベツの苦味ですが、カフェイン以外は微妙すぎてよくわからないかもしれません。

さて、研究の結果はというと、カフェインの苦味に対する感受性の強さにかかわる遺伝子を持つとコーヒーの消費量は多くなり、逆に紅茶の消費量は少なかったそうです。コーヒー豆と紅茶の茶葉を比較すると、カフェインは紅茶の茶葉のほうに多く含まれます。しかし、淹れるとコーヒーのほうがカフェインが多くなります。カフェインの苦味のわかるヒトが、コーヒー好きになっているということでしょうか。最近は、いろいろなことが遺伝学的に語られるようになりましたが、苦味の感じ方までも遺伝で決まっているとは興味深い話です。

ちなみに、味のわかりにくいキニーネや PROP の苦味に対する感受性の強さにかかわる遺伝子群を持つと、コーヒーの消費量は少なく、紅茶の消費量が多くなっていたそうです。

＊Cornelis MC et al Sci Rep. 2018

第6章

脳とミライ

脳科学はAI(人工知能)や
BMI(ブレイン・マシン・インターフェース)など
さまざまなテクノロジーの進歩に
大きくかかわっています。
SF作品のような未来が訪れるのは
そんなに遠い話ではないかもしれません。

脳と向き合う、ヒトと向き合う

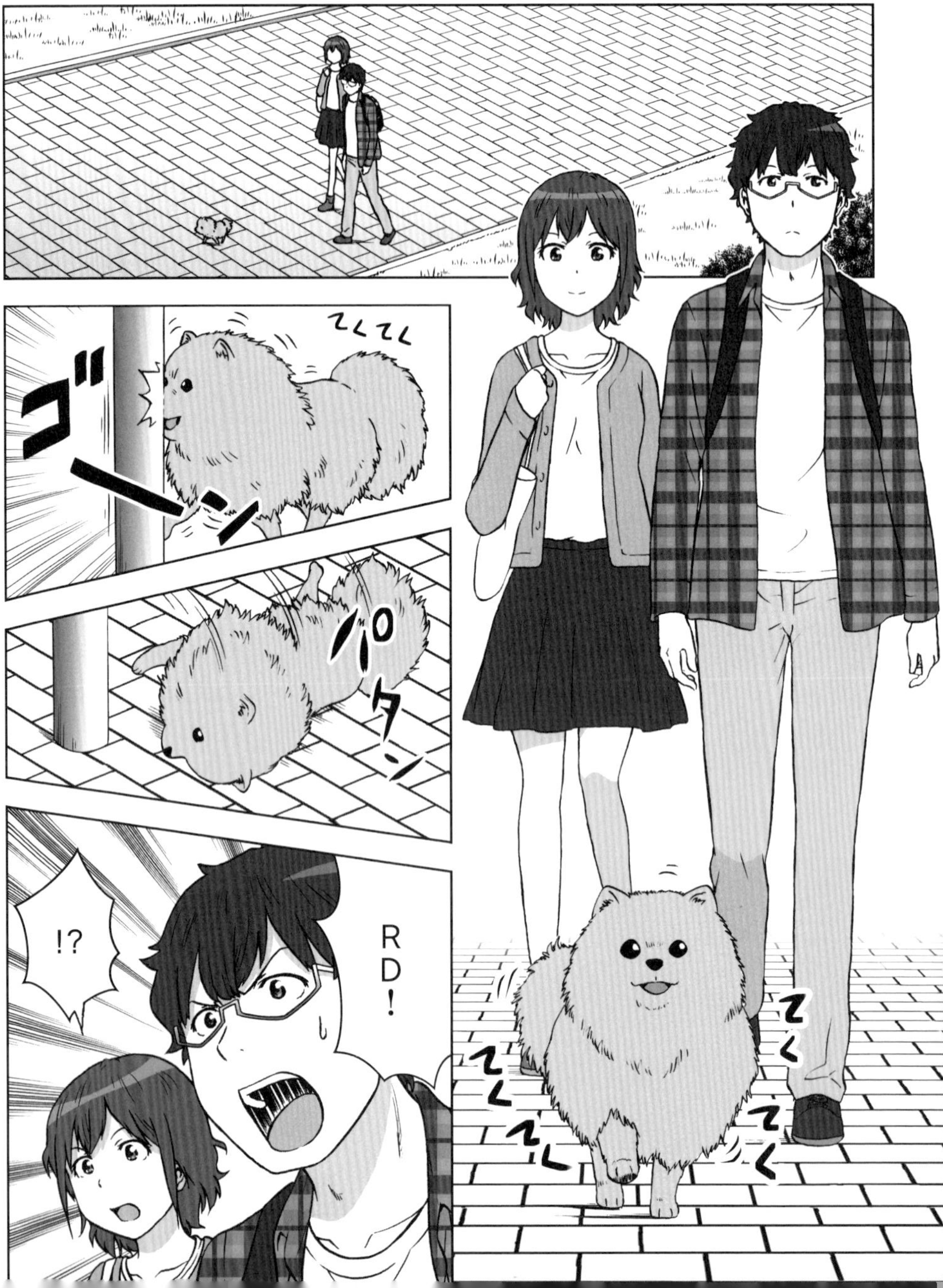

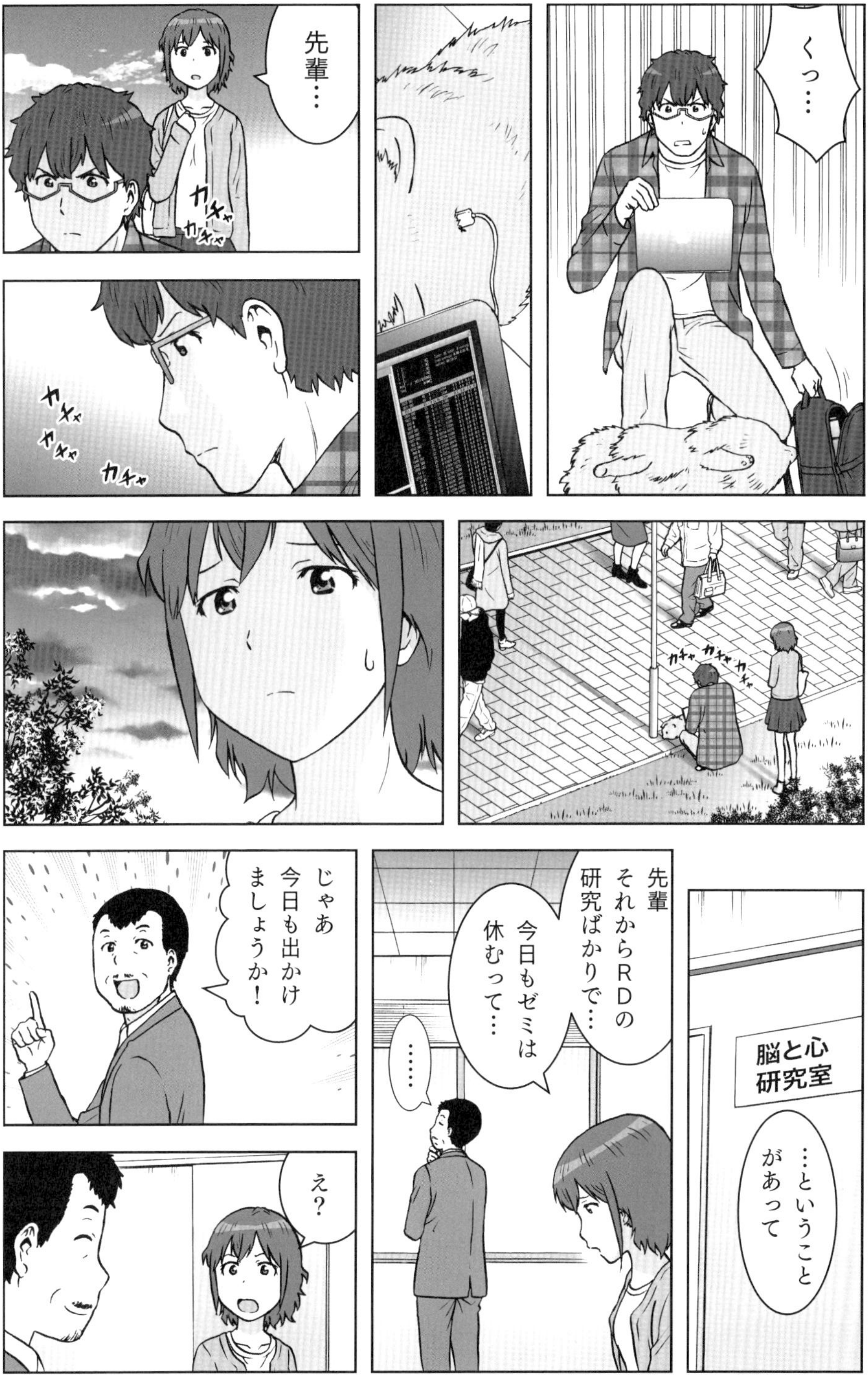
くっ……
先輩……
カチャ
カチャ
カチャ
カチャ
カチャ
カチャ カチャ カチャ
脳と心
研究室
…ということがあって
先輩
それからRDの研究ばかりで…
今日もゼミは休むって…
……
じゃあ
今日も出かけましょうか!
え?

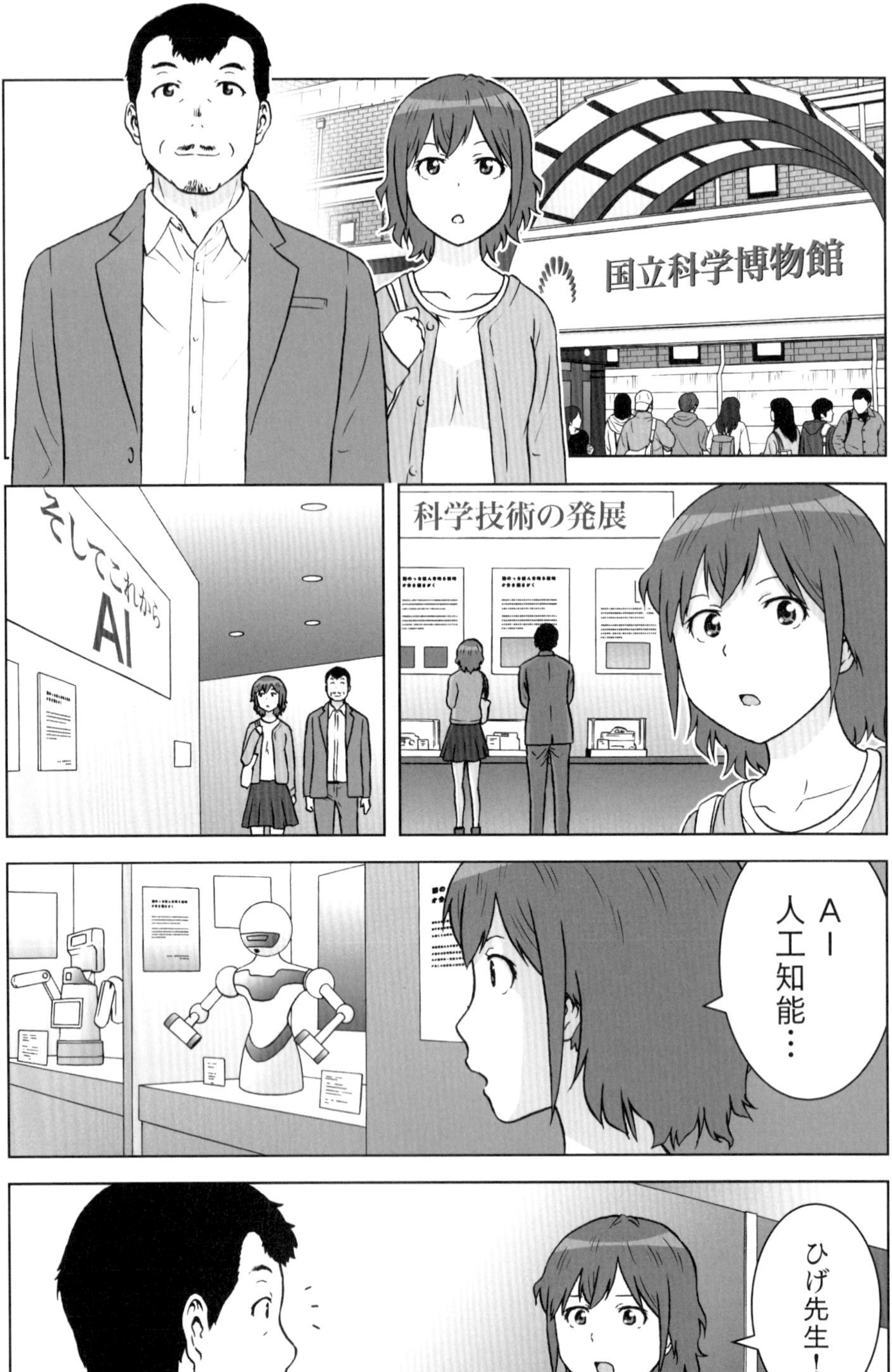
国立科学博物館
科学技術の発展
そしてこれから
AI
AI
人工知能・・・
ひげ先生！

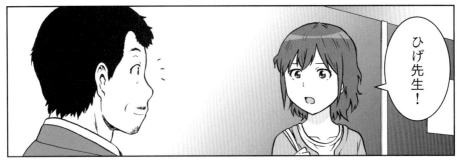

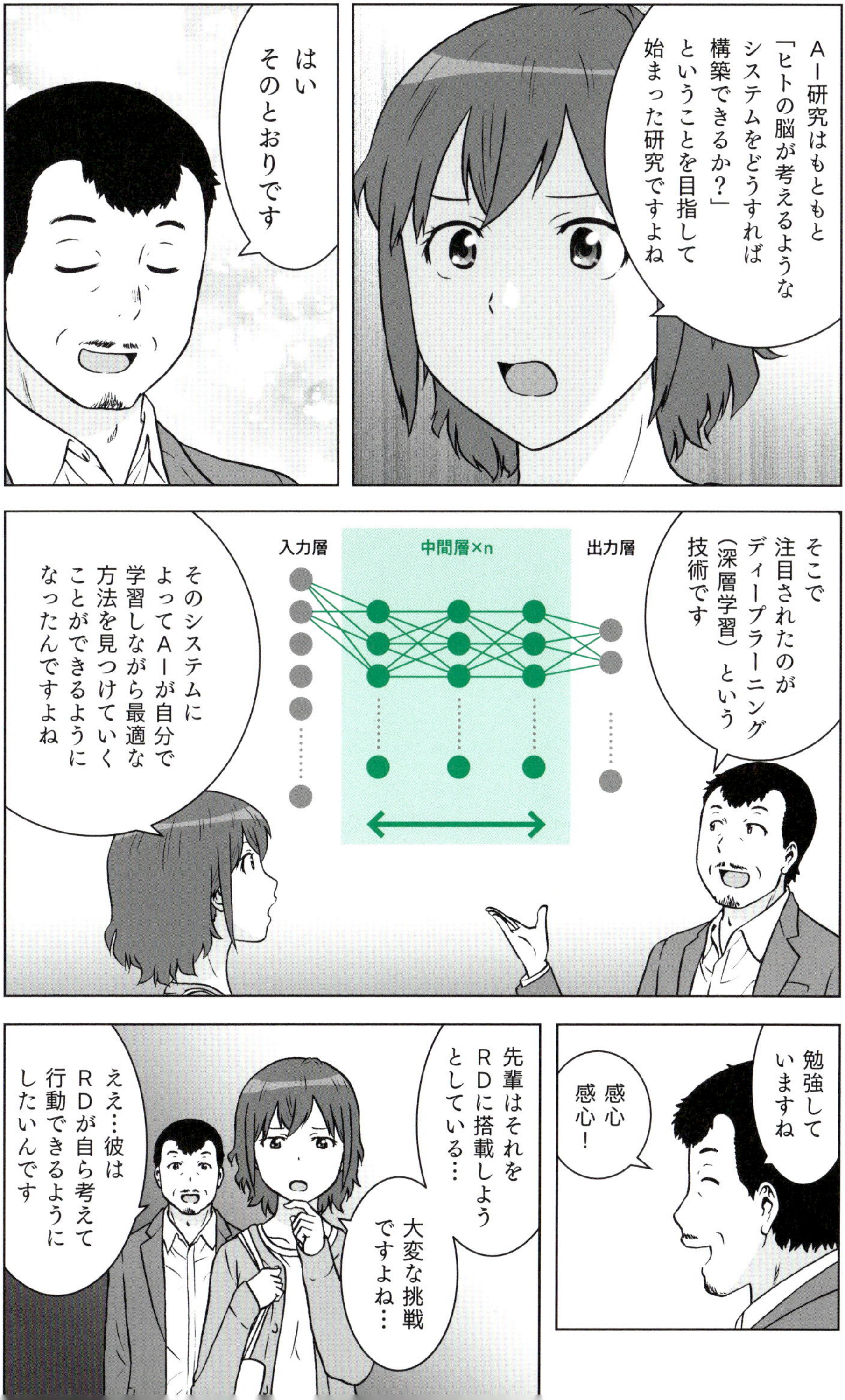
AI研究はもともと「ヒトの脳が考えるようなシステムをどうすれば構築できるか?」ということを目指して始まった研究ですよね
はいそのとおりです
そこで注目されたのがディープラーニング(深層学習)という技術です
入力層
中間層×n
出力層
そのシステムによってAIが自分で学習しながら最適な方法を見つけていくことができるようになったんですよね
勉強していますね
感心感心!
先輩はそれをRDに搭載しようとしている…
大変な挑戦ですよね…
ええ…彼はRDが自ら考えて行動できるようにしたいんです

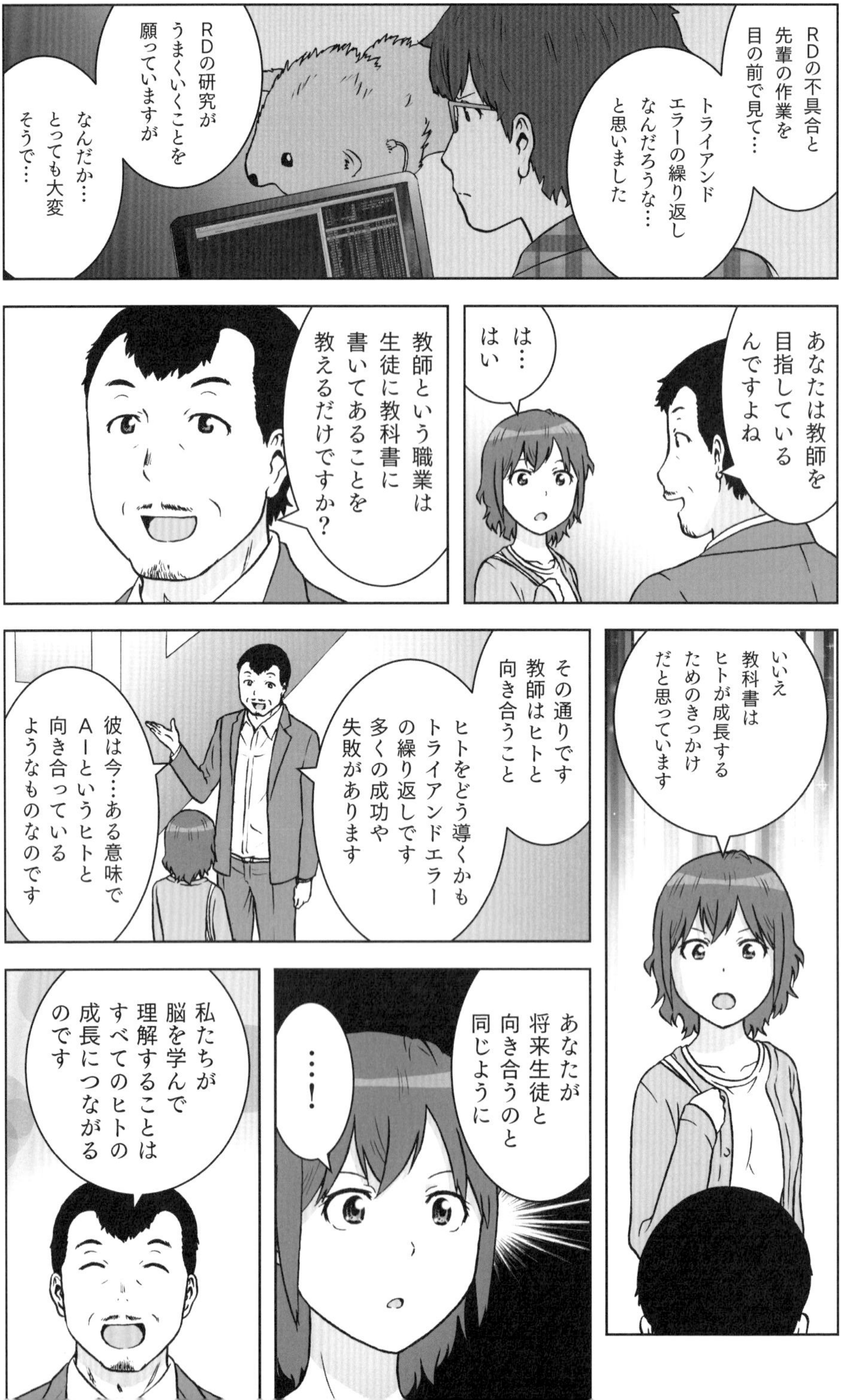
RDの不具合と先輩の作業を目の前で見て…
トライアンドエラーの繰り返しなんだろうな…と思いました
RDの研究がうまくいくことを願っていますが
なんだか…とっても大変そうで…
あなたは教師を目指しているんですよね
は…はい
教師という職業は生徒に教科書に書いてあることを教えるだけですか？
いいえ教科書はヒトが成長するためのきっかけだと思っています
その通りです教師はヒトと向き合うこと
ヒトをどう導くかもトライアンドエラーの繰り返しです多くの成功や失敗があります
彼は今…ある意味でAIというヒトと向き合っているようなものなのです
あなたが将来生徒と向き合うのと同じように
…！
私たちが脳を学んで理解することはすべてのヒトの成長につながるのです

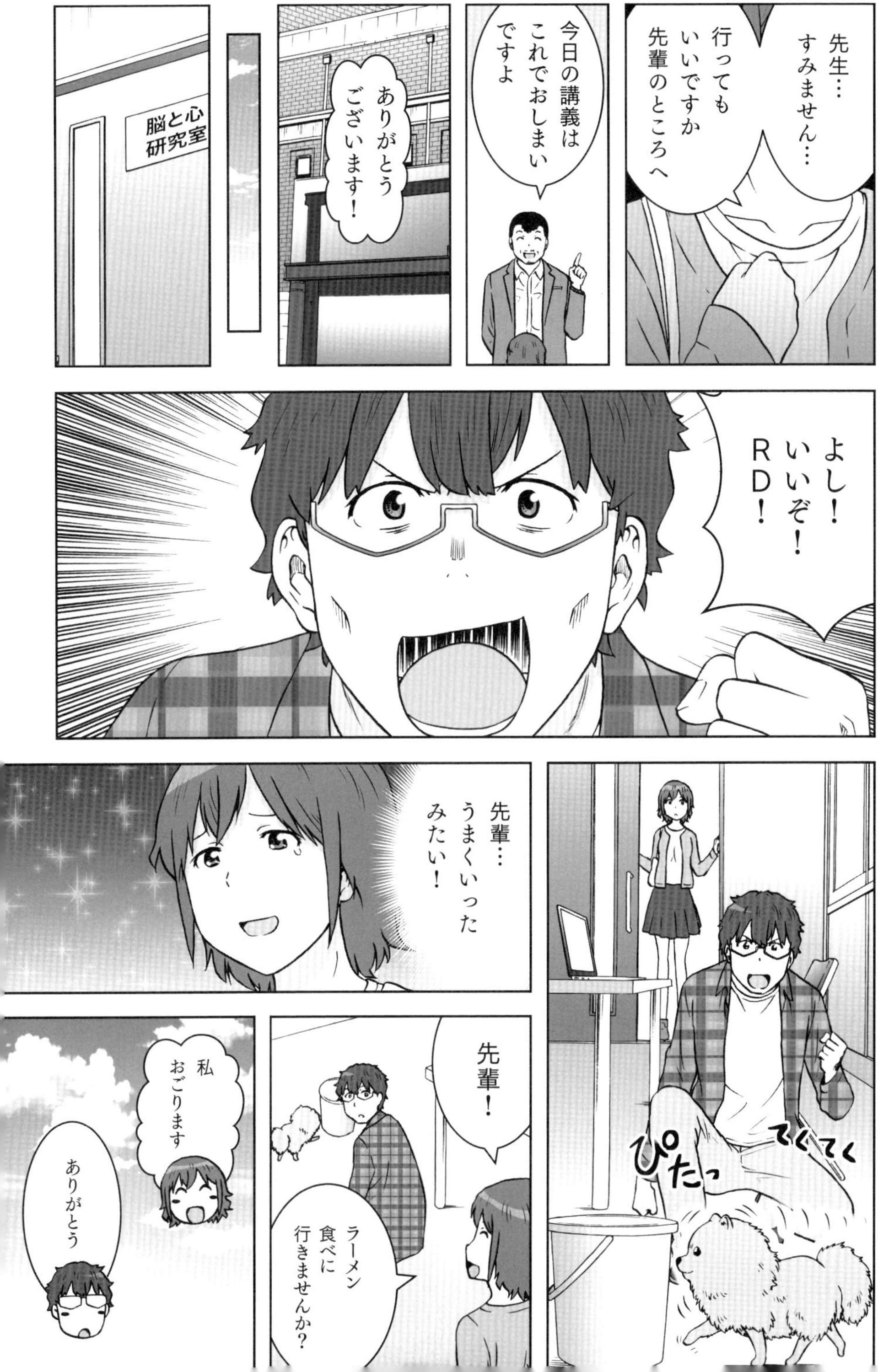
先生…
すみません…
行っても
いいですか
先輩のところへ
今日の講義は
これでおしまい
ですよ
ありがとう
ございます！
脳と心
研究室
よし！
いいぞ！
RD！
ぴたっ
てくてく
先輩…
うまくいった
みたい！
先輩！
ラーメン
食べに
行きませんか？
私
おごります
ありがとう

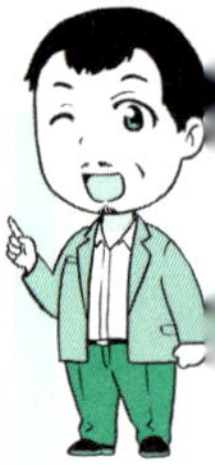

脳の構造を模してつくられたAI（人工知能）

ヒトの脳のシステムを再現する

近年、自動運転システム、タブレットの音声認識、同時翻訳機の実用化など、AI（人工知能）（※1）は、さまざまな場面で応用されています。

AI以前では、機械に何かをさせたり、情報処理を行ったりするとき、機械や情報処理を行うしくみに対し、人間の手であらかじめルールを学習させる必要がありました。また、そのための事前研究も必要でした。

しかし、AI以降、入力情報とそれをどう分類するかの結果があれば、それをAIに多量に学習させることで、AIがルールを勝手に構築してくれるようになったのです。

AI自身が学習して方法を見つける

AI研究で注目されているのが、ディープラーニング（深層学習）と呼ばれる技術です。

これは、ヒトが自然に行うタスクをコンピュータ自身が解析し、法則性やルールを見つけ出し、実行できるようになるまで学習させる、機械学習（※2）という手法のひとつです。ヒトの脳の神経細胞（ニューロン）がつくる神経回路（ネットワーク）のしくみを模した、ニューラルネットワークというシステムがベースとなっています。

機械学習には、問題と答えを同時に与えて学ばせる「教師あり学習」、問題だけを与えてAI自身に共通点や類似性などを発見させる「教師なし学習」など、さまざまな手法があります。

※1【AI（人工知能）】
自動運転や将棋、チェスなど何かひとつのことに特化して能力を発揮する「特化型人工知能」と、多くの情報をインプットすれば、応用して考え自律的に判断できる能力を持つ「汎用型人工知能」がある。

※2【機械学習】
AIが自ら学び、タスクの精度を高めていく技術。

ヒトとコンピュータの見え方の違い

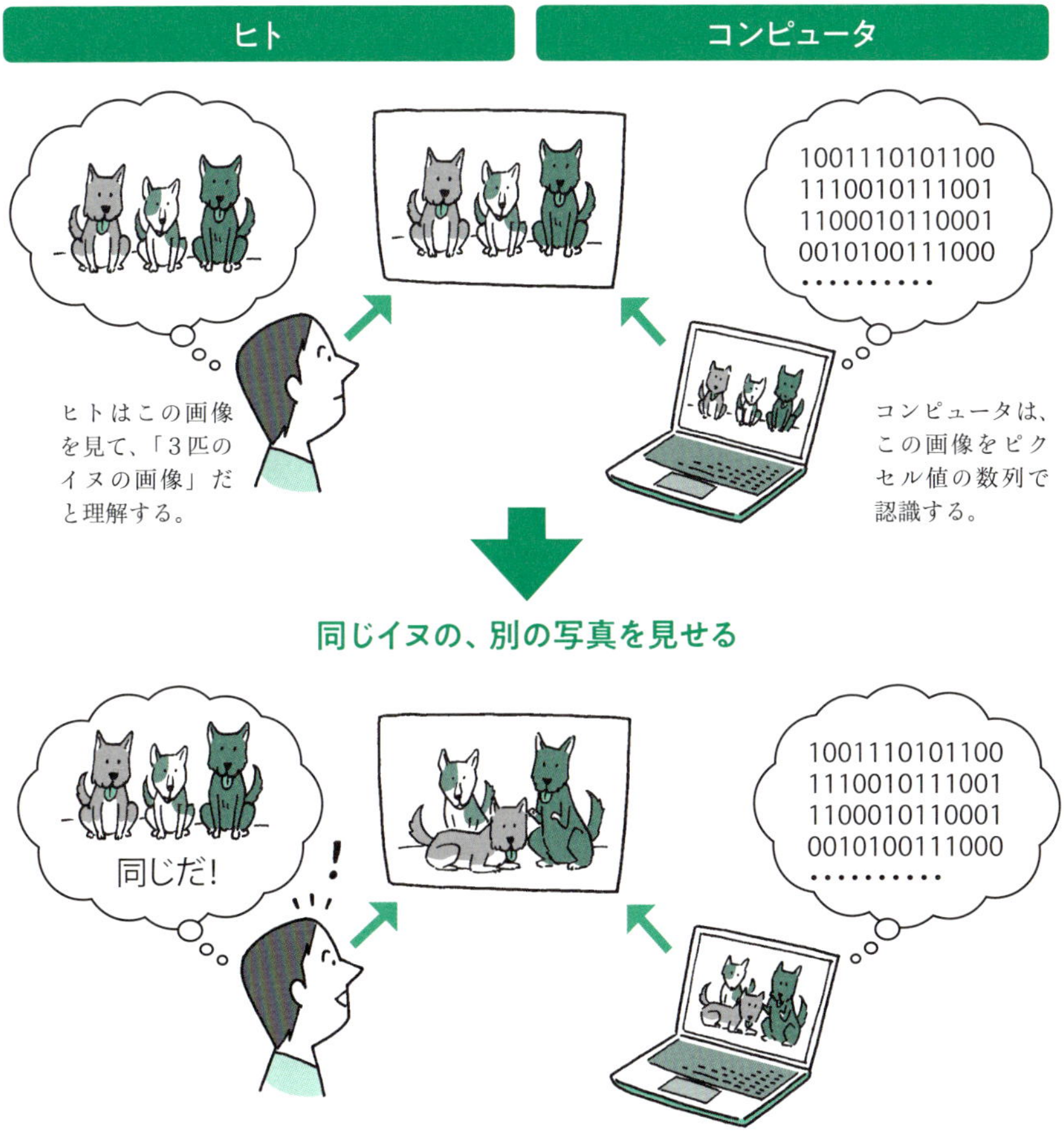

同じイヌの別の写真を見たとき、ヒトはすぐに同じイヌだとわかるが、コンピュータは先ほどの写真とは、まったく違う画像として認識する。

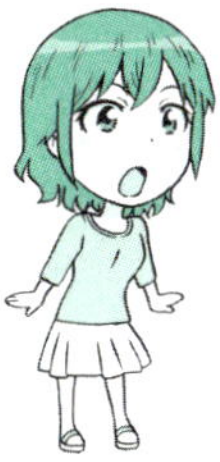

コンピュータが正確にイヌの画像を描き出していたとしても、それは単なる数列にすぎないのね

見方を変えれば、まったく違う種類のイヌを見ても、すぐに「これもイヌだ」と識別できるところがヒトの脳のすごさともいえるね

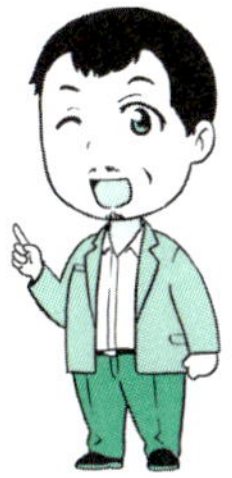

ヒトの脳神経回路と
ニューラルネットワーク

ヒト

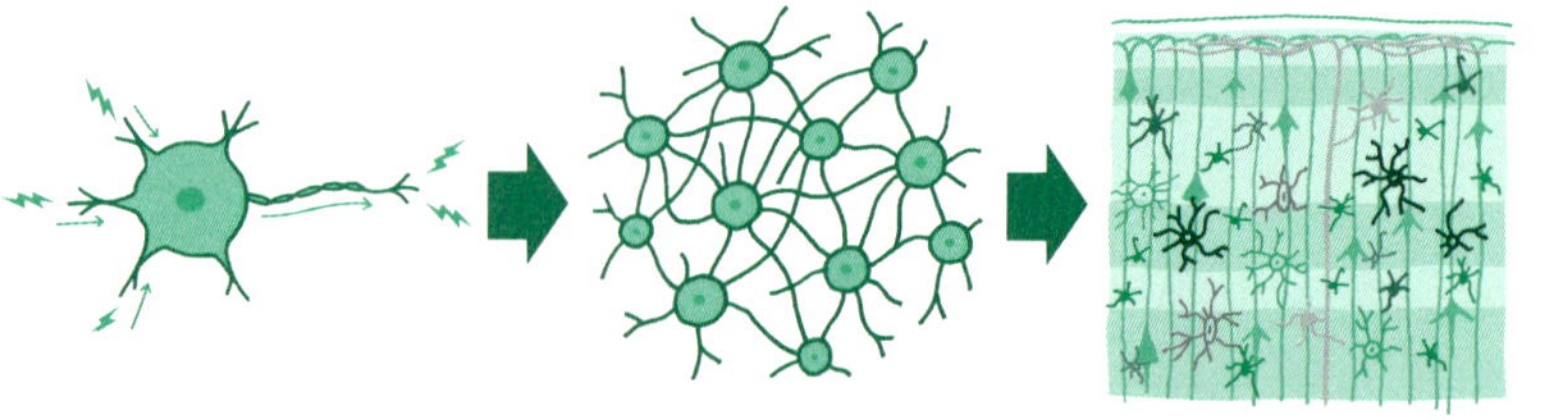

①神経細胞（ニューロン）はほかの細胞から信号を受信し、次の細胞に信号を伝える。

②神経細胞は互いにつながって、ネットワークをつくる。

③大脳皮質では、同じ種類の細胞が層ごとに集まり、6層構造を形成している。

AI

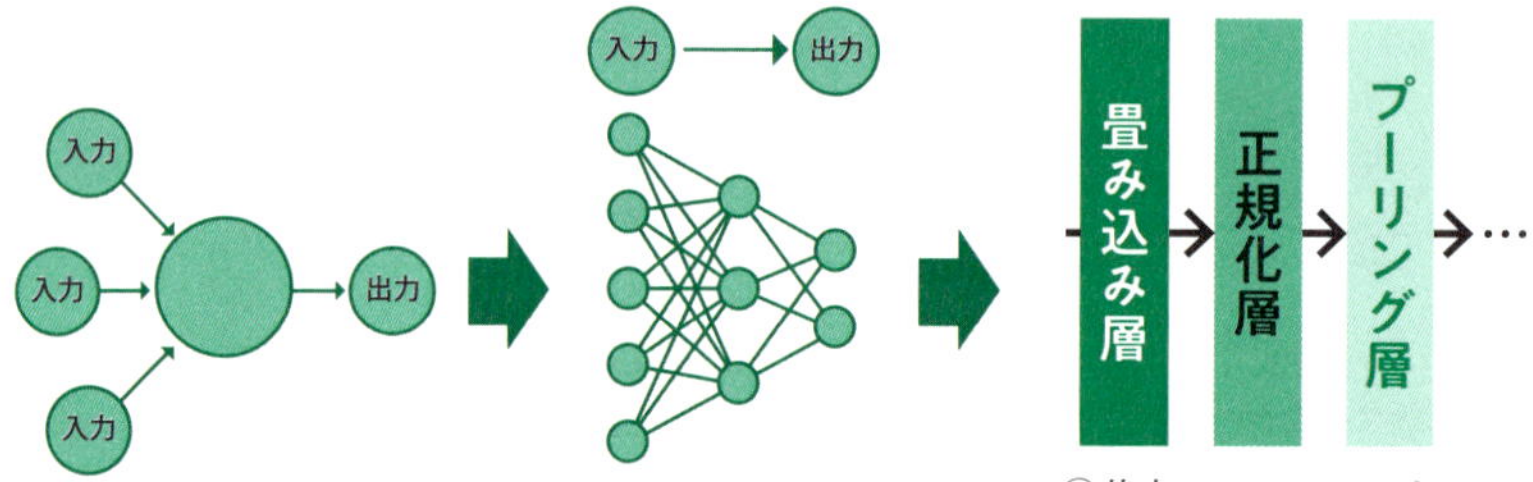

①脳神経細胞をマネした人工ニューロンをつくる。

②人工ニューロンをつなぐことで、基本となるニューラルネットワークができる。

③基本のニューラルネットワークの中間層を多層にすることで、高度な情報伝達が可能となる。

画像認識に強い畳み込みニューラルネットワーク

多層ニューラルネットワークの中でも、画像認識の分野でとくに優れた成果を出してきたのが「畳み込みニューラルネットワーク」と呼ばれる方法です。たとえば、「イヌ」の画像を見せて、それが「イヌ」だと正しく認識できるようになる場合で考えてみましょう。

一般的なニューラルネットワークは、層状にニューロンを配置して網羅的につなぐのですが、畳み込みニューラルネットワークでは、ニューロン同士の結合をうまく制限することで、画像を構成する大量のピクセル情報を畳み込み、まとめます。このような過程を実現する層は「畳み込み層」と呼ばれ、エッジ抽出や特徴抽出などが行われます。

また、「プーリング層」と呼ばれる層では、畳み込み層で得られた特徴が平行移動しても同じだとみなすような処理をします。これらを多層につなげることで、劇的に画像認識を向上させるのです。そのしくみは、脳の視覚処理のしくみとよく似ています。

畳み込みニューラルネットワーク

現在の AI 研究の基軸となっている考え方で、
ヒトの脳神経回路を模した多層構造の
ニューラルネットワークを構築することで多くの成果をあげている。

畳み込みニューラルネットワークは、下のような多層構造で構成される。多層構造にすることで参照データが増え、輪郭、色、模様などの特徴を抽出する精度が上がり、より正確に分類や判別ができるようになっていく。

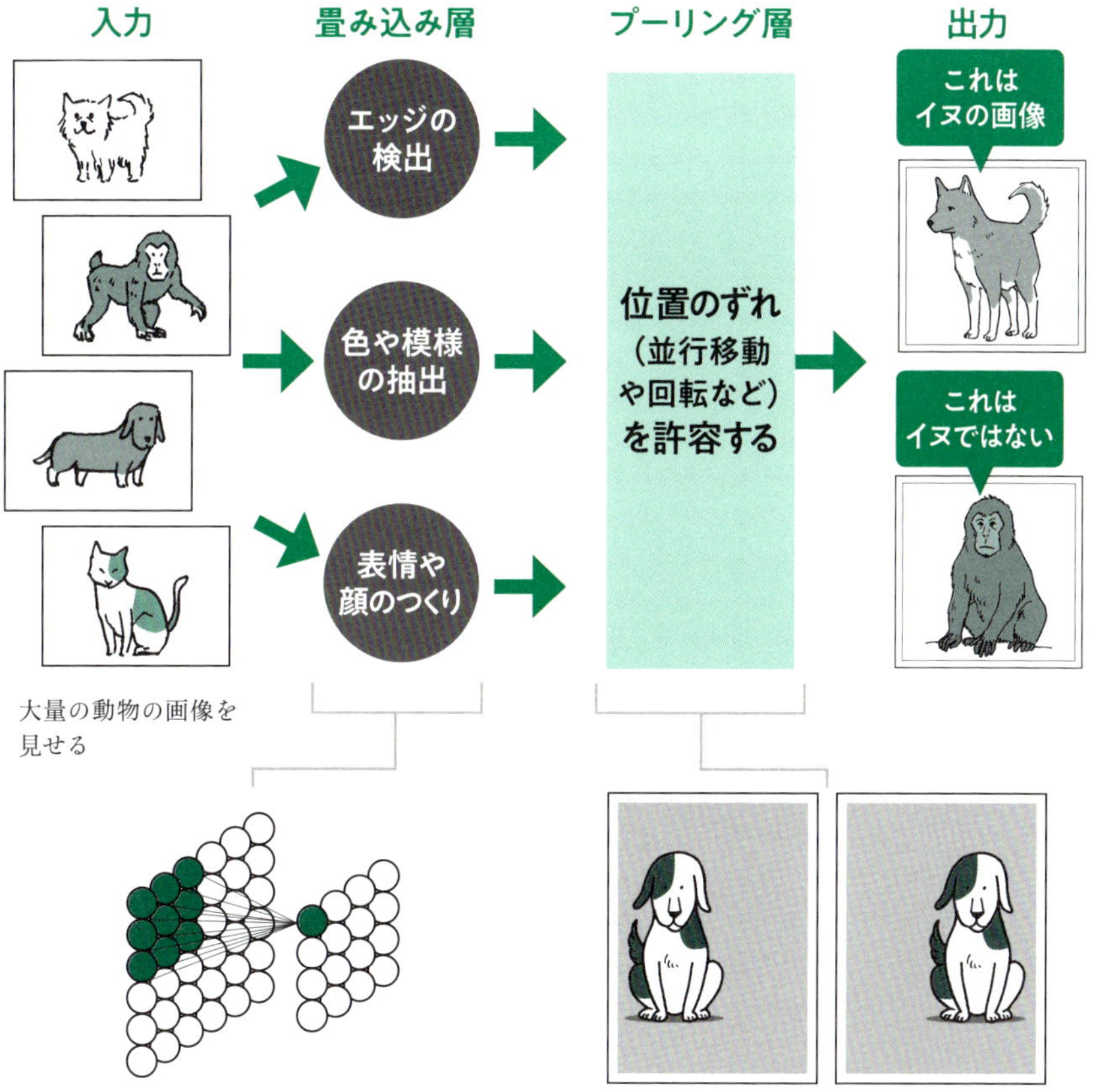

畳み込み層では、たくさんのピクセル情報を畳み込み、まとめている。画像のエッジ検出や色・模様、顔のつくりといった特徴の抽出を行っている。

このイヌのように画面の左から右に平行移動しても影響を受けないようにする層をプーリング層という。

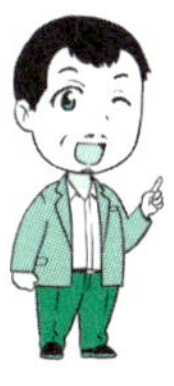

畳み込み層やプーリング層などを多層に組み込むことで画像認識を劇的に向上させたのが「畳み込みニューラルネットワーク」だよ

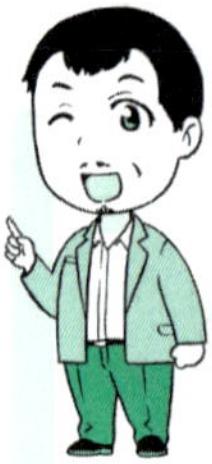

考えたとおりに機械を動かす ブレイン・マシン・インターフェース

脳と外部機械を接続して動かす技術

ブレイン・マシン・インターフェース（ＢＭＩ）とは、ヒトの脳（ブレイン）と外部機械（マシン）をつなぐことによって、怪我や病気で失われた運動機能や言語機能を補完する技術のことです。

運動出力型ＢＭＩ（※1）では、考えたり身体を動かしたりするときに、脳の神経細胞（ニューロン）が活動して発する電気信号を読み取り、それを使ってパソコンやロボットアームなどを操作します。考えるだけで意思が伝えられたり、機械を動かせたりすることから「念じて動かす技術」ともいわれます。

最近は、運動出力型ＢＭＩの技術を電動義手や歩行用アシスト機器などへ応用する医療用ＢＭＩの研究が本格化しています。

脳に信号を送って感覚を呼び起こす

脳では、多くの細胞で似たような情報処理を行っていることがわかっています。運動出力型ＢＭＩに必要な運動情報は、数個のセンサーからでも十分抽出できることがわかっています。

同時に、ロボットアームが触れた感覚を、患者の脳にフィードバックさせる研究も行われています。ロボットが感知した外部からの刺激を電気信号に変換して脳に送り込むことで、感覚を呼び起こすことから、感覚入力型ＢＭＩ（※2）といわれます。

ロボットアームの指先に設けたセンサーが受け取った刺激情報を人工的に電気信号へと変換し、脳に送り込むことによって、温度や重さ、触覚などを感じられるようになるというわけです。

※1【運動出力型ＢＭＩ】脳と外部機械を接続し、脳から機械へ運動情報を出力することで、考えたとおりに機械を動かす技術。

※2【感覚入力型ＢＭＩ】脳と外部機械を接続し、外部機械が感知した情報を脳へ送って入力する技術。

ロボットアームのしくみ

典型的な運動出力型BMIでは、脳の神経細胞の電気信号や
脳血流の変化を測定する手法などが用いられる。このようにして測定した
脳情報を解析し、パターンごとに特定の命令を与えることができる。

ロボットアームで「ものをつかむ」しくみ

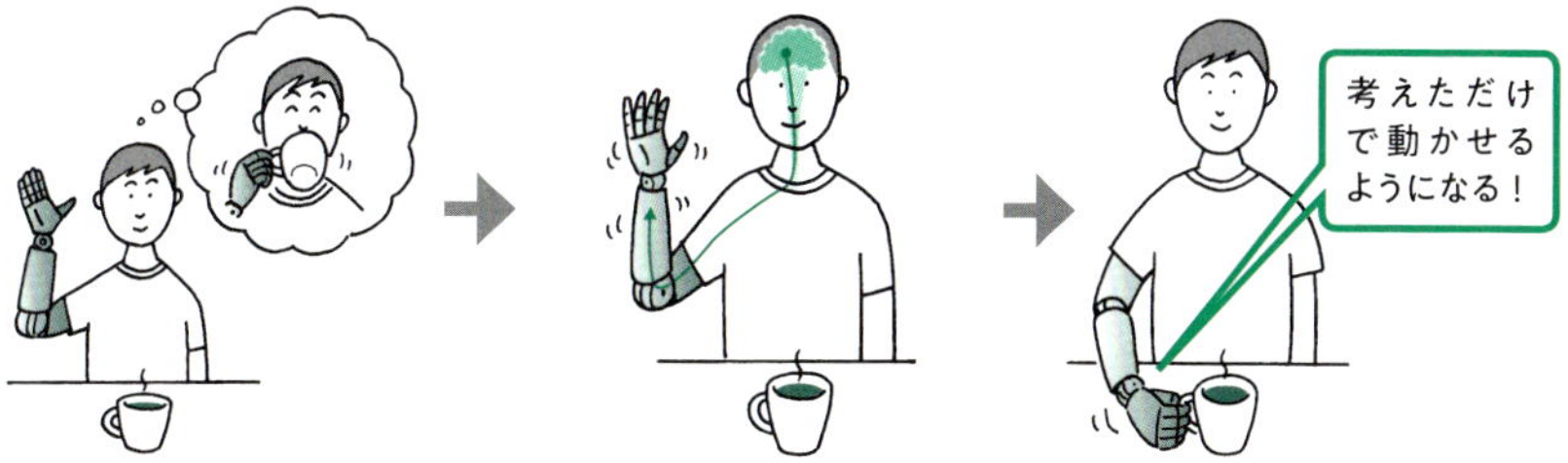
考えただけで動かせるようになる！

「ものをつかむ」という動作の前に、脳では、「つかもう」ということにかかわる脳活動が起こる。

手を動かすために必要な運動情報が、脊髄を通じて筋肉まで電気信号として送られる。

脳に埋め込んだ電極と外部機械のロボットアームをつなぐことによって、脳からの指令がロボットアームに伝わる。

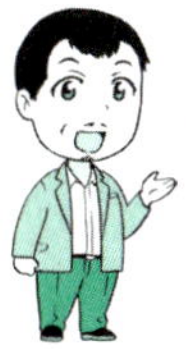

この技術はALS（筋萎縮性側索硬化症）患者や、脊髄損傷や神経に障害があり、手足が思うように動かせなくなった患者の治療などに応用されているよ。脳からの情報の分析などにＡＩなどが使われているんだ

感覚入力型BMI

感覚入力型BMIでは、直接触っていないものの感触がわかったり、
人工内耳で音が聞こえたり、人工視覚で物体を見ることができたりと、
機械からの刺激情報で五感が呼び起こされる。

人工内耳で「聞こえる」メカニズム

装着した人工内耳は、マイクロホンから取り込んだ音を電気信号に変換し、内耳に埋め込んだ電極で聴神経を刺激することで、耳の機能を代替している。

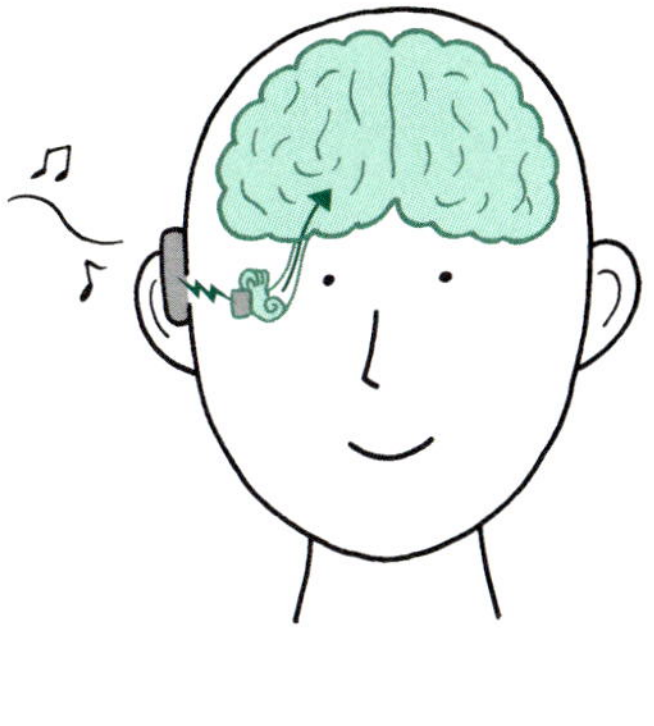

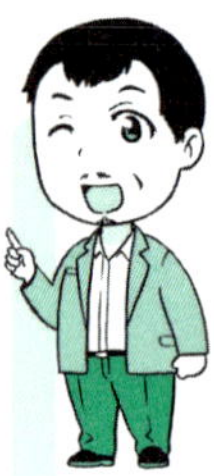

恐怖記憶を消去するＤｅｃＮｅｆ法

強い恐怖は忘れられなくなる

強い恐怖を伴って記憶されたことは、脳に強く印象付けられてしまうため、忘れることがむずかしく、そのヒトを苦しめ続けることがあります。

たとえば、赤い車に衝突され、怖い思いをしたことがあるヒトは、赤い車を見るたびに恐怖がよみがえってしまうことなどが当てはまります。こうした恐怖記憶はトラウマとなり、心的外傷後ストレス障害（ＰＴＳＤ）につながる可能性もあります。

恐怖記憶を報酬のうれしさで上書きする

恐怖記憶をやわらげる方法として、恐怖対象（赤い車）をあえて繰り返し見せる、あるいはイメージさせるという手法があります。しかし、ヒトによっては、それ自体がストレスになりかねません。

そこで注目されているのが、ＤｅｃＮｅｆ（※1）を用いて、恐怖記憶を弱めていく方法です。恐怖を感じているときと類似した脳活動パターンを検出したら報酬を与えるようにすることで、恐怖記憶を消していこうとするものです。

そもそも恐怖は徐々に類似したことに対しても、反応するようになっていきます。たとえば、「赤い車」でつくられた恐怖が、「赤い」というだけで反応するようになってしまうのです。これが、恐怖がなかなか消えない要因でもあります。

ＤｅｃＮｅｆ訓練を行うと、「赤い車」の恐怖が、報酬のうれしさに取って代わられるようになります。そして、訓練を繰り返すことによって、いつしか恐怖は完全に消失するというわけです。

※1【ＤｅｃＮｅｆ（デコーディッド・ニューロフィードバック）】
機能的磁気共鳴画像法（fMRI）と人工知能技術を組み合わせ、対象とする脳領域から脳活動パターンを検出する方法。

DecNef 法のしくみ

恐怖を感じているときの脳活動パターンを調べ、
同じような脳活動パターンを検出したら報酬を与えることで、
恐怖記憶を消していこうとする方法。

DecNef による訓練

被験者には、この訓練が恐怖体験を消去するためのものだとは知らせずに行った。

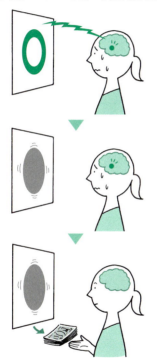

1 恐怖記憶を形成する

「赤い丸」を見せたときに電気刺激を与えることを繰り返す。これにより「赤い丸」を見るだけで、恐怖にかかわる扁桃体の活動が高まり、不快になったり、発汗が増したりするなどの恐怖反応が生じるようになる。

▶**このときの脳（視覚野）の活動パターンを調べておく。**

2 トレーニングを行う

fMRI 装置を付けたまま、被験者にはいろいろなことを思い浮かべたり、考えたりしてもらう。そのときの脳活動パターンが「赤い丸」を見たときにどれぐらい近いかを計測し、その結果を得点にして示す（得点が高いほど、灰色の円が大きくなる）。

▶**被験者には、「赤い丸」を見たときと脳活動パターンが近いほど高得点が出るルールとは知らせず、得点に応じて報酬（金銭）が出ることのみ伝えておく。**

3 トレーニング終了後

「赤い丸」を見せても、恐怖反応を示さなくなる。

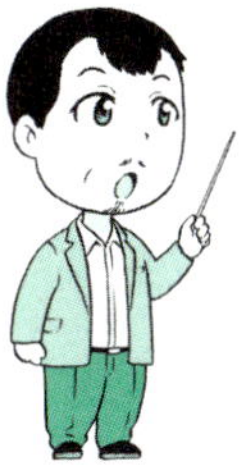

「赤い丸＝恐怖」という記憶が消えたわけではないけれど、「赤い丸」が「報酬」と結び付いたことで、無意識下で「赤い丸と恐怖が切り離された」というわけだ

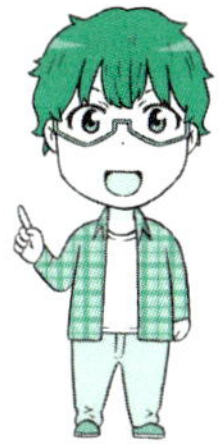

DecNef はPTSD 患者にとって、ほかの手法よりもストレスが少ないと考えられ、これからの医療の現場で実用化されることが期待されているよ

＊ Hakwan Lau et al Nature Human Behaviour 2016

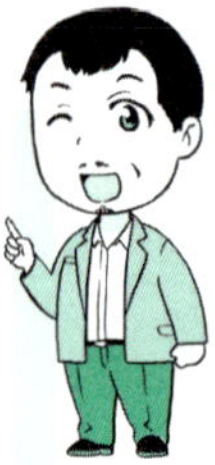

脳への電気刺激で活性化する tDCS（経頭蓋直流電気刺激）法

電気を流して シナプス増強をはかる

tDCS（経頭蓋直流電気刺激）法（※1）は、頭蓋骨の上から微弱な直流電気（1〜2mA）を10〜30分間流して脳を刺激する方法です。ヒトに対しては、うつ病の改善（＊1）や運動機能障害のリハビリテーションなどへの有効性が報告（＊2）されています。

脳内には、神経細胞（ニューロン）のほかに、ニューロンをサポートするグリア細胞という細胞が存在します。

今まで、シナプスでの情報伝達の増強は、グリア細胞の1種であるアストロサイトのカルシウム活動によって引き起こされることが知られていました。

近年の研究で、tDCSで大脳皮質を刺激することによって、カルシウム濃度が著しく上昇し、シナプス伝達の増強がされやすくなり、脳が活性化したことが発見されたのです。

電気を流す脳部位によって 効果が変わる

ほかにも、tDCSによってさまざまな効果があったことが報告されています。

背外側前頭前《はいがいそくぜんとうぜん》皮質《ひしつ》をtDCSで刺激することによって、うつ病による気分の落ち込みなどの改善が数週間続いたとか（＊3）、ギャンブルをしているときに右前頭前野《みぎぜんとうぜんや》背外側部《はいがいそくぶ》を刺激したところ、リスクを避けるようになったなど（＊4）、情動面のコントロールに影響があったとの話も多くあります。

さらに、前部《ぜんぶ》側頭葉《そくとうよう》への刺激でワーキングメモリや言語連想、脳トレ課題の成績が3倍に向上したなどの成果も報告されています（＊5）。

※1【tDCS（経頭蓋直流電気刺激）法】
電極を用いて頭皮の上から1〜2mA程度の微弱な直流電気を、約10〜30分間通電する手法。

＊1 うつ病の改善
:GrossmanNetalCell. 2017

＊2 リハビリテーションなどへの有効性
：Claire Allman et al Science Translational Medicine 2016

＊3 うつ病による気分の落ち込みなどの改善
：Fregni F. et al Appetite. 2008

＊4 ギャンブルリスクを避けるようになった報告
:Fecteau S, J Neuroscience. 2007

＊5 ワーキングメモリなどが向上した報告
：Chi RP et al PLOS One. 2011

tDCSによるシナプス増強

tDCSによって脳内に電気刺激が与えられると、
シナプス伝達が増強されやすくなり、
脳が活性化することが発見された。

実験

マウスの脳にtDCSを用いて微弱な直流電流を流し、グリア細胞のひとつとされるアストロサイト内のカルシウム濃度を観察した。

ラットの脳内の様子

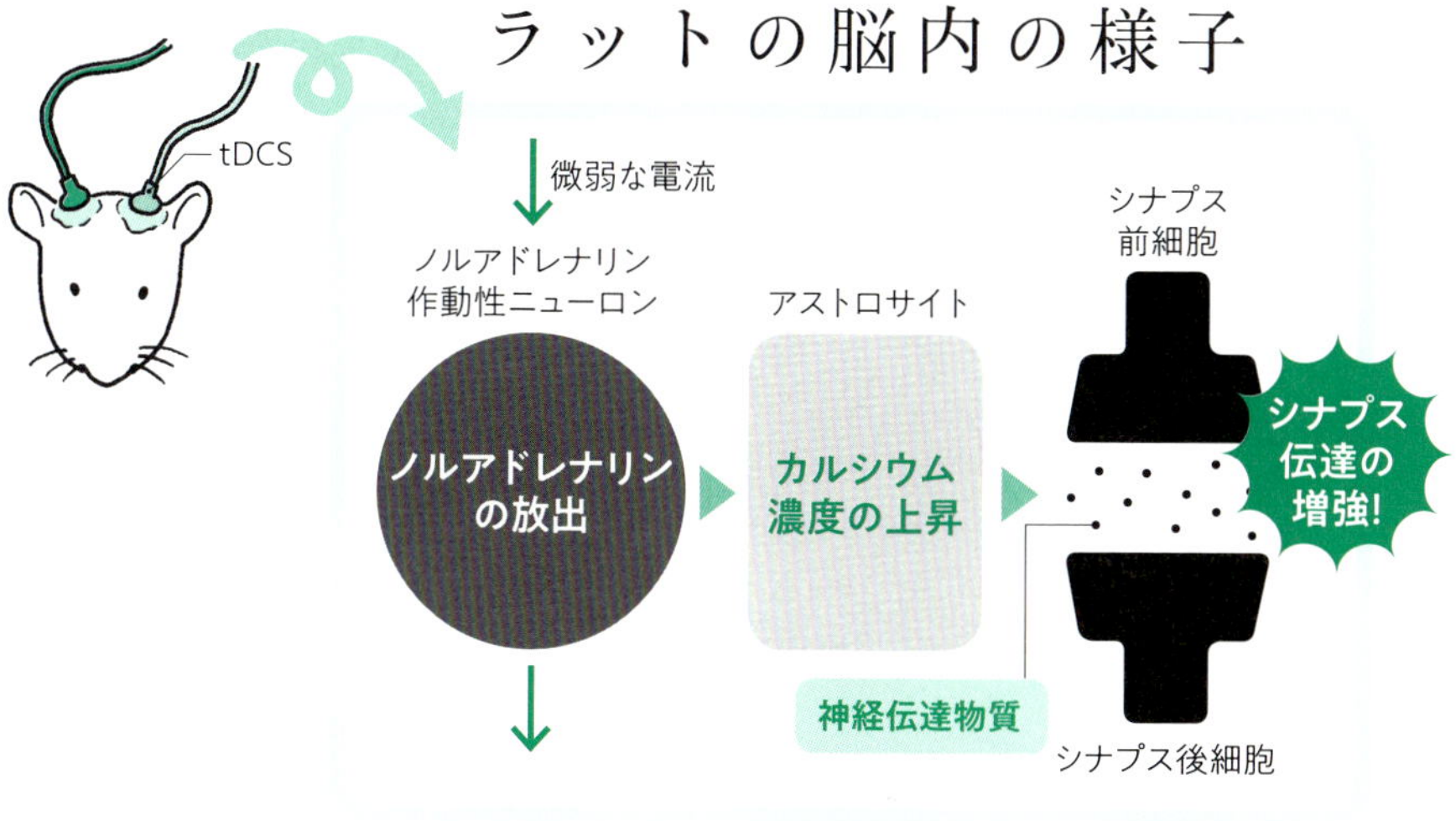

結果 電流によってノルアドレナリンの放出が促進され、アストロサイトが活性化（カルシウム濃度が上昇）した。活性化したアストロサイトが何らかの神経伝達物質を放出し、シナプス伝達の増強にかかわることがわかった。

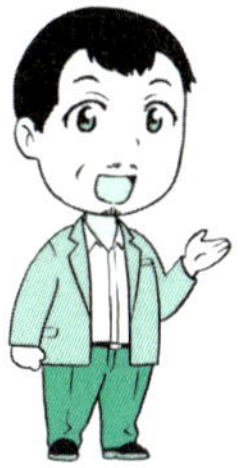

脳に直接、電気刺激を与える方法が有効などと聞くと、まるでSF的な未来が近付いているようにも感じられるけど、いずれ数学の試験前にちょっと前側頭葉を電気刺激して、ひらめき度アップ！……なんて話が、メディアをかけめぐる日がくるかもしれないね

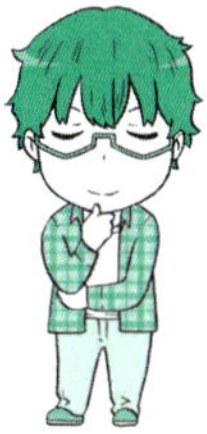

現段階では、この研究成果がうつ病などの精神疾患に対するアストロサイトを標的とした治療法や創薬につながることが期待されているよ

* Hajime Hirase et al Nature Communications 2016

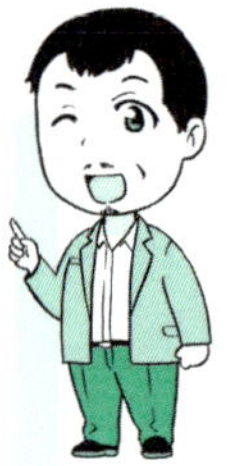

糞便移植で性格が変わる腸内細菌

腸内細菌と脳はつながっている

腸は「第二の脳」ともいわれ、腸内環境と健康状態に関係があることが、以前から知られています。

最近の研究で、腸内細菌（※1）の状況と脳の活動パターンとのあいだに相関がある可能性が示され、腸は脳科学の分野でも注目を集めています。

実際、「精神状態によい影響をおよぼす可能性がある」とされている腸内細菌を動物に投与すると、落ち着きが増し、リラックスするようになったというのです。このときの脳は、広範囲にわたって変化が見られ、不安やストレスへの対応力も向上していたことが示されています。

さらに、ラットを使った別の実験では、腸内細菌が行動にまで影響を与える場合があるとの報告もありました。たとえば、無菌環境で繁殖させたラットは、腸内細菌を持つように飼育されたラットと比べて、非社会的な行動が多くなり、ほかのラットと過ごす時間が少なくなったのだそうです。

腸内細菌で性格が変わる!?

動物の糞を別の個体に移植して腸内細菌を移す「糞便《ふんべん》移植」を行った実験でも、興味深い報告があります。不安傾向の強い臆病なラットに、活発で大胆な性格のラットの腸内細菌を移植したところ、移植されたラットが社交的な行動を取るようになったのです（左ページの図参照）。

こうした動物実験で確認された腸内細菌による行動パターンの変化は、ヒトでも起こりうると考えられており、さらなる研究成果が期待されます。

※1【腸内細菌】ヒトや動物の腸の内部に生息している細菌のこと。ヒトでは約3万種類、100兆個から1000兆個もの細菌が生息しているとされる。

腸内細菌と性格との相関関係

実験により、ラットの腸内細菌を入れ替えると
性格が変わるということが示された。腸内細菌が脳内の性格にかかわる
因子に影響をおよぼしていると考えられる。

実験

性格の違う2匹のラットを用意。活発な性格のラットの糞便を臆病な性格のラットの腸内に移植し、様子を観察した。

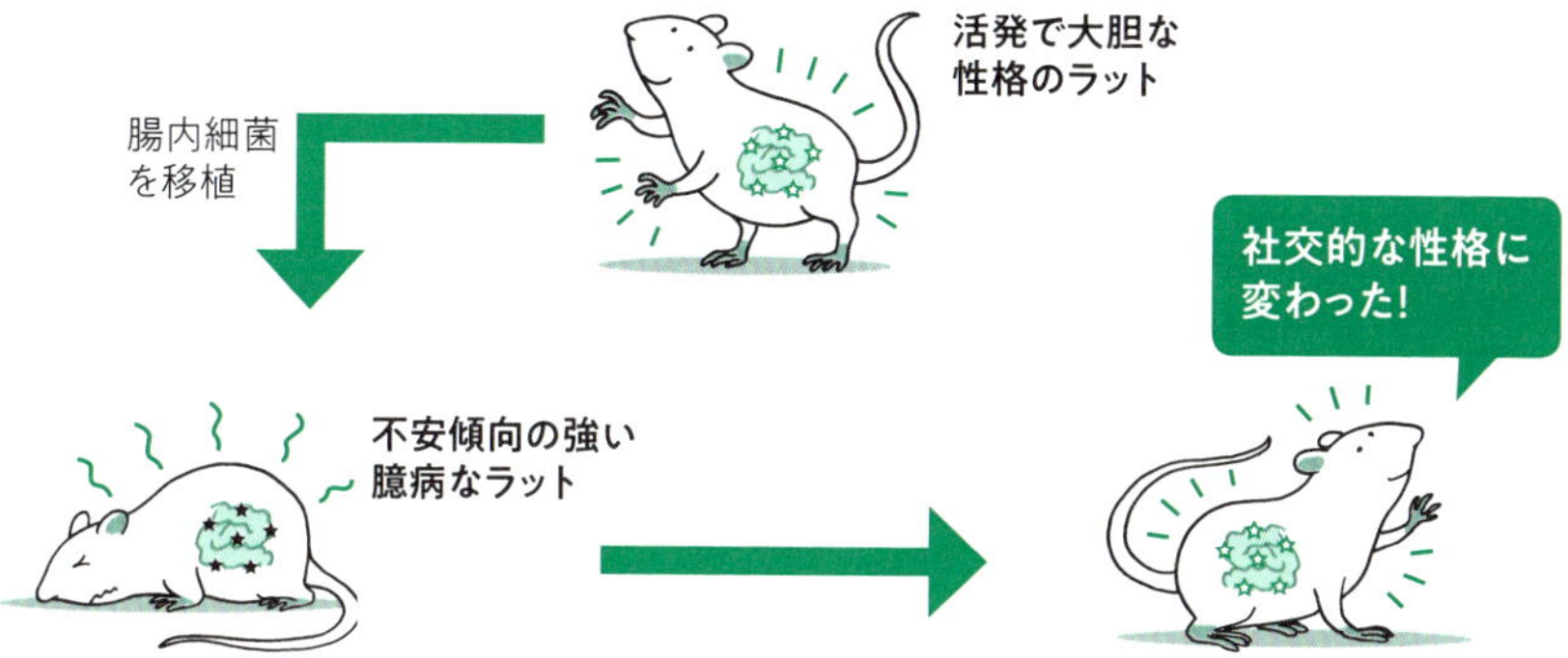

結果 腸内細菌の状況が、脳内の性格にかかわる因子に影響をおよぼしていることがわかった。

＊ WIRED Health 2015（UK）

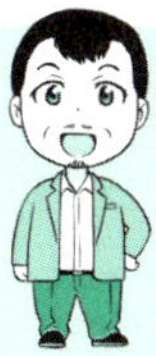

教えて！ひげ先生

糞便移植で食の好みや繁殖行動を変えることもできる!?

コアラは動物界屈指の偏食家で、ユーカリの葉しか食べない動物として知られています。しかも、単一種のユーカリしか食べない個体もいるのだとか。このようなコアラの偏食傾向の一部が、腸内細菌の組成によって決まることが示唆されました。

糞便移植によって腸内細菌を操作することで、嗜好性を変えることができ、別のユーカリも食べるようにできるというのです。

また、絶滅危惧種のミナミシロサイについては、やはり糞便移植によって繁殖力の増強を促すことができるかもしれないとして、糞便＆腸内細菌が行動パターン変化をもたらす効果への期待が高まっています。

＊ Nature 2018

そして今日も…
“脳と心”について！

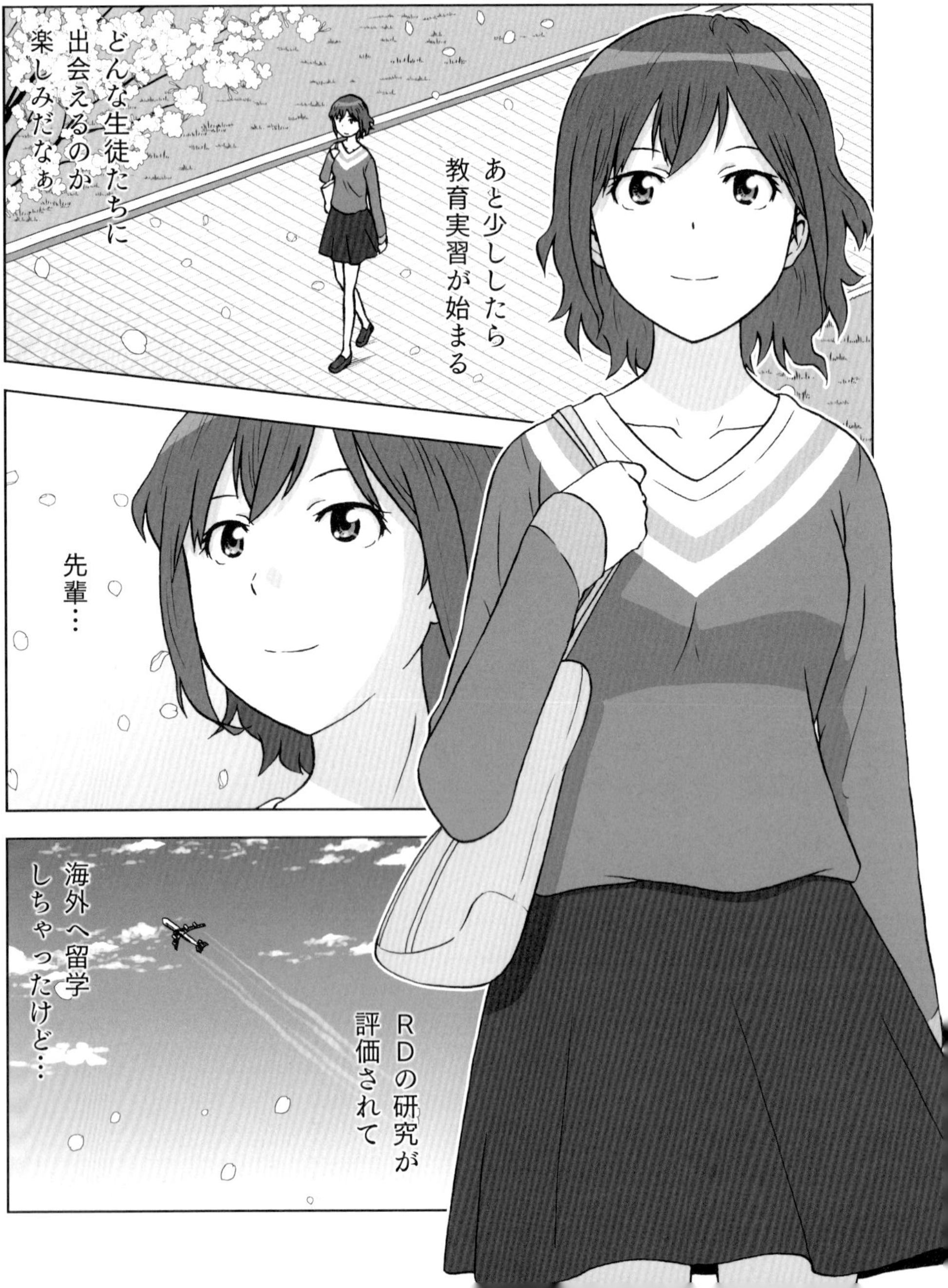
あと少ししたら教育実習が始まる
どんな生徒たちに出会えるのか楽しみだなぁ
先輩…
RDの研究が評価されて
海外へ留学しちゃったけど…

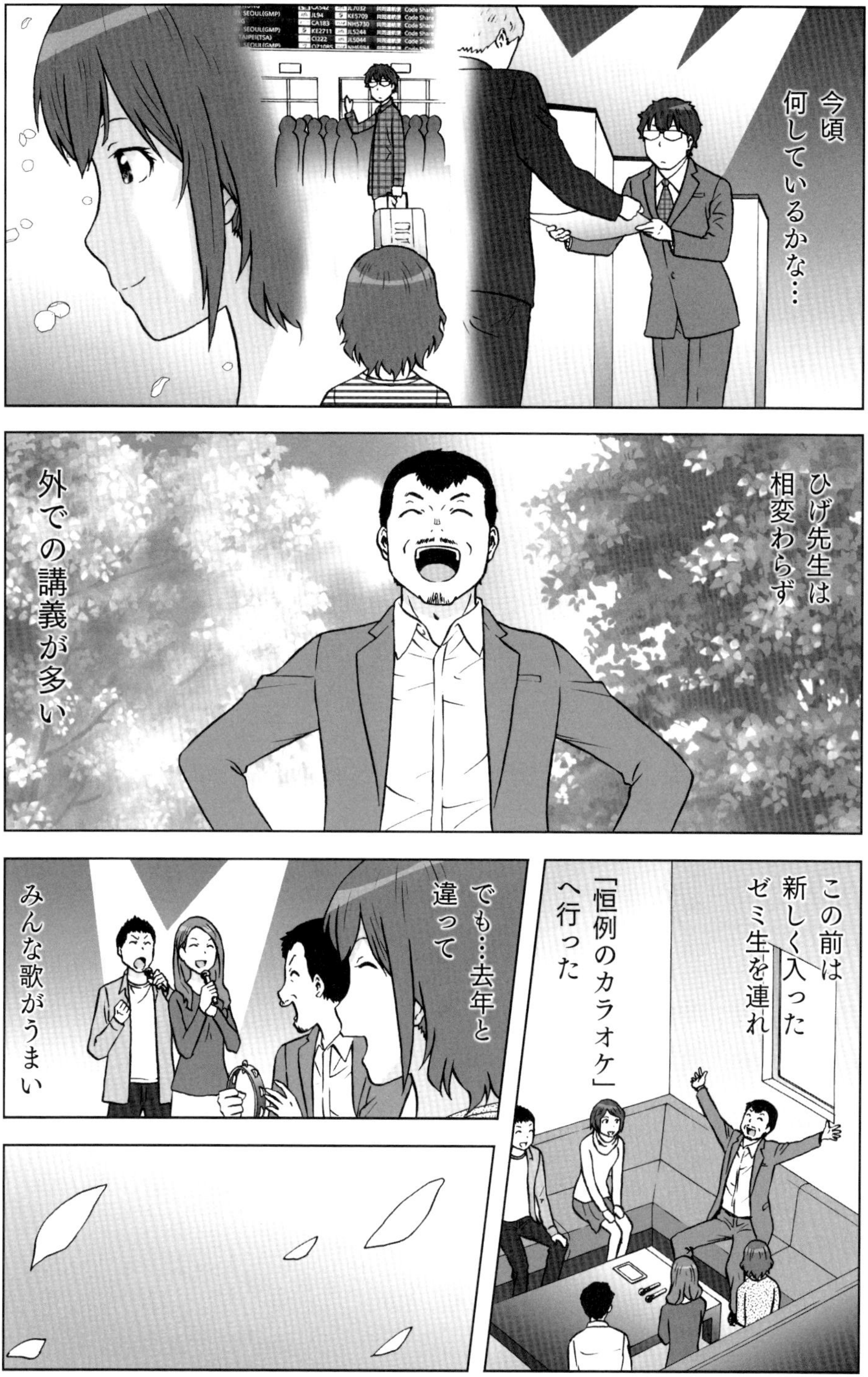
今頃
何しているかな…
ひげ先生は
相変わらず
外での講義が多い
この前は
新しく入った
ゼミ生を連れ
「恒例のカラオケ」
へ行った
でも…去年と
違って
みんな歌がうまい

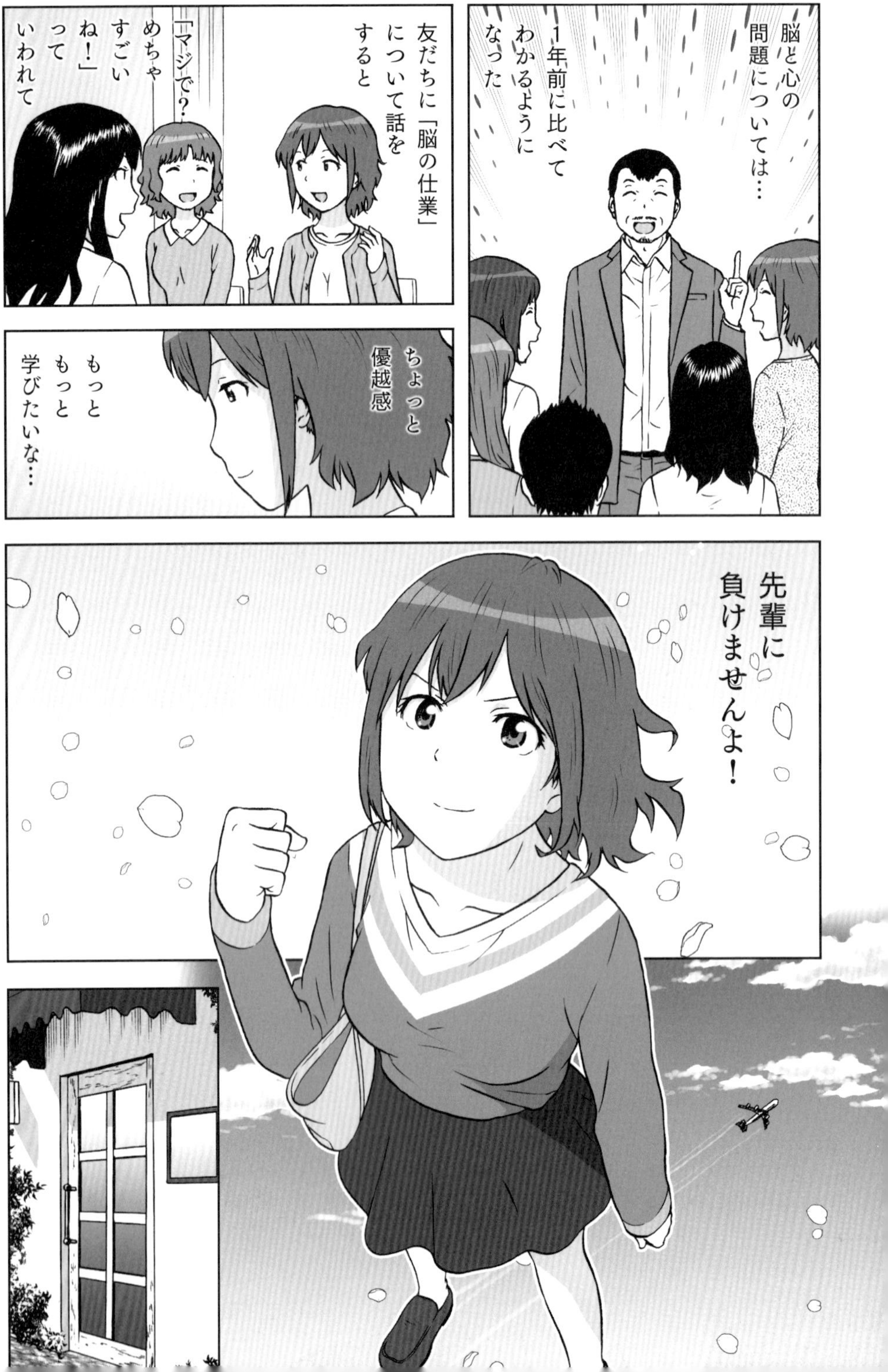
脳と心の問題については…
1年前に比べてわかるようになった
友だちに「脳の仕業」について話をすると
「マジで?めちゃすごいね!」
っていわれて
ちょっと優越感
もっともっと学びたいな…
先輩に負けませんよ!

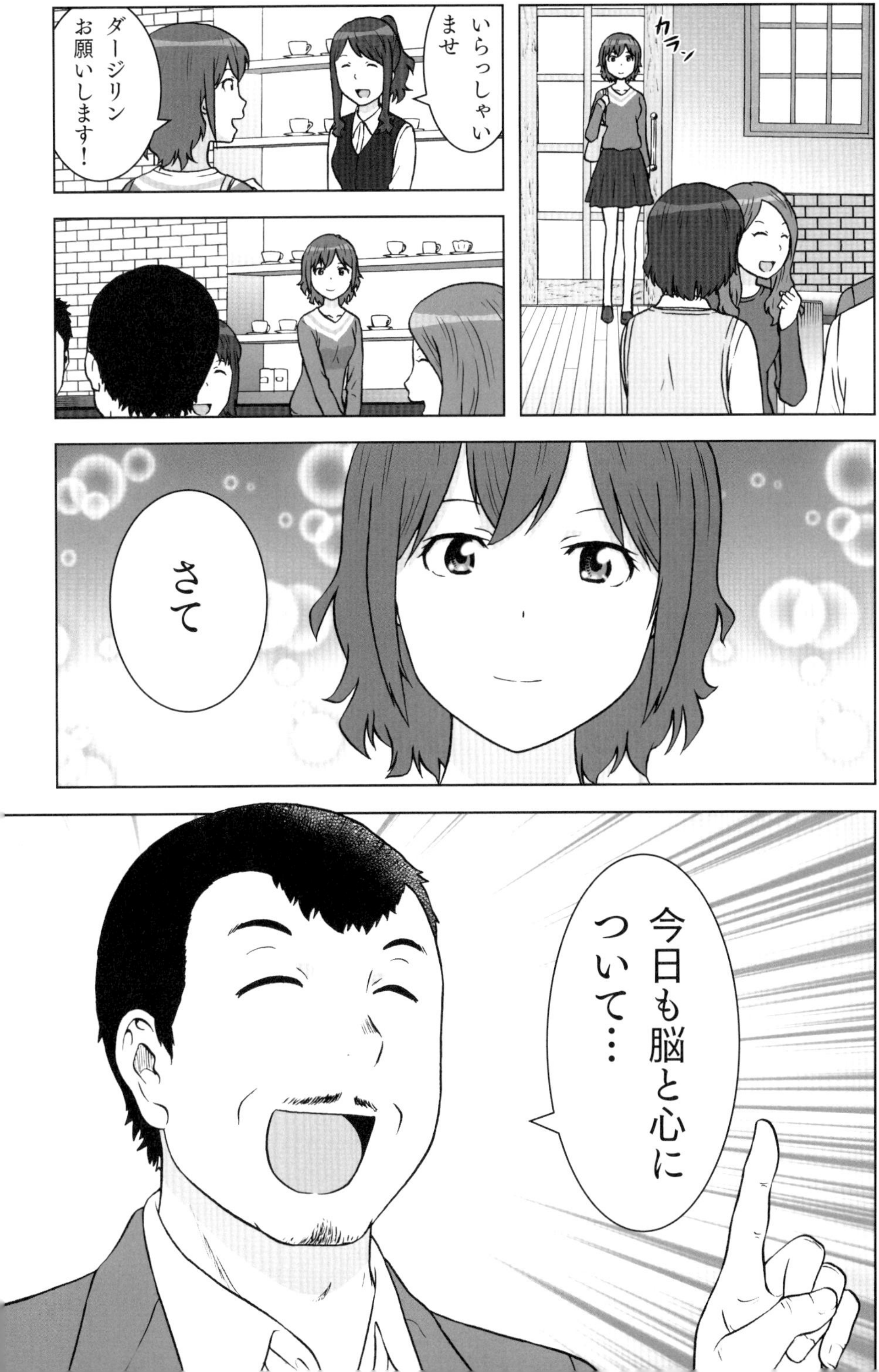
カラン
いらっしゃいませ
ダージリンお願いします！
さて
今日も脳と心について…

【マ行】

【ヤ行・ラ行・ワ行】

【タ行】

【ナ行】

【ハ行】

【カ行】

【サ行】

INDEX

【英数字】

【ア行】

主な参考文献

『「すぐやる脳」に変わる37の習慣』篠原菊紀著（KADOKAWA）
『子どもが勉強好きになる子育て』篠原菊紀著（フォレスト出版）
『ぐんぐんよくなる頭の使い方　脳を元気に動かす88のコツ』篠原菊紀著（法研）
『その気にさせる脳のつくり方』篠原菊紀著（静山社）
『【大人のための図鑑】脳と心のしくみ』池谷裕二監修（新星出版社）
『脳と心の秘密がわかる本』木村昌幹監修（学研プラス）
『共感する女脳、システム化する男脳』サイモン・バロン＝コーエン著（NHK 出版）
『いやされない傷 児童虐待と傷ついていく脳』友田明美著（診断と治療社）
『カラー図解 人体の正常構造と機能【全10巻縮刷版】』坂井建雄・河原克雅編集（日本医事新報社）

主な参考ウェブサイト

理化学研究所［プレスリリース（研究成果）］
http://www.riken.jp/pr/
理研 CBS（脳神経科学研究センター）
https://cbs.riken.jp/jp/
脳科学辞典
https://bsd.neuroinf.jp/

※そのほか、各実験等の出典はそれぞれの掲載ページに記載しています。

監修者

篠原 菊紀（しのはら きくのり）

脳科学・健康教育学者。通称、「ひげ先生」。公立諏訪東京理科大学情報応用工学科教授。地域連携研究開発機構医療介護健康工学部門長。茅野市縄文ふるさと大使。東京大学、同大学院教育学研究科修了。「学習しているとき」「運動しているとき」「遊んでいるとき」など日常的な場面での脳活動を研究している。テレビ、ラジオ、書籍などの著述・解説・実験・監修を多数務める。

「はげひげ」の脳的メモ（篠原菊紀ブログ）
https://higeoyaji.at.webry.info/

マンガ

姫野 よしかず

大分県出身。趣味はロックバンドの活動。1983年『週刊少年サンデー増刊号』にてデビュー。代表作品は『ポケットモンスター』（小学館集英社プロダクション）、『マンガでやさしくわかる中学生・高校生のための手帳の使い方』（日本能率協会マネジメントセンター）など。

STAFF

執筆協力	千葉淳子
本文デザイン	谷関笑子（TYPE FACE）
DTP	荒井雅美（トモエキコウ）
イラスト	中村知史／金井裕也／山田博喜
マンガ編集協力	MICHE Company
校正	聚珍社
編集協力	パケット

マンガでわかる 脳と心の科学

監修者	篠原菊紀
マンガ	姫野よしかず・MICHE Company
発行者	池田士文
印刷所	大日本印刷株式会社
製本所	大日本印刷株式会社
発行所	株式会社池田書店

〒162-0851　東京都新宿区弁天町43番地
電話03-3267-6821(代)／振替00120-9-60072

落丁、乱丁はお取り替えいたします。

ISBN978-4-262-15566-1

20013507